Maren Lammers

Scham und Schuld – Behandlungsmodule für den Therapiealltag

Für Rosa und Gernot

Maren Lammers

Scham und Schuld – Behandlungsmodule für den Therapiealltag

Schattauer

Maren Lammers
Psychologische Psychotherapeutin
Praxis St. Pauli
Bernhard-Nocht-Str. 107
20359 Hamburg

Praxis Sternschanze
Schanzenstr. 24
20357 Hamburg

info@hamburg-privatpraxis.de
www.hamburg-privatpraxis.de

Die digitalen Zusatzmaterialien haben wir zum Download auf
www.klett-cotta.de bereitgestellt. Geben Sie im Suchfeld auf unserer Homepage
den folgenden Such-Code ein: **OM40011**

Bibliografische Information der Deutschen Nationalbibliothek
Die Deutsche Nationalbibliothek verzeichnet diese Publikation in der Deutschen Nationalbibliografie; detaillierte bibliografische Daten sind im Internet über http://dnb.d-nb.de abrufbar.

Schattauer
www.schattauer.de

Printed in Germany
Cover: Jutta Herden, Stuttgart
unter Verwendung eines Gemäldes von Friederike Lydia Ahrens Plug Art
Gesetzt von Eberl & Koesel Studio, Altusried-Krugzell
Gedruckt und gebunden von Friedrich Pustet GmbH & Co. KG
Lektorat: Volker Drüke
Projektmanagement: Dr. Nadja Urbani
ISBN 978-3-608-40011-3

2. Nachdruck, 2024

Auch als E-Book erhältlich

Kurzes Vorwort und Dank

»Scham und Schuld« war eine Idee, die unmittelbar nach der Veröffentlichung des Buchs »Emotionsbezogene Psychotherapie von Scham und Schuld« entstand. Ebenso äußerten Kolleginnen und Kollegen diesen Wunsch. Dieser ist nur verständlich, bedenkt man die Komplexität des emotionalen Geschehens von Scham und Schuld. Das Buch bietet Möglichkeiten, sich – ähnlich wie bei manualbasierter Literatur – Orientierung, Ideen und konkrete Interventionen anzueignen, um gezielt am Scham- und Schulderleben arbeiten zu können. Scham- und Schulderleben sind störungsübergreifende Themen.

Entsprechend habe ich das Buch an einer inhaltlichen Grundüberlegung angelehnt. Diese Orientierung bietet eine für den Therapiealltag praktische Struktur:

- Scham und Schuld als Emotion
- Scham und Schuld als blockierender/hemmender Zustand
- Scham- und Schulderleben im Rahmen von Prozessen

Die theoretischen Grundlagen haben in diesem Buch nur insoweit Einzug gefunden, als diese notwendig sind, um Scham und Schuld besser zu verstehen und um Interventionen zu erläutern. Eine vertiefende Erläuterung zu dieser Dreiteilung von Scham- und Schulderleben (als Emotion, prozessbegleitend und als blockierender Zustand) finden Sie im Kapitel 3. Die Einteilung wird auch in den folgenden Kapiteln immer wieder als Orientierungs- und Entscheidungshilfe aufgegriffen.

Reduktion von Theorie und Fokussierung auf das praktische Vorgehen standen daher bei der Erstellung des Kompakt-Buchs im Vordergrund. Dennoch »fordern« beide emotionale Entitäten einen Mut zur Methodenvielfalt im therapeutischen Arbeiten. Reduktion und Fokussierung können die wichtigsten Elemente zum Vorschein bringen, durchaus aber auch Wissenswertes unbenannt lassen. Zwischen den Zeilen lässt sich vielleicht eine Entschuldigung herauslesen. Es gibt gute Gründe, dennoch den Weg der Reduktion und Vereinfachung zu gehen. Vereinfachung hat sich im Therapiealltag bewährt. Allgemeines Wissen führt nicht immer zu Veränderungen. Stattdessen lohnt es sich, mit jedem Patienten/Klienten seinen individuellen Bedeutungskontext, dessen Zusammenhänge zu entdecken sowie einen Weg zu angemessenem Scham- und Schulderleben zu finden. Für Interessenten, die sich auf das komplizierte Geflecht von Scham und Schuld einlassen mögen, verweise ich gern auf das oben genannte Erstlingswerk, das mit seinen fast 500 Seiten viel Material zum Lesen und Reflektieren anbietet (Lammers 2016).

Bereits im ersten Buch habe ich meine Einstellung zur Wichtigkeit des integrativen Ansatzes betont. Diesen Ansatz finden Sie hier wieder, angereichert um das emotionsbezogene Vorgehen. Sie werden Materialien vorfinden, die Sie den

Patienten aushändigen können und die helfen sollen, ins emotionale Dickicht von Scham und Schuld einen Zugang zu bekommen. Ebenso gibt es Vorschläge und Arbeitsblätter für die inhaltliche Gestaltung von Therapiestunden. Sprachlich habe ich mich daher bewusst weniger fachlich ausgerichtet, da Umgangssprachliches meist etwas leichter zu vermitteln ist. Bei den Arbeitsmaterialien ist einiges, wenn auch fokussierter auf die emotionalen Prozesse von Scham und Schuld ausgerichtet, vielleicht bereits bekannt und anderes (hoffentlich) neu.

Die Nutzung einer geschlechtersensiblen Sprache birgt einige Herausforderungen in der Ansprache von weiblichen, männlichen und transgeschlechtlichen Formen. Ein Wechsel der Ansprachen ist sicher nur ein Konstrukt – der Versuch, sich am Plural auszurichten, ist nicht immer konsistent gelungen. Seien Sie in jedem Fall herzlich eingeladen und bitte fühlen Sie sich als helfender und professionell arbeitender Mensch mit jeder genutzten Formulierung angesprochen.

Mein erster Dank gilt wie immer meinen Patienten und Klienten, ohne diese wäre auch das Buch nicht entstanden. Täglich lernen wir als Fachleute von Ihnen und entwickeln neue Ideen und Ansätze. Wann immer es in einer Therapie oder zu einem Thema nicht weitergehen will, sind wir gemeinsam auf der Suche. So wie Sie als Patienten/Klienten auch Ihren Weg finden müssen, verstehe ich das therapeutische Arbeiten als Weg. Suchen heißt neue Strategien lernen, Ideen haben, sich ausprobieren, die Einstellung ändern, manchmal auch aushalten und mitfühlen. Scham und Schuld kennen auch psychologische und ärztliche Psychotherapeuten sowie ärztliche Kollegen. Daher werden an der einen oder anderen Stelle Hinweise zu einer möglichen Selbsterfahrung vorzufinden sein. Einige Anregungen dazu können Sie im oben genannten Erstlingswerk finden.

Ein Dankeschön möchte ich auch für die kollegiale Resonanz, das Interesse und den Austausch in und nach den Seminaren und Vorträgen aussprechen. Aspekte aus den Gesprächen habe ich gern aufgegriffen, um diese wiederum den Lesern zugänglich zu machen. Meinem Praxisteam – insbesondere M. Sc. Psych. Lena Herrmann –, das mich auf meinem Weg des Schreibens begleitet und unterstützt, gilt ebenso ein Dankeschön. Begleitung und Unterstützung, Geduld sowie Freigabe von Zeit haben auch meine Familie und Freunde aufgebracht. Das scheint vielleicht erst einmal selbstverständlich, bedeutet mir jedoch sehr viel. Nur so konnte ich (fast) ohne schlechtes Gewissen dem Schreiblauf nachgehen. Danke dafür und für die schönen gemeinsamen Zeiten, die mir immer wieder Freude, Kraft und Energie geben, um mich solchen Buchprojekten zu stellen.

Nun soll das Buch einer kompakten Ausführung gleichen – deshalb ist hier schon das Ende des Vorwortes und des Dankes.

Hamburg, im Sommer 2019
Maren Lammers

Inhalt

Allgemeine Informationen zu Scham und Schuld

1 Grundlagen

1.1 Scham und Schuld – allgemein

Scham und Schuld sind Emotionen. Beide emotionalen Entitäten begleiten uns im sozialen Miteinander des Alltags. Beide Emotionen lassen sich sowohl als einfache emotionale Regungen verstehen als auch als komplexe und stark vernetzte Prozesse. Zu den einfachen emotionalen Regungen gehören sicher die ersten (früh-)kindlichen Regungen eines Menschen, die sich in Scham- und Schuldgefühlen recht deutlich zeigen. Mit zunehmenden Lernerfahrungen sowie einer internalisierten Nähe zum eigenen Selbstkonzept, Selbstwirksamkeitserleben und einhergehenden komplexen Kognitionen führt dies oft dazu, dass Therapeuten es in den Behandlungen mit mannigfaltigem und scheinbar undefinierbarem, aber meist intensivem Scham- und Schulderleben bei Patienten zu tun haben. *Scham- und Schulderleben findet auf mehreren Dimensionen statt, welche zumeist einen sehr engen Bezug zur Biographie und zum eigenen Selbst haben.*

1.1.1 Funktionale Aspekte von Emotionen

Die frühere Einteilung der Emotionen nach Kategorien wie »positiv« und »negativ« beinhaltet immer auch das Potenzial, negative Emotionen gewissermaßen zu verteufeln, diese nicht mehr haben zu wollen. Das gilt auch für Scham und Schuld, denn das emotionale Erleben ist für viele Menschen sehr unangenehm. Scham und Schuld rangieren mit Wut, Ohnmacht und Hilflosigkeit auf der Liste der Emotionen, die wir am liebsten vermeiden. Der Wunsch, beide Emotionen aus dem Leben zu verbannen, ist verständlich, wenn man sich selbst nur ein wenig daran erinnern mag, wie diese sich für uns anfühlen. Dennoch sind beide Emotionen für uns als Menschen immens wichtig.

Zunehmend widmen sich wissenschaftliche Auseinandersetzungen dem Aspekt der Funktionalität. *Die Aufgabe, die eine Emotion für unser Leben hat, ist relevant.* Dieser teleologische Ansatz, dass emotionale Prozesse dem Zweck des Überlebens und Anpassens an die jeweilige Umwelt dienen, fördert das therapeutische Arbeiten an Scham und Schuld. Es gilt, den Sinn und die individuelle Bedeutung für jeden Patienten zu entdecken und nutzbar zu machen, ohne quälende Symptome zu entwickeln. Oft benötigen Patienten Unterstützung für einen angemessenen Ausdruck beider emotionaler Entitäten, denn deren Übung besteht mehr darin, Scham- und Schulderleben zu vermeiden.

Emotionen sind wertvoll, und wir brauchen die Vielfalt, um ein gesundes und ausgewogenes Leben führen zu können. Deshalb brauchen Menschen Emotionsregulationsstrategien, um sich der belastenden und vielleicht schmerzhaften Seite von Scham und Schuld stellen zu können.

Praxistipp

Bei fehlenden Strategien findet oft eine unausgewogene, fast ausschließlich kognitive Auseinandersetzung mit Scham, Schuld oder den Inhalten, auf die sich Scham und Schuld meist beziehen, statt. Grübeleien, (sich und andere) In-Frage-Stellen oder Formulierungen wie »Ich habe ein Selbstwertthema« geben Hinweise darauf.
Die emotionale Seite findet keinen Ausdruck, und deshalb fehlen elementare Aspekte, um eine Veränderung oder eine sinnstiftende Auseinandersetzung zu ermöglichen.

1.1.2 Emotionale Netzwerke

Emotionen finden auf verschiedenen Ebenen statt und sind mehrdimensional. In vielen Veröffentlichungen, gerade wenn diese auf neuronaler Forschung basieren, wird emotionales Erleben als in Netzwerken organisiert verstanden. Im therapeutischen Alltag greift vermutlich die Formulierung »emotionales Erleben« das mehrdimensionale Erleben am besten auf. *Im Umgang mit Patienten hat sich deshalb auch die Formulierung »Scham- und/oder Schulderleben« sprachlich bewiesen.* Diese Formulierung fördert u. a. die Erkenntnis, dass es nicht »die eine Scham oder Schuld« gibt, sondern dass mehrere Prozesse daran beteiligt sind. *Dem gegenüber stehen Scham- oder Schuldgefühle in ihrer ursprünglichen und kindlichen Form.* Bei diesen finden sich nur wenige kognitive Anteile, sondern vielmehr ein emotionales Erleben, das meist eher körperlich spürbar ist (▶ Kap. 1.5).

Praxistipp

Sich dem Gegenüber mitteilen zu können eröffnet soziale Dimensionen rund um Scham- und Schulderleben. Es fördert das Selbstwirksamkeitserleben in Bezug auf emotionale Prozesse und die eigenen Bedürfnisse.

Die wichtigsten Ebenen sind im Folgenden noch einmal ausgeführt, weil die Erinnerung daran immer auch ermöglicht, diese explizit zu erfragen. Das Verbalisieren von Prozessen, Erlebnissen und Erfahrungen, gar für sich selbst als Person Ausdruck zu finden ist ein elementarer Wirkmechanismus von Therapie. Scham und Schuld machen oft sprachlos, gerade wenn die emotionale Intensität fast den gesamten Raum des Erlebens einnimmt und sich besonders intensiv darstellt.

Merke
Wie jede andere Emotion finden Scham und Schuld auf folgenden vier Ebenen statt:

- Somatische Ebene mit den vegetativen Komponenten der Aktivierung
- Kognitive Ebene in Form von Gedanken, die im engen Zusammenhang mit dem emotionalen Erleben stehen
- Motivationale Ebene, die je nach Emotion zu unterschiedlichen Reaktionen anregt – oft als innerer Impuls spürbar
- Verhaltensebene, die zur Motivation entsprechende Handlungen ausführen lässt – es sei denn, dies ist in der Form nicht möglich

1.1.3 Grundbedürfnisse und emotionales Erleben

Neben diesen Ebenen ist die Verbindung zwischen Emotionen und den Grundbedürfnissen einer Person vielfach beschrieben (z.B. Glasenapp 2013; Greenberg 2006), und sie hat sich im therapeutischen Arbeiten als hilfreich erwiesen. Den Blick auf die dahinterliegenden Grundbedürfnisse gemeinsam mit den Patienten zu richten hat etwas Sinnstiftendes.

Grundbedürfnisse sind ein mögliches Ziel und geben damit eine Idee, wofür es sich lohnen könnte, an diesen durchaus sehr schmerzhaften Emotionen zu arbeiten.

Einen Zugang zu den Grundbedürfnissen einer Emotion zu finden und in motivdienlicher Handlungsweise für das eigene Wohlbefinden sorgen zu können ist ein wesentlicher Bestandteil der Selbstfürsorge.

Selbst für sich sorgen können schafft Selbstwirksamkeitserleben in Bezug auf die eigene Person. Für Patienten, die sich ihrem Scham- und Schulderleben ausgeliefert erfahren, ist dies ein sehr wirksames Element in der Behandlung.

Stellvertretend für die vielen Bedürfniskonzepte wird an dieser Stelle auf Grundbedürfnisse nach Epstein (1990, 1994) Bezug genommen. Im bedürfnispsychologischen Modell werden Bindung/Autonomie, Orientierung/Kontrolle/Grenzen, Selbstwertschutz/-erhalt und -erhöhung sowie das Bedürfnis nach Lustgewinn/Erholung und Unlustvermeidung genannt. Grawe (2004) ergänzt das Konzept um das »Bedürfnis« des Strebens nach Konsistenz. Mit Letzterem ist der zentrale Wirkmechanismus des Bemühens um eine innere Konsistenz zwischen den Bedürfnissen gemeint.

Stehen die bisher genannten Grundbedürfnisse miteinander im Konflikt, z.B. Bindung und Selbstwerterhalt, kommt es zu Dysregulationen und zu einem Inkonsistenzerleben. Dieses geht dabei häufig auf der emotionalen Ebene mit Scham- und Schulderleben einher.

Scham- und Schulderleben lassen sich oft bei Patienten feststellen, die einen Bedürfniskonflikt erleben und diesen für sich weder kurz-, mittel- noch langfristig lösen können. Typischerweise geht damit auch ein Insuffizienzerleben einher, was wiederum zu neuen und komplexeren Kognitionen führt, die sich förmlich an das emotionale Erleben knüpfen und infolgedessen mit aktiviert werden. Der Fokus auf kognitive Klärung oder der Versuch, ein Verständnis darüber zu entwickeln, reguliert zwar die Intensität des emotionalen Erlebens, schafft jedoch keine wirklichen Umgangsmöglichkeiten mit dem eigenen Scham- und Schulderleben. Daher gilt es, die Aufmerksamkeit auf die vermiedenen emotionalen Prozesse mit einhergehendem körperlichem Erleben zu richten und sich zugunsten der dahinterliegenden Bedürfnisse zu verhalten.

Emotionales Erleben ermöglicht den Zugang zu den zugrunde liegenden Grundbedürfnissen. Diese Idee basiert auf einem ressourcenorientierten Ansatz, der den teleologischen Ansatz ergänzt. Emotionales Erleben fördert den Zugang zu Ressourcen, wenn Emotionen gut zugänglich und regulierbar sind. Psychisches Wohlbefinden kann damit gesteigert werden und hat wichtige Auswirkungen auf die eigene Resilienz (z. B. Masten 2016). Persönliche Kontrolle, positive Affekte wie Optimismus und soziale Unterstützung fördern Resilienz (Dantzer et al. 2018).

Praxistipp

Selbstwirksamkeitserleben zugunsten eigener Bedürfnisversorgung ist ein bedeutsamer Schutzmechanismus vor dysfunktionalen Prozessen mit einhergehendem maladaptivem Scham- und Schulderleben.

Grundbedürfnisse spielen auch eine große Rolle in der eigenen Weiterentwicklung. Je nach Entwicklungsphase stehen mit dem Lebensalter unterschiedliche Grundbedürfnisse im Mittelpunkt der Entwicklung. Scham- und Schulderleben kann diese Entwicklungsprozesse fördern oder auch hemmen, wenn beispielsweise Emotionsregulationsstrategien nicht ausreichend erworben wurden. Ein Übermaß an Scham und Schuld kann Ausdruck dafür sein, dass diese Prozesse in der sozialen Umwelt entweder gar nicht oder nicht ausreichend stattgefunden haben/stattfinden konnten. Oft gilt es in den Therapien, solchen Entwicklungsprozessen eine sinnvolle Ausrichtung zu geben.

Merke
Für eine gesunde Entwicklung und Auseinandersetzung rund um Scham und Schuld sind kognitives Wissen, Kompetenzen im Umgang mit Emotionen sowie Emotionsregulationsstrategien notwendig. Ein gutes Wissen ermöglicht unter Umständen auch gute Kompetenzen bzw. den Aufbau dieser. Emotionsregulationsstrategien fördern wiederum sowohl die Kompetenzen als auch das individuelle Wissen um das emotionale Erleben einer Person.

1.1.4 Emotionsdreieck

Eine vereinfachte Betrachtungsweise von Zusammenhängen lässt sich auch auf emotionales Geschehen übertragen. In diesem Kontext lassen sich daran gut die Wechselwirkungen als Emotionsdreieck in Bezug auf Scham- und Schulderleben ableiten. Folgende Darstellung wird daher im Anschluss um kurze Erläuterungen ergänzt (► Abb. 1-1).

Bei genauerem Hinsehen legen die Beschriftungen (Wissen, Kompetenzen und Emotionsregulationsstrategien) Überschneidungen nahe. Natürlich stellt Wissen auch eine Kompetenz dar. Genauso lassen sich Emotionsregulationsstrategien als Kompetenzen verstehen, denen ein Wissen darüber zugrunde liegt. Zur Verdeutlichung der Unterschiede und Verbindungen werden die Begrifflichkeiten im Folgenden explizit ausgeführt.

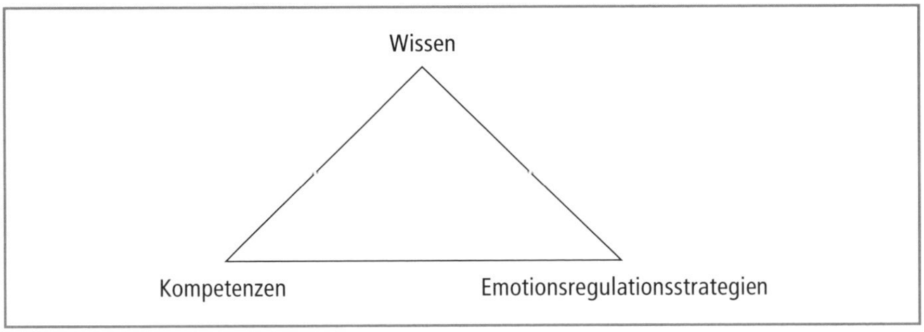

Abb. 1-1 Emotionsdreieck

Wissen

Zum Wissen um Scham und Schuld gehören insbesondere theoretische Informationen. Diese lassen sich unterteilen in übergeordnetes, allgemeines und spezifisches Wissen. Allgemein betrachtet haben Emotionen eine wichtige Aufgabe und spielen eine wesentliche Rolle im Leben eines Menschen. *Unangenehme und schmerzhafte Emotionen sind ebenso bedeutsam für uns wie angenehme Emotionen.*

Jedem emotionalen Erleben liegt zudem mindestens ein menschliches Bedürfnis zugrunde. Modifizieren und regulieren lassen sich Emotionen über Emotionsregulationsstrategien. Spezifischer betrachtet bringen Scham- und Schulderleben als emotionale Entitäten Besonderheiten mit sich. So scheinen beide zunächst sehr ähnliche moralische Emotionen darzustellen, aktivieren jedoch recht gegensätzliche Verhaltenstendenzen.

Darüber hinaus spielen Empathie und Selbstfürsorge eine wichtige Rolle im Umgang mit Scham und Schuld. Entsprechend ist ein Verständnis darüber nötig, dass auch diesen Emotionen Bedürfnisse zugrunde liegen. Genauso bedeutsam ist der individuelle Bedeutungszusammenhang, z. B. der Bezug zur Biographie, oder auch das Wissen, dass Scham und Schuld als Folge einer anderen Erkrankung Leidensdruck verursachen können.

Praxistipp

Persönliche Ziele im Umgang mit Scham und Schuld helfen, einen sinnstiftenden Weg anzubahnen.

Kompetenzen

Zu den Kompetenzen lassen sich die Fähigkeiten des Erlebens und Aushaltens von Emotionen zählen. Es braucht Akzeptanzstrategien gegenüber unangenehmen Emotionen wie Scham und Schuld. Dazu gehört neben der individuellen Toleranz auch das wertfreie Wahrnehmen emotionaler Prozesse. *Emotionale*

Kompetenzen schließen Entspannungsfähigkeiten, Bedürfnisaufschub-Optionen und durchaus auch positive Selbstverbalisationen ein. Sich selbst durch inneren Trost und ermutigende Gedanken unterstützen zu können und Selbstmitgefühl aufzubringen fördert auch den kompetenten Umgang mit Scham- und Schulderleben. Eine Emotion spüren zu können ermöglicht, einen Zugang zu den dahinter liegenden Bedürfnissen finden zu können. Damit einhergehend lassen sich Ressourcen zugänglich machen und Selbstfürsorge/-mitgefühl zugunsten der Bedürfnisse und Emotionen umsetzen. Infolgedessen ist es natürlich auch bedeutsam, die Fähigkeiten, Bedürfnisse und das emotionale Erleben in einem sozialen Umfeld angemessen kommunizieren zu können. Heilsame Effekte durch Fürsorge und Wohlwollen durch Mitmenschen stellen gerade bei Scham und Schuld ein bedeutsames Korrektiv dar.

Emotionsregulation

Emotionsregulationsfähigkeiten fördern, wenn sie eingesetzt werden, das seelische Wohlergehen. Zur Emotionsregulation zählt die Strategie der Reiz- oder Stimuluskontrolle, also die Modifikation von Aufmerksamkeit, Reizen oder der Situation. Zudem besitzt die kognitive Bearbeitung von Erlebnissen, die Emotionen bei uns auslösen, eine wichtige Bedeutung im Umgang mit den eigenen Emotionen. Das den Emotionen »entgegengesetzte Handeln« als Strategie hat in vielen Therapien Erfolge gebracht und lässt sich unter der Modifikation der Reaktionen einordnen. *Schließlich hat auch der aktive Einfluss auf die Intensität von Emotionen im aktuellen Moment sowie auf eigene Handlungsbereitschaften und -impulse, die mit dem jeweils aktuellen emotionalen Erleben einhergehen, einen positiven Einfluss auf soziale Interaktionen.*

Merke
Zu den **emotionsregulatorischen Fertigkeiten** eines Menschen gehören nach Saarni (1999) (modifiziert dargestellt):

- Wissen und ein Bewusstsein über die eigenen Emotionen
- Wissen und Bewusstsein darüber, dass emotionale Kommunikation innerhalb von Beziehung stattfindet
- Die Fähigkeit und Bereitschaft zur Empathie
- Emotionen anderer Personen dechiffrieren, verstehen und unterscheiden zu können
- Sprachliche Fähigkeiten zugunsten von Emotionen und deren Kommunikation
- Fähigkeit der Unterscheidung zwischen eigenen inneren, subjektiven emotionalen Prozessen und äußerem emotionalen Ausdruck
- Angemessene und hilfreiche Bewältigung von unangenehmen und belastenden Emotionen (wie beispielsweise Scham und Schuld) sowie von Situationen
- Fähigkeit zur emotionalen Selbstwirksamkeit und Selbstfürsorge im Rahmen des emotionalen Erlebens

Für den therapeutischen Alltag bedeutet dies, Wissen zugänglich zu machen, zu fördern und den individuellen Wissenstransfer zu verbessern. Typischerweise werden Emotionsregulationsstrategien für den Umgang mit emotionalem Erleben vermittelt. *Auffällig ist jedoch, dass für einzelne Emotionen wie Scham, Schuld, Hilflosigkeit und Ohnmachtserleben oft kaum oder keine Strategien angewendet werden.* Deshalb sollten Kompetenzen emotionsspezifisch exploriert und gefördert werden, um das Selbstwirksamkeitserleben im Umgang mit Scham und Schuld zu steigern. *Somit gilt es, Emotionsregulationsstrategien anhand des Umgangs mit anderen Emotionen auch für Scham- und Schulderleben nutzbar zu machen und zusätzliche Strategien zu implementieren.*

1.2 Scham und Schuld bei psychischen Erkrankungen

Das DSM-5 beschreibt eine psychische Störung als Syndrom einer Person. Dieses Syndrom geht mit klinisch signifikanten Störungen von Kognitionen, Verhalten und der Emotionsregulation einher (Falkai und Wittchen 2015). Bei (fast) allen psychischen Erkrankungen lassen sich auch Störungen im emotionalen Erleben finden (Lammers 2007). So trägt eine defizitäre Emotionsregulation »zur Entstehung und Aufrechterhaltung vieler psychischer Störungen bei« (Berking und Hondong 2018, S. 77).

Merke
Übergreifend lassen sich die **Störungen der Emotionsregulation** grob einteilen in:

- Zu intensives und/oder einseitiges Erleben einer Emotion, wie beispielsweise Angst bei Angststörungen und/oder Scham bei sozialen Phobien
- Zu wenig Zugang zum eigenen emotionalen Erleben, wie es im Rahmen einer Dysthymia oder Depression oft beschrieben wird
- Dysfunktionale Denk- und Verhaltensweisen, die emotionales Erleben in den Hintergrund treten lassen; Zwangsgedanken und -handlungen sollen beispielsweise emotionales Erleben und innere Anspannung neutralisieren

Persönlichkeitsstörungen zeichnen sich entweder durch eine emotionale Unterregulation, mangels fehlender oder nicht genutzter Emotionsregulationsstrategien, oder durch überregulierte emotionale Prozesse aus. Überregulation wird oft durch kognitive Prozesse oder schnelle Verhaltensweisen, die das emotionale Geschehen in den Hintergrund drängen, erreicht. Typischerweise stehen trotz Über- oder Unterregulation einzelne Emotionen im Vordergrund eines möglichen Geschehens, wie Wut und Hass bei narzisstischer oder paranoider Persönlichkeitsstörung oder Angst und Unsicherheit bei ängstlich vermeidenden oder dependenten Strukturen.

Scham und Schuld als intensivstes Erleben findet sich oft bei Patienten mit einer emotional instabilen und ängstlich-vermeidenden Persönlichkeitsstörung. Patienten mit einer narzisstischen Persönlichkeitsstörung haben oft das vulnerable emotionale Selbstschema im Sinne des doppelten Selbstkonzeptes (Sachse 2010) im Hintergrund. Scham- und Schuldthemen sowie die Auseinandersetzung und mögliche Vermeidung von Scham und Schuld lassen sich manchmal eher kognitiv bei anankastischen und narzisstischen Persönlichkeitsstrukturen finden. Fehlendes Scham- und Schuldempfinden und -erleben bzw. die manipulative Nutzung von Scham- und Schuldimpulsen wird im Zusammenhang mit antisozialen Persönlichkeiten und unterschiedlichen Psychopathieansätzen diskutiert (► Kap. 1.2.4).

Unabhängig von einzelnen Störungen spielen auch Scham und Schuld eine bedeutsame Rolle bei der Entstehung und Aufrechterhaltung psychischer Störungen. Gerade Scham- und Schulderleben stellen einen wichtigen Teil des Leidensdrucks dar, es nicht alleine zu schaffen oder geschafft zu haben. Weiterhin kann der Umstand, eine Erkrankung oder lebenslange Folgen einer Erkrankung zu spüren, mit sekundärem Scham- oder Schulderleben einhergehen. Körperliche Beeinträchtigungen, die sichtbar sind, verursachen beispielsweise durchaus Scham. Aber auch die Folgen einer langjährigen Essstörung, die sich in irrreversiblen körperlichen Folgeerkrankungen zeigt, werden oft begleitet von Schuld- und/ oder Schamerleben.

1.2.1 Unikausal versus multikausal

Festhalten lässt sich, dass das Arrangieren mit einer »einfachen« körperlichen Erkrankung den meisten Menschen anscheinend leichter gelingt, als wenn sie unter psychischen Störungen leiden. Mit »Arrangieren« ist vor allem der Anpassungsprozess an die unterschiedlichen Stadien gemeint, also an das Lebensalter mit den dazugehörigen Rahmenbedingungen des sozialen Umfeldes. Die Anpassung ist keineswegs statisch zu verstehen, sondern eher als dynamische Auseinandersetzung, die mit Toleranz und Akzeptanz einhergeht. Die Auseinandersetzung scheint bei psychischen Erkrankungen deutlich schwieriger zu sein, vermutlich da insbesondere chronische Erkrankungen oder Rezidive einer Erkrankung zum (Wieder-)Erleben von Scham und Schuld führen (können).

Ähnlich verhält es sich jedoch auch mit körperlichen Erkrankungen, die einen *multikausalen Zusammenhang*, wie beispielsweise Herz-Kreislauf-Erkrankungen, aufweisen. In früher Kindheit lernen die meisten Menschen, dass es *eine* Ursache gibt, die im kausalen Zusammenhang mit der aktuellen Erkrankung steht. Multikausalität verändert das Einfluss- und Selbstwirksamkeitserleben. *Dem gleichzeitigen Auftreten vieler möglicher Ursachen erfahren sich Patienten hilflos ausgeliefert.* Einzelne Ursachen werden meist fokussiert, und der eigene Einfluss darauf wird überbewertet. Das Ausbleiben von Erfolgen führt wiederum zu Scham- und Schulderleben.

Die medizinisch notwendige Behandlung kann neue potenzielle Gefahrenquellen für Scham- und Schulderleben verursachen. Nebenwirkungen der Medikationen und Zeitaufwendungen für die eigene Genesung sind wichtig, aber durchaus auch kritisch. Im Umfeld wünschen sich oft nahe Angehörige nach der überstandenen Zeit eine Würdigung der erbrachten Unterstützung. Oft kommt es in dieser Phase zu Trennungen, wenn die »Bringschuld« nicht erbracht wird.

Herr E., 56 Jahre, kommt ein Jahr nach einer akuten körperlichen Krisensituation zum therapeutischen Erstgespräch. Ihm sei empfohlen worden, eine Therapie zu machen, dass verstehe er nur bedingt. Durchaus nehme er jedoch die Herz-Kreislauf-Erkrankung als eine Art Bestrafung für Fehlverhalten in der Vergangenheit wahr. Insbesondere die Nichtbeachtung von wichtigen Informationen, wie beispielsweise die Häufung von Herz-Kreislauf-Erkrankungen bei den männlichen Familienmitgliedern und das eigene jahrzehntelange Rauchen, wiegt aus seiner Sicht besonders schwer.
Die Medikation bekämpft nun die Symptome der Erkrankung, aber die Nebenwirkungen, insbesondere die Impotenz, würden ihm sehr zu schaffen machen. Seine Partnerin klage zusätzlich darüber, dass Herrn E. die emotionalen Regungen im Gesicht fehlen würden, sie sei lange nicht mehr angelächelt worden. Immerhin habe sie auch eine intensive Zeit der Angst überstanden, denn ihr Mann sei der Alleinversorger, und ohne ihn seien existenzielle Ängste aufgetaucht. Es solle ihm schnell wieder bessergehen, und gemeinsam müsse man Vorsorge betreiben, damit so etwas nicht wieder geschehe. Ebenso wäre die Umverteilung der finanziellen Situation wichtig. Wegen der fehlenden Patienten- und Betreuungsvollmacht sei es zu kritischen Situationen gekommen. Diese habe Herr E. noch gar nicht ausreichend realisiert – genauso wenig wie die Leistungen der Ehepartnerin im letzten Jahr.

1.2.2 Scham und Schuld mit Symptomcharakter

Im Rahmen psychischer Erkrankungen können Scham und Schuld also ein Symptom der psychischen Erkrankung sein. Das Wissen rund um Scham und Schuld heißt auch, ein Verständnis von Gesundheit und psychischen Störungen zu haben (Broucek 1991). Scham- und Schulderleben kann pathogenen Charakter haben und sollte im Rahmen einer Therapie beachtet und gewürdigt werden (▶ Kap. 3). Die folgenden Ausführungen geben einen kurzen Überblick möglicher Zusammenhänge und Einflüsse.

Praxistipp

Grundsätzlich lässt sich sagen, dass ein Übermaß an Scham oft mit einem Mangel an angemessener Selbstfürsorge und Verantwortungsübernahme einhergeht, wohingegen zu viel Schulderleben und -empfinden oft Schamerleben und frühe Schamgefühle kompensiert (Erläuterung zum Unterschied ▶ Kap. 1.5).

Angststörungen

Angsterkrankungen können mit Scham- und Schulderleben als Folge der Erkrankung einhergehen. Das Selbstbild und die Selbstwahrnehmung spielen dabei große Rollen. Angst nimmt einen großen Raum im eigenen emotionalen Erleben ein und führt oft dazu, dass andere Emotionen kaum noch eine Rolle im Lebensalltag spielen. Diese Verschiebung des emotionalen Erlebens stellt eine Abgrenzung zum sozialen Umfeld dar und aktiviert oft zusätzliches Scham- und Schulderleben bei Betroffenen. Häufig werden antizipierte Sorgen vor Bloßstellung geäußert, sodass Scham- und Schulderleben als weiterer Makel und Bestätigung des »Anders-Seins« verstanden werden. *Ängste, Scham- und Schulderleben können sich manifestieren und einen zustandsartigen Charakter annehmen, der noch mehr zu Rückzug und Einsamkeit führt* (► Kap. 3, 7.1 und 15).

Depression

Ein Kriterium der *Depressionen* im (noch aktuellen) ICD-10 stellt fest, dass das »Selbstwertgefühl und Selbstvertrauen [...] fast immer beeinträchtigt« sind (Dilling und Freyberger 2008). *Selbst bei einer leichten depressiven Episode gibt es Gedanken an die eigene Wertlosigkeit, die wiederum Scham triggern kann. Intensive Schuldvorwürfe sind ein diagnostisches Merkmal.* Die Intensität von erlebter Scham weist Zusammenhänge zu Depression auf (Kämmerer 2010). Gambin und Sharp (2018) konnten in ihrer Studie zu den Zusammenhängen zwischen Empathie, Schuld, Scham und Depressionen bei adoleszenten Patienten nachweisen, dass Scham mit emotionaler Empathie einen großen Zusammenhang zu Depressionen aufwies. Kognitive Empathie korrelierte hingegen eher mit kontextabhängiger Schuld und zeigte keine Verbindung zu Depressionen.

Pulcu et al. (2014) lieferten im Rahmen einer fMRT-Studie Hinweise, dass Scham bei Patienten mit einer remittierten depressiven Störung eine erhöhte neuronale Aktivierung innerhalb der rechten Amygdala sowie der rechten posterioren Insula im Vergleich zur Kontrollgruppe aufweisen. Diese besondere Aktivierung wird im Sinne einer erhöhten Vulnerabilität bei remittiert depressiv Erkrankten diskutiert. Gestützt wird dieses Ergebnis von einer früheren fMRT-Studie (Green et al. 2012), die Schulderleben bei Patienten mit remittierter Depression untersucht hatte. Im anterioren Temporallappen, der spezifisch für Repräsentationen von sozialen Konzepten und selbstbeschuldigenden Emotionen ist, scheint es zu einer Entkopplung des temporo-fronto-limbischen Bereiches zu kommen. Diese Entkopplung wird wiederum in den Zusammenhang mit den typisch verzerrten Selbstbeschuldigungen bei Depressionen gesetzt. *Scham- und Schulderleben sind immer auch ein elementares Thema bei einem chronisch rezidivierenden Verlauf von Depressionen, sodass es bei jeder erneuten Episode an Relevanz gewinnt.*

Derealisation und Depersonalisation

Massive Derealisation und Depersonalisation gehen mit einer hohen Funktionalität einher. So können beide beispielsweise als Symptom einer Borderline-Erkrankung, einer sozialen Phobie oder im Rahmen einer Posttraumatischen Belastungsstörung auftreten. Michal et al. (2006) beschreiben den Zusammenhang von sozialen Ängsten und Scham. *Derealisation und Depersonalisation werden als Kompensationsmechanismus für »pathologische Scham« und soziale Ängste bezeichnet.* Durch die Fokussierung auf defizitäre Anteile des eigenen Selbst kommt es dazu, dass Menschen sich selbst innerlich ablehnen und bewerten. Depersonalisation ist daher ein Distanzierungsmechanismus vom eigenen defizitären Selbst. Derealisation schafft durch das Unwirklichkeitserleben gegenüber der umgebenden Realität einen möglichen Schutzraum vor antizipierten und erfahrenen Beschämungen und Abwertungen. *Korrigierende Erfahrungen werden im Rahmen der scheinbar schützenden Distanzierungsprozesse jedoch verhindert.*

Dissoziation

Dissoziation als grundsätzlich adaptive Fähigkeit kann kreative Prozesse anregen und Blockaden lösen. Dieser Effekt wird in hypnotherapeutischen Ansätzen im Rahmen einer Trance genutzt. Pathologisch anmutende dissoziative Prozesse gehen vermutlich mit frühen Bindungstraumata einher (Schore 2012). Cyrulnik (2011) beschreibt in seinem Buch als *frühes Dissoziationserleben den desorientierten Bindungsstil, was wiederum später das Auftreten von Dissoziationserleben begünstigt.* Dissoziation, die weniger als Fähigkeit, sondern mehr als intensiv und überflutend wahrgenommen wird, hat hohe Folgekosten im Alltag. Dazu gehören Wertlosigkeits-, Scham- und Schulderleben sowie Resignation. Zu diskutieren ist, ob sich hierin auch ein Anteil der frühen traumatischen Bindungserfahrungen auf emotionaler Ebene widerspiegelt.

Essstörungen

Scham- und Schulderleben fokussiert sich oft auf den eigenen Körper und körperliche Vorgänge. Unzulänglichkeitserleben im Rahmen von Ess- und Brechattacken mit nachfolgender Scham werden von Patienten immer wieder berichtet. Anorexie und restriktives Essverhalten dienen oftmals der Kontrollerreichung über den eigenen Körper, verhindert aber auch Reifungsprozesse – insbesondere in Lebensphasen, die eine Schwellensituation darstellen, z. B. die Adoleszenz oder das Klimakterium. *Schamerleben kann als emotionaler Anteil/Prozess einer Körperschemastörung verstanden werden.* Sich selbst abzuwerten und körperlich abnormal einzustufen führt zu Ekel, der wiederum das eigentliche Schamerleben oftmals überdeckt. Kontrollerleben und sich Nahrung zu verweigern kann als kognitiv machtvolle Methode das emotionale Schamerleben reduzieren. *Schuld erleben Patienten sich selbst gegenüber bei Nichteinhaltung der restriktiven und strengen Vorgaben.* Schulderleben aktiviert wiederum Scham und den Wunsch nach mehr kognitiver Kontrolle über das eigene Selbst und den Körper.

Hypochondrie

Hypochondrie geht einher mit einer sehr intensiven Neigung, sich und den eigenen Körper selbst zu beobachten. Die wahrgenommenen Veränderungen führen die Patienten dazu, Ärzte aufzusuchen und sich diagnostischen Untersuchungen zu unterziehen. *Im Rahmen der Erkrankung dominiert die Wahrnehmung, einen Körper zu haben, der sich gegen Krankheiten und deren Folgen nicht wehren kann.* Dieser Defekt kann Ausdruck eines interpersonellen Scham- und Schulderlebens sein, denn ein defizitärer Körper könnte dazu führen, dauerhaft krank und in der

Folge unter massivem Schmerzerleben von anderen Menschen abhängig zu sein. Schuld an Erkrankungen zu haben oder eine Schuldzuweisung durch medizinisches Personal während der Untersuchungen zu erhalten ist für Patienten unerträglich. In analytischen Betrachtungsweisen steht das Immunsystem symbolisch für das eigene Selbst, das sich gegen körperliche Gefahren und Krankheiten nicht wehren kann. Dabei sind insbesondere Erkrankungen mit multikausalem Geschehen eine große Bedrohung. *Zurückweisende Rückmeldungen und Hinweise auf die psychischen Besonderheiten der Personen, die an hypochondrischen Ängsten leiden, verursachen ebenso häufig Scham- sowie Schulderleben.*

Körperdysmorphe Störung

Körperdysmorphe Störungen haben oft den Beinamen »Schamkrankheit«. Die eigenen wahrgenommenen Abweichungen bekommen im Kontext des eingeengten Denkens über das defizitäre Selbst häufig einen wahnhaft anmutenden Charakter. Individualität und naturgerechte Abweichungen gilt es zu korrigieren und möglichst zu vermeiden, weil diese maladaptive und interpersonelle Scham triggern und aufrechterhaltenden Charakter haben. Intensives Scham- und Schulderleben verhindern oft, dass diese Patienten sich in therapeutische Behandlungen begeben.

Persönlichkeitsstörungen

Chronisches und oft frühkindlich geprägtes Schamerleben findet sich häufig als vulnerabler Bestandteil bei Persönlichkeitsstörungen wieder (beschrieben z. B. Scheel et al. 2013 oder Sachse 2010). *Im vulnerablen Kern vieler Persönlichkeitsstörungen lassen sich fehlende Validierungserfahrungen, Wichtigkeit der Fokussierung auf das Kind als zentraler Mittelpunkt einer Familie/der Bezugsperson sowie frühe Erfahrungen von Demütigung, Bloßstellung und Beschämung finden.* Kombiniert mit fehlenden Emotionsregulationsstrategien und/oder einer dysfunktional ausgeprägten Fokussierung auf Kompensationsstrategien, werden chronisches Scham-, aber auch Schulderleben intern aufrechterhalten. Interpersonelles Scham- und Schulderleben stellen häufig einen symptomgenerierenden Charakter dar (Hirschfeld et al. 1986; Kocherscheidt et al. 2002). So lassen sich auch Ich-dystone Anteile bei Persönlichkeitsstörungen entdecken, die oft komorbide psychische Erkrankungen mit sich bringen.

Im DSM-5 (Falkai und Wittchen 2015) wird die bisher *ängstlich-vermeidende Persönlichkeitsstörung nun als selbstunsicher-vermeidende Persönlichkeitsstörung* bezeichnet. Mit der neuen Bezeichnung stehen nun auch Kriterien zur Verfügung, welche die Rolle von Schamerleben in den Vordergrund stellen. Dazu gehören die Zurückhaltung in intimen Beziehungen – aus Angst, beschämt oder lächerlich gemacht zu werden – und Hemmung aufgrund von Gefühlen der Unzulänglichkeit sowie die Überzeugung, gesellschaftlich unbeholfen, persönlich unattraktiv zu sein sowie die Angst vor potenzieller Beschämung. Hoffmann (2015) bezeichnet den *Schamaffekt als bedeutsame Gemeinsamkeit dieser Persönlichkeitsstörung und der sozialen Phobie.*

Interpersonelles Schulderleben wird in einer Vergleichsstudie zu Psychotherapie-Patienten (zwischen Bevölkerungsstichprobe und Medizinstudenten) von Albani et al. (2004) als persönlichkeitsnahes Konzept verstanden. *Je früher im Lebensalter sich quälende Scham- und Schuldgefühle ausgeprägt haben, desto näher scheint es an die Persönlichkeit und damit den Selbstwert gekoppelt.* Neben dem symptomgenerierenden Charakter lässt sich in der Folge auch die Entwicklung von dysfunktionalen Denk- und Verhaltensweisen feststellen. Eine Längsschnittstudie mit 380 Kindern (Erstbefragung 10–12 Lebensjahre; 68 % der Teilnehmer nahmen an der Zweitbefragung nach dem 18. Lebensjahr teil) zeigt, dass die Neigung zu internem Schamerleben bei Kindern begünstigte, dass diese später ungeschützten Geschlechtsverkehr ausübten und illegale Drogen konsumierten (Stuewig et al. 2015).

Posttraumatische Belastungsstörung

Bei Posttraumatischen Belastungsstörungen spielen Angst und Scham bedeutsame Rollen bei der Entstehung der Erkrankung (Leskela et al. 2002). Massive Grenzverletzungen, wie sie bei Opfern von anhaltenden und massiven sexuellen Traumata in der frühen Biographie zu finden sind, gehen mit dysfunktionalen Wahrnehmungen des eigenen Selbst einher. Bei Trauma-Patienten, die sowohl Missbrauch als auch Vernachlässigung mit Kindeswohlgefährdung in der Kindheit erfahren haben, konnte nachgewiesen werden, dass diese über eine signifikant höhere (subjektive) Intensität von Scham und Traurigkeit im Vergleich zur Kontrollgruppe ohne Traumata in der Vorgeschichte berichten (Holl et al. 2017). Der Zusammenhang zwischen Scham, Traurigkeit und Substanzkonsum wurde in dieser Studie nachgewiesen. *Körperkonzepte, Schulderleben, Scham und Ekel können als intensive Emotionen kaum reguliert werden und begünstigen Intrusionen, Dissoziation als auch Suizidalität* (Bohus und Brokuslauf 2006). Boos (2005) beschreibt als Folge anhaltender Traumatisierungen das Erleben von Teilnahmslosigkeit gegenüber anderen Menschen und der Umwelt sowie eine Gleichgültigkeit in Bezug auf die eigene Person. Dies kann als innerer Distanzierungsmechanismus verstanden werden, der vor weiteren Beschämungen, Verletzungen und erneuten Reizüberflutungen einen durchaus schützenden Charakter hat. Die Folgen dieser inneren Distanzierung gehen einher mit dem Verlust von Selbstachtungs- und Selbstfürsorgeverhalten. *Stattdessen lassen sich häufig Selbstabwertungen und Selbstverletzungen finden, die wiederum Scham- und Schulderleben auslösen und aufrechterhalten.* Das Klären von Schuld als ein Bestandteil der versuchten Verarbeitung ist ein retrospektiver Kontrollversuch. Die Bemühungen in der Auseinandersetzung um eine mögliche Schuld am traumatisierenden Geschehen gehen einher mit einer gesteigerten emotionalen Belastung (Kubany und Watson 2002). *Scham- und Schulderleben haben auch in der Behandlung eine große Bedeutung.* »Wie denkt der Behandler von mir?«, »Der Therapeut ekelt sich vor mir« sind häufige Kognitionen im Rahmen von Expositionstherapien. Diese können eine erfolgreiche Exposition behindern, wenn die Angst vor negativer Bewertung durch den Therapeuten das Scham- und Schulderleben begleitet.

Schizophrenie, Psychosen, Wahn

Schizophrenie, Psychosen, Wahn gelten als grundlegende Selbststörungen (Parnas 2003). Die Kriterien des ICD-10 (Dilling und Freyberger 2008) und des DSM-IV (Saß et al. 2003) geben diagnostische Hinweise auf ein defizitäres Ich, dem das Fehlen der Grenzen und die Antizipation sowie der Eindruck, »beeinflusst, durchschaut, oder gesteuert zu sein«, zugeschrieben werden. Gedanken und Gefühlen, die von »außen« gemacht werden, erleben Erkrankte sich ausgeliefert. *Sich selbst und die eigenen Grenzen nicht schützen zu können geht oft mit Scham- und Schulderleben einher.* Das DSM-5 (Falkai und Wittchen 2015) verweist auf eine Einschränkung zentraler Funktionsbereiche wie zwischenmenschliche Beziehungen und Selbstfürsorge, die mit dem Beginn der Erkrankung unter dem vorherigen Niveau liegen. Im ICD-11 werden u. a. folgende diagnostische Kriterien diskutiert: Störungen des Willens, des Einflusses und des Selbsterlebens mit einhergehenden unvorhersehbaren und unangemessenen Emotionen. *Ebenso wird in der analytischen Betrachtungsweise die Störung des basalen Selbst als zugrunde liegend beschrieben.* Es folgen in der Weiterentwicklung Defizite und Einschränkungen des primären leiblichen Selbst, ökologischen Selbst und sozialen Selbst (Fuchs 2003). Mit dem Beginn der Erkrankung gehen Scham- und Insuffizienzerleben einher. Die folgende typische Affektverflachung könnte dabei schützenden Charakter für die Wahrnehmung der Selbststörungen haben und so Schamerleben verhindern. *In akuten psychotischen/wahnhaften Phasen ist für Betroffene Scham- und Schulderleben oft nicht zugänglich.* Nach dem Abklingen von Psychosen haben die Auseinandersetzungen mit Scham- und Schulderleben oft eine bedeutsame Rolle. Wahn wird oft mit Schizophrenie und Psychose in Verbindung gebracht, obwohl Wahn auch bei anderen Erkrankungen, wie Depressionen, Demenzen, bei Bipolaren Störungen etc., eine Rolle spielt. *Wahninhalte haben thematisch sehr häufig Bezüge zu Scham und Schuld*, z. B. im Schuld- und Versündigungswahn, im Rahmen des Nichtigkeits- und Kleinheitswahns, des Schädigungswahns und auch des Verarmungs- und Verfolgungswahns.

Sexuelle Funktionsstörungen

Sexuelle Funktionsstörungen sind mit Scham- und Schulderleben häufig eng verknüpft. *Früh geprägte Scham- und Schuldgefühle, insbesondere solche in Bezug auf den eigenen Körper, limitieren Lustempfinden und andere angenehme Emotionen.* So ist aktuelles Scham- und Schulderleben bereits vorgebahnt, und kognitive Bewertungsprozesse finden scheinbar automatisiert statt. *Schamerleben führt zu einer inneren Distanzierung vom eigenen Selbst und begünstigt dysfunktionale Bewertungsprozesse, einhergehend mit einer hohen körperlichen Anspannung.* So berichten Patienten oft, »nicht abschalten oder sich nicht einlassen zu können«. Sexualität wird eher vermieden, denn die hohe körperliche Anspannung begünstigt u. a. Schmerzempfinden beim Geschlechtsverkehr.

Zeitgleich können gelebte Lust und sexuelle Praktiken abgewertet und unangemessen verurteilt werden. Den Partner zu begrenzen, weil beispielsweise Praktiken als unangenehm wahrgenommen werden, kann wiederum Scham- und Schulderleben aktivieren, da dem Partner scheinbar etwas genommen wird, was »normal« scheint. Vor dem Hintergrund fehlender Emotionsregulationsstrategien kommt es zu typischen Trennungsprozessen des aktuellen emotionalen Erlebens von kognitiven Fertigkeiten und kann dissoziative Prozesse begünstigen. *Sich dissoziiert dem Partner zur Verfügung zu stellen ist oft die einzige Lösung und bietet zeitgleich Raum für traumatisierende Erfahrungen oder Grenzüberschreitungen – ein Teufelskreis für viele Betroffene.*

Soziale Phobie

Die Soziale Phobie wird begleitet von der Angst, in der eigenen Unzulänglichkeit entdeckt, bloßgestellt und dadurch beschämt zu werden. Daher wird die Erkrankung mit dem häufig chronischen Verlauf oft auch als »Schamkrankheit« bezeichnet. Scham und Schuld sind oft bereits vor der eigentlichen Erkrankung zu finden – als interpersonelle Grundüberzeugung, »minderwertig, klein und/oder unzureichend« und/oder »schuldhaft, wenig kompetent, sich lächerlich zu verhalten«. Die eigentliche Erkrankung mit dem Ich-dystonen Charakter ist dabei die Bestätigung für die bereits vorhandenen Grundannahmen in Bezug auf sich selbst.

Ruminative Prozesse rund um diese Grundüberzeugungen folgen oft sozialen Interaktionen. Die Bewertung des eigenen Verhaltens und der eigenen Person nach Interaktionen sollen vorbereitenden Charakter für neue Interaktionen mit dem sozialen Umfeld haben. *Vor dem Hintergrund der defizitären Selbstwahrnehmung und der Fokussierung auf Fehler und Abweichungen haben die kognitiven Prozesse jedoch aufrechterhaltenden Charakter für Scham-, Schuld- und Angsterleben.* Symptome wie Erröten, Schwitzen, den Blick senken und der Wunsch, aus der Situation umgehend zu verschwinden, lassen sich vor allem dem Schamerleben zuordnen. *Die Angst davor, auch in der Scham und Schuld mit der Angst als Defizit und Schwäche entdeckt sowie dafür vom Gegenüber bloßgestellt zu werden, ist ein Leitsymptom.* Fehlende Emotionsregulationsstrategien unterstützen kompensatorische und vermeidende Verhaltensweisen.

Substanzkonsum und Suchterkrankungen

Substanzkonsum und Suchterkrankungen sind sehr oft eng verknüpft mit Schamerleben. Dabei scheint Schamerleben stärker mit alkoholbezogenen Problemen und Konsum assoziiert zu sein als Schuld (Luoma et al. 2017). *Viele Patienten tendieren im Rahmen eines grundlegenden Schamerlebens dazu, zum Substanzkonsum überzugehen.* Es zeigte sich jedoch auch, dass Schulderfahrungen mit problematischem Trinkverhalten einhergehen. *Eine hohe Schuldneigung hat ab der Jugend jedoch schützenden Charakter.* Es kommt tendenziell zu weniger Konsum von illegalen Drogen und Alkohol (Stuewig et al. 2015; Treeby und Bruno 2012).

In der oben benannten Studie zu Trauma-Patienten mit Kindeswohlgefährdung (Holl et al. 2017) konnte ein positiver, linearer Zusammenhang zwischen Scham, Traurigkeit und Substanzkonsum nachgewiesen werden. *Der ursprüng-*

lich intendierten emotionsregulatorischen Wirkung, Schamerleben weniger stark spüren zu müssen, folgt oft Scham- und Schulderleben über den (notwendigen) Konsum im Rahmen der körperlichen Abhängigkeit. Interessanterweise tolerieren auch gesunde Patienten Scham nur bis zu einer gewissen Intensität. Bei überflutender Intensität wird auch Substanzkonsum eingesetzt (ebd.). Der Konsum steht häufig im Widerspruch zu den internalisierten Werten und Normen sowie der übergeordneten Idee in Bezug auf das eigene Selbst. *Der wahrgenommene Widerspruch begünstigt einen Teufelskreislauf aus erneutem Trinken; Einsamkeitserleben; dem eigenen Schamerleben ausgesetzt zu sein; zu konsumieren; Schuld- und Schamerleben bei abklingender Wirkung über den Konsum; intensives Grübeln rund um das eigene Insuffizienzerleben mit selbstabwertenden Prozessen und daraus wieder neu resultierendem Scham- und Schulderleben.*

Tief verankerte Scham- und Schuldemotionen, die Patienten ein Leben lang begleiten, begünstigen die Bereitschaft zum Substanzkonsum (Stuewig et al. 2016). Eine Längsschnittstudie zu Scham, Schuld und Substanzkonsum bzw. -störungen (Alkohol und pathologisches Spielen) verdeutlichte, dass Depressionen mit einem höheren Wert an Scham einhergingen, was wiederum zu mehr Spiel- und Alkoholkonsum führte. *Scham stellte sich als Mediator zwischen Depressionen und Suchtverhalten heraus* (Bilevicius et al. 2018). *Neben der Förderung der Abstinenzentscheidung ist es unverzichtbar, innerhalb der Therapie an Scham- und Schulderleben der Patienten zu arbeiten.*

Eine Untersuchung von Patienten und Patientinnen während des Entzugs von Amphetaminen, Kokain, Opiaten, Alkohol und THC liefert Hinweise auf Geschlechtereffekte (O'Connor et al. 1994). Frauen (42 Teilnehmerinnen) haben eine durchschnittlich höhere Schamneigung und Depressionswerte. Männer (88 Teilnehmer) tendieren dazu, zu externalisieren. (Anmerkung zum Lesen und zur Einschätzung der Studienlage: Viele Studien aus dem Suchtbereich haben hauptsächlich männliche Studienteilnehmer, und geschlechtsspezifische Effekte werden nur teilweise berücksichtigt, sodass die Befunde vieler Forschungsarbeiten mit Vorsicht zu genießen sind.) Auf die individuelle Wechselbeziehung zwischen interpersonellem Scham- und Schulderleben und dem Konsum sollte in der Therapie ein besonderer Fokus gelegt werden. *Die Behandlung der eigentlichen Suchterkrankung und der komorbiden Erkrankung sollte immer auch die Therapie von Scham- und Schulderleben bei Patienten beinhalten.* Wichtige Bestandteile der Behandlung sind Elemente, die Akzeptanz und Selbstvergebung enthalten (dazu z. B. McGaffin et al. 2013).

Suizidale Syndrome, Suizidalität

Suizidalität und suizidale Syndrome haben ihre Ausgangsbasis oft in Scham- und Schulderleben und einhergehender Einsamkeit im Zuge einer anderen Erkrankung. Gemeinsam ist diesen, dass die Erkrankung von der Unfähigkeit begleitet wird, nicht mit dem Leben und der eigenen Person umgehen zu können, wie es andere tun. Dazu gehört auch der Wunsch, nicht mehr um die eigene Existenz und einen Platz im Leben kämpfen zu müssen. Der soziale Rückzug, wie er bei vielen psychischen und physischen Erkrankungen zu beobachten ist, begünstigt, mit den eigenen Gedanken an die Wertlosigkeit und Unfähigkeit alleine zu sein. *Das resultierende und sehr quälende Einsamkeitserleben kann zusammen mit Scham- und Schulderleben selbstzerstörerischen Charakter annehmen und suizidale Handlungen begünstigen.* Diese sind begleitet von aggressiven Impulsen als Ausdruck falsch verstandener Kontrolle und Größe. Appellative Suizidversuche sind dagegen oft ein Versuch, über die soziale Umwelt eine Bedürfnisbefriedigung zu erreichen. *Der Wunsch nach Beachtung, Bindungsangeboten und Sorge um den Selbstwert, kombiniert mit der eigenen Unfähigkeit, für sich sorgen zu können, stehen mit Scham- und Schulderleben in enger Wechselbeziehung.*

Zwänge

Zwangsgedanken und -handlungen haben eine sehr enge Verbindung mit Scham und Schuld. Schuld an potenziellen und antizipierten Unglücken oder Katastrophen zu vermeiden bildet eine wesentliche Grundlage für Zwangsgedanken und auch Zwangshandlungen. Eine fMRT-Vergleichsstudie lieferte klinische Hinweise darauf, dass deontologische Schuld, also Schuld, die eine Handlung einer verpflichtenden Regel initiiert, bei Zwangsstörungen als wichtiger bewertet wird als altruistisches Schulderleben (Basile et al. 2014). *Zwangshandlungen und -gedanken wird dabei eine neutralisierende Wirkung zugeschrieben. Zeitgleich entstehen erneut Scham und Schuld, wenn ritualisierte Handlungen und Gedanken einen großen Raum im Alltag einnehmen.* Der oft über Jahre entstandene Eindruck, scheinbar weder Einfluss noch Kontrolle auf die Gedanken und Handlungen zu haben, steht im Widerspruch zu der oft wahrgenommenen Unsinnigkeit dieser. Gerade Zwangsgedanken mit bedrohlichen und quälenden Inhalten gegenüber anderen Menschen und sich selbst führen dazu, dass die betroffene Person sich infrage stellt oder unter intensiven Bestrafungsängsten leidet.

Zwangsgedanken regulieren vermutlich durch den hohen und intensiven kognitiven Charakter das dahinterliegende emotionale Geschehen. Die Überregulation und Unterdrückung des emotionalen Erlebens führen dazu, dass sich die Probleme rund um das Geschehen ungünstig entwickeln und weitere psychische Symptome generieren (Campbell-Sills et al. 2006). Die einhergehende Beeinflussung der Stimmung – bis hin zu ausgeprägten depressiven Episoden als komorbide Erkrankungen – ist typisch. Die Angst vor dem emotionalen Geschehen, die auch den Zwangshandlungen und -gedanken zugrunde liegt, wird oft auch als emotionsphobischer Konflikt bezeichnet (z. B. Lammers 2007; Lammers und Berking 2018). *Durch Handlungen vermeintliche und antizipierte Schuld zu vermeiden verschafft eine kurzfristige Erleichterung, aber vor dem Hintergrund der wahrgenommenen »Unsinnigkeit« auch ein erneutes Scham- und Schulderleben mit symptomgenerierendem Charakter.* Mit den Zwangserkrankungen einhergehend entsteht die Erkenntnis, dass mit der eigenen Person »etwas nicht normal ist«, wenn sie sich entweder so verhalten oder so denken muss.

Merke
Das maladaptive Erleben von Scham und Schuld spielt sowohl bei der Entstehung als auch bei der Aufrechterhaltung einer Vielzahl von psychischen Störungen eine elementare Rolle. Insbesondere der symptomgenerierende Charakter ist daher ein wichtiger Schwerpunkt für das therapeutische Vorgehen.

1.2.3 Frei von Scham und Schuld

Die variierenden Grenzen rund um Scham- und Schulderleben und -empfinden sowie das dazugehörige Bewusstsein scheinen im Alltag und über die Lebensspanne hinweg einen funktionalen Charakter zu haben. So muss es möglich sein, Scham- und Schuldempfinden in sozialen Kontexten bestimmten Menschen gegenüber zu variieren und modifizieren. Genauso kann es sinnvoll sein, Schulderleben zu verstecken und nicht zu erleben, wenn beispielsweise reale Schuld begangen wird. Ein Alltagsbeispiel ist das Fahren ohne gültigen Fahrschein. Das sichtbare Erkennen von Schuld oder gar Scham würde eine Person, die sich so verhält, für andere Menschen sichtbar machen und die Wahrscheinlichkeit der Entdeckung vergrößern.

Neben den alltäglichen Fähigkeiten und Empfindungen von Scham und Schuld gibt es natürlich auch andere Besonderheiten und begünstigende Umstände, weshalb beispielsweise Scham- und Schuldempfinden und deren Erleben gestört oder nicht zugänglich sein können.

Hirnorganische Beeinträchtigungen des Frontallappens oder präfrontale Demenz, bei Patienten nach einer durchgeführten Lobotomie, oder auch das Korsakow-Syndrom haben Auswirkungen auf die Fähigkeit, Scham und Schuld empfinden zu können. Begleitend geht häufig die Fähigkeit verloren, sich Folgen von Ereignissen vorstellen zu können (z. B. Vetter 2007).

Bei vielen *psychischen Erkrankungen* lassen sich sowohl Veränderungen im Scham- und Schuldempfinden (als grundsätzliche Fähigkeit) als auch beim Scham- und Schulderleben feststellen. So kann die Fähigkeit, Scham und Schuld zu empfinden, unter Substanzkonsum und akuter Intoxikation oder auch als Folge von Substanzabhängigkeiten maßgeblich beeinträchtigt sein. Ein wichtiger Regulationsmechanismus für das eigene Verhalten fehlt und begünstigt grenzverletzendes Verhalten sich und anderen Personen gegenüber.

Manische Phasen zeichnen sich grundsätzlich durch wenig spürbare und bewusste Emotionalität aus. Erkrankten Personen ist es möglich, Grenzen zu überschreiten und massive Risiken einzugehen. Im ICD-10 (Dilling und Freyberger 2008) wird für eine manische Phase typischerweise der Verlust des normalen sozialen Verhaltens, das tollkühnes und/oder rücksichtloses Handeln begünstigt, beschrieben. Die Libido ist gesteigert sowie von sexueller Taktlosigkeit begleitet. Nach manischen Episoden entstehen oft Scham- und Schulderleben als Reaktion der Bewertung des eigenen Verhaltens.

Praxistipp

Das Ausbleiben von Veränderungen des Scham- und Schulderlebens bei Menschen, welche typischerweise im Laufe des Lebens auftreten, sowie untypische Entwicklungen des Scham- und Schulderlebens bieten wichtige Hinweise auf maladaptives Erleben dieser Emotionen. Diesen Hinweisen sollte dringend Beachtung geschenkt werden.

1.2.4 Psychopathie

In vielen Konzepten wird der Mangel an Scham- und Schuldempfinden sowie an Einsicht in Schuld als Kern der Psychopathie beschrieben (z. B. Cleckley 2011). Das Fehlen von Reue, Schamgefühl, empathischem Einfühlungsvermögen sowie der Mangel an Schuldbewusstsein sind Bestandteile der Checkliste für Psychopathie (PCL-R, u. a. bei Spice et al. 2015; Hare 2003). Immer wieder werden neurobiologische Hinweise für das Fehlen von Scham- und Schulderleben, -bewusstsein thematisiert. Demgegenüber stehen Veröffentlichungen, die zwar das Vorhandensein der Strukturen nachweisen, jedoch gleichzeitig wichtige Hinweise darauf geben, dass eine andere Verarbeitung von Scham und Schuld stattfinden könnte (z. B. Glenn und Raine 2008).

Die Studienlage ist so vielfältig wie widersprüchlich. Männliche Gewalttäter mit einer antisozialen Persönlichkeitsstörung und höheren Werten der Psychopathie berichten von weniger Schulderleben und einem höheren Maß an mentaler Kontrolle sowie von Tendenzen zur Externalisierung (Johnsson et al. 2014). Eine Untersuchung von 236 Schülern (Nyström und Mikkelsen 2013) zeigte, dass *psychopathische Eigenschaften im Zusammenhang damit stehen, welches Scham-Management betrieben wird.* So hing in der Studie ein hohes Maß an psychopathischen Eigenschaften mit der Tendenz, eher externalisierende (z. B. Angriff anderer) als internalisierende Scham-Management-Strategien (z. B. Rückzug) zu verwenden, zusammen. Darüber hinaus wiesen Jungen im Vergleich zu Mädchen durchschnittlich mehr psychopathische Eigenschaften auf. *Eine hohe Schuldneigung geht mit einer geringen Ausprägung einer »angeborenen« Psychopathie* (konstitutionelle Vulnerabilität zu emotionalen Defiziten; kein Empfinden von Empathie und Reue) einher (Prado et al. 2016). *Der Zusammenhang zwischen Schamneigung und sekundärer Psychopathie (relativ intakte emotionale Fähigkeiten, ungünstige Lernerfahrungen wie Missbrauch und Traumata in der Geschichte) konnte nachgewiesen werden.*

Merke

Einigkeit besteht in vielen Studien dahingehend, dass auf der Beobachtungsebene die gezeigten Besonderheiten rund um Scham- und Schuldempfinden, -erleben und -bewusstsein eine große Bedeutung haben. Psychopathische Eigenschaften zeigen sich eher bei Menschen mit Externalisierungstendenzen im Umgang mit Scham und Schuld.

1.3 Gemeinsamkeiten von Scham und Schuld

Scham und Schuld haben viele Gemeinsamkeiten, was vermutlich auch dazu führt, dass beide Emotionen häufig synonym verwendet werden. Im Alltag lässt sich beobachten, dass verschiedene Personen in ähnlichen Situationen entweder mit Scham- oder Schulderleben reagieren. Ähnlich verhält es sich in der Forschung. So war es bisher kaum möglich, experimentelle Bedingungen zu schaffen, die nur Schuld aktivieren (Olthof et al. 2004). Scham und Trauer scheinen häufige Begleiter von Schulderleben zu sein. Mit dem Wissen um diese Besonderheit rücken Scham und Schuld als moralische Emotionen zunehmend in den Fokus verschiedener Forschungen. In einer kleinen Pilot-fMRT-Studie von Michl et al. (2014) konnte nachgewiesen werden, dass sich aktiviertes Scham- und Schulderleben neuronale Netzwerke teilen, gleichzeitig aber auch in unterschiedlichen Gehirnarealen stattfinden. Dies bestätigt die japanische Studie von Takahashi et al. (2004).

Merke
Neben hirnorganischen Veränderungen lassen sich auch andere Erkrankungen finden, bei denen Scham und Schuld sowohl im Empfinden als auch im Erleben maßgeblich verändert sind. Psychopathische Eigenschaften gehen immer auch mit einem veränderten Management von Scham und Schuld einher.

Viele Studien geben Hinweise darauf, dass der anteriore insuläre und der dorsale anteriore zinguläre Kortex eine wichtige Rolle bei Scham- und Schulderleben spielen (u.a. Bastin et al. 2016). Da die Insula – inklusive des Bestandteils des anterioren insulären Kortex – mit Körper- und Schmerzwahrnehmung assoziiert ist, verdeutlicht dies auch, dass Scham- und Schulderleben als »schmerzhaft« wahrgenommen werden. In der Literatur gibt es Hinweise, dass mit dem dorsalen anterioren zingulären Kortex auch sozialer Stress assoziiert wird, wie bei Scham- und Schulderleben üblich. Gemeinsam ist beiden emotionalen Entitäten, dass sie mit negativen Selbst- als auch Verhaltenseinschätzungen einhergehen. Das als bedrückend wahrgenommene physiologische Erleben scheint bei Scham jedoch stärker ausgeprägt zu sein.

Besonders eindrücklich sind die funktionalen Aspekte, die sich bei Scham und Schuld feststellen lassen. Beide Emotionen haben im Rahmen des umgebenden sozialen Umfeldes einen sehr adaptiven Charakter. In früheren Forschungsbeobachtungen findet man beispielsweise Hinweise von einer ähnlichen Mimik bei Scham- und Schulderleben (z.B. Tomkins 1964). Das Empfinden von Scham und Schuld und diese Emotionen anderen Personen zu zeigen dienen dem Erhalt von sozialen Bindungen. Durch die entsprechende Körperhaltung und Mimik sowie korrespondierende Handlungen kann ein harmonisches soziales Gleichgewicht zwischen Personen hergestellt werden. Das Sichtbarmachen der Emotionen signalisiert dem Gegenüber, dass grundsätzliche Regeln, Normen und Grenzen des Miteinanders verinnerlicht sind und eine Bedeutung für die Person haben, die sich schuldig fühlt und/oder schämt. Grundsätzlich wirkt sich ein angemessener Ausdruck günstig auf Beziehungen aus, weshalb es wichtig ist, dass beide Emotionen kongruent ausgedrückt werden. Ist dies der Fall, kann es zu versöhnlichen Gesten des Gegenübers kommen. So kann eine Entschuldigung angenommen oder die weitere Zugehörigkeit des sich schämenden Individuums ausgedrückt werden.

1.3.1 Soziale, moralische Emotionen

Scham- und Schulderleben gehören deshalb auch zu den sozialen Emotionen. Soziale Emotionen formen sich etwa im Alter von etwa 2 bis 3 Jahren. Die Grundlage bilden die beginnende Reifung der eigenen Identität und erste Ansätze der Individualität. Anfangs ist das Empfinden von Scham und Schuld wenig spezifisch (► Kap. 1.6). Insbesondere das frühkindliche/präverbale Erleben der Emotionen zeigt sich eher durch körperliche und mimische Ausprägungen. Weiner (2005) betont gerade bei den moralischen Emotionen, dass diese eine soziale Motivation verursachen.

Die moralischen Aspekte beider Emotionen scheinen sich mit zunehmendem Alter zu manifestieren. Insbesondere zeigen sich diese auch in den inneren Attributionen. Die Attributionen verdeutlichen die individuelle Bedeutung und Wertung von Ereignissen in Bezug auf die eigene Person. Viele Autoren betonen, dass gerade Scham und Schuld Resultate von Attributionsprozessen sind. Schulderleben entsteht, wenn ein Schaden oder eine Verfehlung durch eigenes Handeln als kontrollierbar attribuiert wird (Tracy und Robins 2006). Schamerleben ist dementsprechend das Resultat negativer und unangemessener Selbstbewertung in einer Situation (Miceli und Castelfranchi 1998). Das Unterscheidungsparadigma Scham und Schuld wurde maßgeblich von Lewis (z. B. 1971, 1987) geprägt.

Merke
Schamgefühle/-erleben beziehen sich auf die gesamte Person, die in ihrer Gesamtheit als unangemessen oder negativ bewertet wird. Schuldgefühle/-erleben zeigen sich, wenn das eigene Verhalten Schäden, Leiden oder andere belastende Verfehlungen auslöst.

Praxistipp

Schulderleben kann auch intern entstehen, wenn beispielsweise das eigene Denken, wie bei Zwangsgedanken, oder andere Gefühle als unangemessen und schuldhaft verarbeitet werden.

Scham- und Schulderleben sind soziale und moralische Emotionen. Bedeutsam in diesem Zusammenhang ist natürlich, dass das gesellschaftliche und kulturelle System, das eine Person umgibt, maßgeblich an der Ausprägung des individuellen moralischen Empfindens beteiligt ist (s. dazu auch ► Kap. 1.5 und 1.6). Prosoziales Verhalten, das durch Scham und Schuld gefördert wird, orientiert sich an den gesellschaftlich und kulturell geprägten Werten und Normen. Die grundsätzliche Fähigkeit des Empfindens von Schuld und Scham sowie die Auslöser für aktuelles Scham- und Schulderleben sind mit dem gesellschaftlichen und kulturellen Bezugssystem eng verknüpft.

1.3.2 Bedeutung und Begrenztheit von Kognitionen

Kognitive Prozesse haben bei Scham- und Schulderleben eine hohe Präsenz. So können über Attributionen beide Emotionen ausgelöst werden. Eine besondere Bedeutung wird auch dem kontrafaktischen Denken zugeschrieben. Kontrafaktisches Denken ist ein wichtiger Bestandteil unseres Alltagsdenkens. So wird der aktuelle Ausgang einer Situation gewertet durch ein Denken, das sich auf die Vergangenheit ausrichtet. Kontrafaktisches Denken zeigt sich typischerweise in »Was wäre, wenn …«-Überlegungen (Roese 2007). Ein Beispiel zur Verdeutlichung: »Was wäre, wenn ich früher losgegangen wäre? Dann hätte ich meinen Bus noch erreicht.« Die Alternativen, die also in der Vergangenheit verworfen wurden, dienen als Überlegung, wenn das gewünschte Ziel nicht erreicht wurde, in diesem Fall: pünktlich beim Bus zu sein. Kontrafaktisches Denken kann aufwärtsgerichtet sein, d. h., die Situation hätte besser ausgehen können. Ebenso ist es möglich, dass eine Situation noch schlechter hätte ausgehen können. Die damit einhergehende gedankliche Vorstellung löst natürlich auch Emotionen aus, zumeist andere. Scham und Schuld resultieren meist aus aufwärtsgerichteten Vergleichen. Dabei ist der Aspekt wichtig, dass aus dieser Art des Denkens natürlich auch eine Weiterentwicklung stattfinden kann, wenn das Verhalten den gewonnenen Erkenntnissen angepasst wird.

Kindliche Kognitionen

Frühkindlich ausgeprägte Scham- und Schuldgefühle (► Kap. 1.5) begünstigen einfache und kindliche Kognitionen, gemäß dem Prinzip »Ich denke, wie ich fühle«. Diese Kognitionen sind automatisiert und wenig kontrollierbar. Sie bilden im Sinne sich selbst erfüllender Prophezeiungen eine Grundlage für eine Art emotionale Beweisführung. Frühkindliche Gefühle und Kognitionen stellen eine Art Erlebnisschablone (Roediger und Zarbock 2015) dar. Frühe kindliche Kognitionen der Scham- und Schuldgefühle werden mit zunehmendem Alter um reifere, komplexere Kognitionen ergänzt.

Praxistipp

Einerseits beeinflussen frühkindliche Gefühle und Kognitionen als Erlebnisschablonen aktuelle soziale Interaktionen – andererseits führen sie zu einer sehr selektiven Wahrnehmung der Reaktionen des Gegenübers. Ebenso verhindern diese, dass potenziell korrigierende Informationen der aktuellen sozialen Interaktion wahrgenommen und/oder tatsächlich verarbeitet werden.

1.3.3 Selbstreflexive Emotionen

Bewertungen und Beurteilungen des eigenen Verhaltens oder gar der eigenen Person sind Bestandteile des emotionalen Erlebens von Scham und Schuld. Selbstreflexiv meint in diesem Zusammenhang, dass eine Person sich selbst und das eigene Verhalten bewertet. Internalisierte Werte und Normen der umgebenden Gruppe dienen dabei als Grundlage des Bewertungsprozesses. So ist es auch möglich, sich vor sich selbst zu schämen oder Schuld zu empfinden, selbst wenn ein soziales Umfeld fehlt. Das Bewusstwerden von Fehlverhalten oder Norm- und Grenzverletzungen kann auch in Abwesenheit anderer Personen passieren.

Praxistipp

Durch die geförderte Selbstreflexionsfähigkeit und mit dem Erkenntnisgewinn im Rahmen einer Behandlung können nach Therapiesitzungen Scham- und Schulderleben auch ohne das Beisein von anderen Personen entstehen. Solche Erfahrungen und Situationen sind sinnvollerweise in den Folgesitzungen explizit zu erfragen und im therapeutischen Vorgehen zu berücksichtigen.

Scham und Schuld entstehen vor dem Hintergrund des gut erlernten und automatisiert verfügbaren impliziten Wissens. Grundsätzlich fördert implizites Wissen schnelle Urteilsprozesse und erleichtert die Einordnung und Einschätzung. Gelegentlich werden Scham und Schuld aber auch als Selbstvorwurfs- oder Übertretungsemotionen bezeichnet. Wurmser, dessen Ausführungen vor allem vor dem analytisch ausgerichteten Hintergrund zu verstehen sind, beschreibt den internalisierten »bösen Blick« (1981, 1986). Wie andere Menschen (in prägenden Jahren) – metaphorisch ausgedrückt – auf uns schauen, was diese über uns denken und wie sie sich uns gegenüber verhalten, ist die Grundlage für den eigenen selbstreflexiven Vorgang. Die Metapher bietet den Vorteil, dass uns vieles davon gar nicht bewusst zugänglich ist, sondern ein »böser Blick« sich vielmehr auch als ein tief verinnerlichtes emotionales Erleben widerspiegelt. Dieses verinnerlichte »Gefühl als böser Blick« bildet die Grundlage für eigene Bewertungsprozesse in Bezug auf die eigene Person und/oder das Verhalten.

1.3.4 Werte, Normen, Gesetze und Regeln

Internalisierte Werte, Normen und Regeln sowie familiäre Besonderheiten bilden einen festen Bestandteil für das Entstehen individuellen Scham- und Schulderlebens. Zum einen dienen die Werte, Normen und Regeln der inneren und äußeren Orientierung, um beispielsweise Scham- und Schulderleben im sozialen Alltag vermeiden zu können. Sie bieten Schutz und die Grundlage für die Zugehörigkeit zu einer sozialen Gruppe, wenn sie akzeptiert und beachtet werden. Anfangs ist das soziale Bezugssystem durch die Eltern und Geschwister recht klein, erweitert sich jedoch im Laufe des Lebens, z. B. durch den größeren Familienkreis, die Kindertagesstätte, die Schule, Sport- und Musikvereine. Der Verstoß gegen diese Werte, Normen und Regeln kann Scham- und Schuldemotionen verursachen.

Neue Werte und Normen, die akzeptiert und internalisiert werden, bieten zeitgleich durch rückwärtsgerichtetes Beurteilen des eigenen Verhaltens oder der Person eine neue Quelle für aktuelles Scham- und Schulderleben, z. B. »sich so verhalten zu haben« oder »so gewesen zu sein«. Diese Tatsache zeigt sich sehr häufig im Rahmen von Behandlungen und verursacht neben Scham- und Schulderleben auch Trauer.

1.3.5 Motivation

Scham und Schuld sind grundsätzlich in ihrer ursprünglichen emotionalen Ausprägung adaptiv. Sie fördern prosoziales Verhalten, dienen der Festigung von Bindungen und unterstützen die persönliche Weiterentwicklung. Beide Emotionen haben in sozialen Beziehungen Signalcharakter und binden das Gegenüber ein, selbst wenn ein Schaden verursacht wurde. Scham ist für andere Menschen oft gut sichtbar und motiviert diese zu sozialen Einbindungsgesten, obwohl die sich schämende Person sich lieber zurückzieht oder sich selbst wie blockiert erlebt. Schuld motiviert dazu, den Schaden anzuerkennen, Wiedergutmachung und Reue zu bekunden. Auch dies fördert die soziale Einbindung und Integration. Scham und Schuld fördern mittel- und langfristig die persönliche Weiterentwicklung zugunsten der eigenen Ausrichtung und Ziele.

Zu viel Schamerleben kann hingegen verhindern, dass sich ein verantwortungsvoller Blick auf reale Schuldanteile entwickelt. Selbstverantwortung und Selbstfürsorge sind wichtige Bestandteile der Persönlichkeitsentwicklung und für den Aufbau von Resilienz elementar. Ein zu stark ausgeprägtes Schulderleben kann dazu führen, dass Menschen zu schnell Wiedergutmachungshandlungen zeigen, Reue bekunden. Intensives Schulderleben auszudrücken reduziert zwar kurzfristig die emotionale Belastung bei allen Beteiligten, kann aber eine grundsätzliche Weiterentwicklung durchaus auch verhindern.

1.3.6 Scham- und schuldassoziierte Themen

Das Erleben von Scham und Schuld kann sich auf ähnliche Themen beziehen. Ob eine Person nun Scham oder Schuld erlebt, ist meist von deren Selbstkonzept, Prägung (familiär/gesellschaftlich), der persönlichen Entwicklungsphase und der aktuellen Stimmung abhängig.

Merke

Scham- und Schulderleben kann entstehen, wenn

- eigene Grenzen oder die einer anderen Person überschritten/wahrgenommen wurden,
- wiederholte Invalidierungen durch nahestehende Personen und andere invalidierende Erfahrungen erlebt werden,
- die Intimität verletzt wird,

- die Entwicklung von Individualität und Autonomie (massiv) eingeschränkt wird (erlebte Abhängigkeiten),
- Verlust von Fähigkeiten und Fertigkeiten auf körperlicher und mentaler Ebene erfahren wird.

Zudem werden Scham und Schuld von Menschen häufig erlebt rund um die Themen
- der (empfundenen) Verantwortung,
- der eigene Körper und insbesondere dessen Geschlechtsorgane,
- eigene Sexualität und Lustempfinden,
- nicht erbrachte Leistungen,
- Ablehnungs- und Abwertungserfahrungen.

Praxistipp

Im Rahmen einer Behandlung kann nach den einzelnen Kategorien gezielt gefragt werden. Dies fördert die Offenheit im Miteinander, auch über Scham- und Schuldthemen sprechen zu können.

1.3.7 Einfluss von Stimmungen

Die aktuell zugrunde liegende Stimmung einer Person ist ein wesentlicher Prädiktor für das Erleben von Emotionen. *So können Scham- und Schulderleben eine andere emotionale Dynamik entwickeln, wenn bereits eine unangenehme und vulnerable Stimmung vorliegt.* Umgekehrt ist es ebenso möglich, dass auf der Grundlage einer stabilen und guten Stimmung Scham- und Schulderleben aus aktuellem Anlass nur einen kurzfristigen und weniger intensiven Verlauf haben. Genauso ist es möglich, dass sich die gute Stimmungslage durch intensives Scham- und Schulderleben deutlich zu einer gedrückten und anhaltenden Stimmung verändert und wiederum als neue Grundlage für weiteres emotionales Erleben dient.

Praxistipp

Die Stimmung vor und nach dem Erleben von Scham und Schuld sollte daher immer Teil der Exploration sein.

1.3.8 Leidensdruck

Insbesondere bei körperlichen und psychischen Erkrankungen stellen Scham- und Schulderleben einen wesentlichen Teil des inneren Leidensdrucks dar. Patienten berichten immer wieder, sich mit der körperlichen Erkrankung oder Beeinträchtigung zu schämen oder eine Schuld zu erleben, diese nicht verhindert haben zu können. Ähnlich ist es bei Ich-dystonen psychischen Symptomen. Ängste und Zwänge sind unangenehm, und die scheinbare eigene Unfähigkeit, diese in den Griff zu bekommen, führen oft durch den inneren Rückzug und die Vermeidungstendenzen zur sozialen Isolation (► Kap. 1.2.2 ff.).

Zu viel und zu wenig

Scham- und Schuldgefühle/-erleben haben – wie jede andere Emotion – unterschiedliche Dimensionen und Intensitäten. Wir erleben, wenn es denn möglich ist, mehr Scham und Schuld als eigentlich notwendig. Genau dieser Mechanismus begünstigt prosoziales Verhalten. Zeitgleich ist es aber auch möglich, weder Scham noch Schuld zu erleben, wenn dies eigentlich angebracht wäre. Dieses Alltagsphänomen kann natürlich ausgeprägte Dimensionen und rechtliche Bedeutung annehmen. *Nimmt im Leben einer Person Scham einen großen Raum ein, führt dies oft auch dazu, dass versucht wird, eigenes Fehlverhalten zu verheimlichen oder abzustreiten* (Shen 2017).

Ein Übermaß hat meist eine funktionale Bedeutung. Die Antizipation von Scham- und Schulderleben hat wie das minimale Anfluten der Emotionen oft zur Folge, dass prosoziales Verhalten gefördert wird. Genauso ist es möglich, dass es solche kognitiven Prozesse begünstigt, die der Vermeidung des emotionalen Erlebens von Scham und Schuld dienen. Alltagsbeispiele für ein zu geringes Maß sind z. B. das bereits erwähnte Fahren ohne gültigen Fahrschein, Diffamierung von Kollegen, die nachlässig bearbeitete Steuererklärung. *Kognitive Strukturen fördern offenbar die Fähigkeit, Scham- und Schulderleben entweder schnell selbst zu regulieren oder gar nicht entstehen zu lassen.*

Praxistipp

Die Grenzen zwischen scham- und schuldlosem bzw. scham- und schuldfreiem Verhalten und einer psychischen Erkrankung sind häufig fließend.

Attribution

Die Übernahme von Schuld und Anerkennung von Scham geht einher mit der Neigung zu externalen Attributionsstilen (Weiner 1986, 2005). Häufig ist dahinter die Angst vor Verantwortung als wichtiges Kernthema zu finden. Ursachen für Scham und Schuld scheinen dabei für eine Person außerhalb des eigenen Wirkungskreises zu liegen. Der Attributionsstil wird begleitet von einem wirkungsvollen Mechanismus, der in sozialen Situationen kurzfristig recht behauptend wirkt. *Ärger und Groll oder Rache wird nach außen gerichtet und dient dem Schutz vor Scham- und Schuldzuweisung.* Mittel- und langfristig ist diese Strategie in einem sozialen Umfeld, das lange vorhanden ist, jedoch wenig erfolgreich.

Merke
Verantwortungsübernahme sowie die Fähigkeit, Scham und Schuld empfinden zu können sowie nach außen sichtbar zu machen, stellen langfristig betrachtet wichtige Aspekte moralischer Integrität dar.

Das Fehlen von Scham- und Schulderleben minimiert die Fähigkeit der sozialen Anpassung. Beeinträchtigt ist ebenfalls die gefühlte und gelebte Solidarität mit anderen Menschen. Zu wenig Scham- und Schulderleben oder scham- und schuldloses Verhalten führt häufig dazu, dass Mitmenschen sich manipuliert oder im Zuge der Interaktion in ihrer Freiheit beeinträchtigt erleben. *Ein zu geringes Scham- und Schuldempfinden geht genau wie ein Übermaß immer mit Problemen in der Nähe-Distanz-Regulation einher.* Inadäquate Selbstöffnung, welche die Grenzen der sozialen Situationen überschreiten, oder unangemessenes Herstellen von Kontakten sowie übergriffig wirkende Kontaktangebote führen zu Irritationen und oft zu Konflikten innerhalb der sozialen Umwelt.

Merke
Scham- und Schulderleben sind ein wichtiger Bestandteil einer sozialen Kommunikation. Beide Emotionen können als Bindeglied zwischen der eigenen Person und der Grundbedürfnisse, aber auch der sozialen Umwelt verstanden werden. Insbesondere bei erwachsenen Menschen haben Scham und Schuld sehr viele kognitive Anteile.
Scham- und Schulderleben treten häufig gemeinsam auf, z. B. als empfundener Leidensdruck wegen einer anderen zugrunde liegenden Erkrankung oder Beeinträchtigung. Sowohl ein Übermaß als auch ein Mangel an Scham- und Schulderleben kann problematisch sein und einen Hinweis auf psychische Erkrankungen geben.

1.4 Unterschiede zwischen Scham und Schuld

Trotz der vielen Gemeinsamkeiten sind Scham und Schuld zwei unterschiedliche emotionale Entitäten. Das wichtigste und bis heute genutzte Unterscheidungsparadigma publizierte H. B. Lewis (1971). Dieses Paradigma wird bis heute in der Forschung genutzt und ist Grundlage vieler Fragebögen. *Dass Scham- und Schulderleben deutliche Unterschiede aufweisen, wird zunehmend auch in der bildgebenden Forschung nachgewiesen.*

Bastin et al. (2016) konnten in einer systematischen Übersichtsarbeit von 21 Studien neben den gemeinsam aktivierten Arealen des anterioren insulären und dorsalen anterioren zingulären Kortex auch emotionsspezifische Bereiche finden. Schulderleben aktiviert neben der Amygdala, den Basalganglien, dem Thalamus und Cerebellum auch den dorsomedialen präfrontalen Kortex. Scham wiederum lässt sich im dorsolateralen präfrontalen sowie sensomotorischen und posterioren zingulären Kortex verorten.

1.4.1 Ich bin Scham

Scham bezieht sich auf die gesamte Person. Eine Person erlebt sich als klein, defizitär, wert- und machtlos – insbesondere im Vergleich zu anderen Menschen. Schamerleben entsteht, wenn Misserfolge oder Fehlverhalten in Bezug auf soziale Personen der eigenen Person als Gesamtes zugeschrieben werden. *Die erlebte Wert- und Machtlosigkeit geht einher mit Rückzugstendenzen.* Der niedergeschlagene Blick und die Röte im Gesicht sind typische Kennzeichen von Schamerleben. *Schamerleben kann einen quälenden und blockierenden Charakter annehmen.*

Die Neigung zu hohem Schamerleben kann zeitweise zu Blockaden in der Fähigkeit des empathischen Perspektivwechsels führen. In diesem Kontext ist die Fähigkeit, emotionale Ausdrücke zu erkennen, beeinträchtigt (Treeby et al. 2016). Scham geht einher mit einer erhöhten Selbstaufmerksamkeit, welche die Wahrnehmung der Diskrepanz zwischen dem realen Selbst und dem Ideal-Selbst bewusst macht. Scham kann in diesem Zusammenhang natürlich auch entstehen, wenn Menschen alleine sind.

Praxistipp

Selbstreflektorische Prozesse, die besonders auf die eigene (negative) Bewertung der Person ausgerichtet sind, aktivieren Scham, aber auch Schuld. In den Therapien wird in diesem Zusammenhang oft vom »inneren Kritiker« gesprochen.

Der »innere Kritiker« stellt die Ausgangsbasis für die eigene Selbstbewertung dar (▸ Kap. 11.2). Durch die Aktivierung der Emotionen können sich entsprechend der Dynamik des Schamerlebens weitere Selbstab- bzw. -bewertungen als negative Grübelspirale etablieren – es sind Wertungen, die einen eigenständigen Charakter annehmen. Dies ist meist dann der Fall, wenn es wenig Wohlwollen und Mitgefühl gegenüber der eigenen Person gibt. Daher ist Scham oft assoziiert mit Einsamkeitserleben und Trauer. Tatsächlich fehlt in diesen Momenten das wohlwollende soziale Gegenüber, das die Person rehabilitieren könnte. *Dem massiven Schamerleben entspringen oft Selbstverletzungen, Dissoziation, Derealisation sowie suizidale Krisen* (▸ Kap. 1.2.2).

1.4.2 Ich habe Schuld

Schuld ist hingegen ein Resultat der Bewertung des eigenen Verhaltens und Handelns. Das kann andere eigene Gefühle und Gedanken einbeziehen. So erleben wir Patienten, die Zwangsgedanken mit beängstigendem Inhalt haben, und auch, dass diese Patienten unter massivem Schulderleben bezüglich ihrer Gedankeninhalte leiden. Genauso ist es möglich, dass Angsterkrankte sich für ihre Ängste und die erlebte Unfähigkeit, diese zu beherrschen, schuldig fühlen. Um Schuld empfinden zu können, ist jedoch eine antizipierte Art bewusst wahrgenommener Kontrolle der Ereignisse notwendig.

Häufig folgt auf Schulderleben eine hohe Motivation, Schuld zu begleichen, Reue zu bekennen und Verantwortung zu übernehmen. *Über Schulderleben entsteht eine Art Zugewandtheit und Aufmerksamkeit für das Gegenüber, zu dem die Bindung erhalten werden soll.* Schuldneigung ist positiv assoziiert mit der Fähigkeit zur Wahrnehmung emotionaler Gesichtsausdrücke anderer Personen (Treeby et al. 2016). Schuld wird deshalb auch als angenehmer erlebt. *Schulderleben ist jedoch nur dann adaptiv, wenn eine Schadensregulierung bzw. ein Ausgleich erfolgen kann* (Kim et al. 2011). Dazu gehören Handlungen wie Verantwortung und real möglicher Schadensausgleich oder angenommene Reuebekundung/ Entschuldigung.

1.4.3 Scham hat ein eindeutiges Gesicht

Schuldgefühlen/-erleben lässt sich vermutlich kein eindeutiges mimisches oder physiologisches Muster zuordnen. Anders dagegen sieht es bei der Scham aus. Dem typischen Erröten des Gesichts kann auch eine plötzliche Blässe und Mimiklosigkeit gegenüberstehen oder folgen. Der Blick senkt sich zumeist oder wird starr. Im Schulterbereich ist typischerweise ein Spannungsabfall zu beobachten. Die meisten Menschen berichten davon, dass ihnen spontan sehr heiß wird, Hitze aufsteigt, bis in die Wangen. *Üblicherweise entsteht oft noch mehr Scham, sich seiner Scham schämen ist ein vielbeschriebener Aspekt insbesondere bei Frauen. Männer erleben zumeist eher Ärger für die empfundene Scham.* Selbsthass, Empörung und Aggressionen gegen das Gegenüber, das verantwortlich für den »beschämenden« Moment scheint, werden zum Ausdruck gebracht.

1.4.4 Schuld zeigt sich unterschiedlich

Schuld als Bewertungsergebnis kann in verschiedene Arten eingeteilt werden. Einen wesentlichen Beitrag zur Darstellung leistete Hirsch (2014). Diese Auflistung ist in ► Tab. 1-1 modifiziert und ergänzt.

Tab. 1-1 Formen von Schuld

Schuldform	Bezieht sich auf
Basisschuldgefühl/ Maladaptives Schuldgefühl	• die grundsätzliche Schuld, da zu sein und so zu sein, wie man ist (vgl. Hirsch 2014)
Schuldgefühl aus Vitalität	• die kindliche Neugier und Entdeckungs- und Experimentierfreude
Trennungsschuld/-gefühl	• findet im Rahmen von Autonomieprozessen statt und ist verbunden mit ängstlichen Anteilen, dass Trennung oder Loslösung nicht akzeptiert ist • emotionaler Ausnahmezustand nach Trennungen aus intimen Beziehungen

Schuldform	Bezieht sich auf
Schuldgefühlen und -erleben im Rahmen von Traumata	• den Versuch, Kontrolle über ein erfahrenes Trauma zu erlangen, in dem vermeintliche eigene Schuld gesucht/bewusst gemacht wird
Überlebendenschuld/Existenzielle Schuld	• den eigenen Erfolg (Weiss 1993) und die resultierende Überlegenheit und der Ungleichheit von Gütern • das Schulderleben, mithilfe dessen ein emotionaler Bezug bzw. eine Gleichheit hergestellt wird; es dient als Element der Beziehungsgestaltung • das Überleben nach Kriegseinsätzen oder im Rahmen von Unfällen, bei denen eine nahestehende Person ums Leben gekommen ist; geht einher mit quälenden Erinnerungen an deren Leid und Versterben • die enge Verbindung zu maladaptivem Schamerleben (▸ Kap. 1.5.1)
Handlungsschuld	• die Verbindung zur eigenen Verantwortung, z. B. bei unterlassenen Hilfeleistungen
Ängstliche/Empathische Schuld	• auf die Sorge, bestraft und verurteilt zu werden, sowie die Verletzung der Norm und des Wertes, »grundsätzlich« sozial verträglich sein zu müssen/wollen

1.4.5 Erleben des Gegenübers

Der ansteckende Charakter von Scham- und Schulderleben ist im Alltag gut beobacht- und fühlbar. *Scham scheint für viele Menschen das größere Ansteckungspotenzial zu haben.* Schulderleben bei einer Person zu beobachten, die zu jemandem in einer (antizipierten) Beziehung steht, kann Ärger, Unzufriedenheit bis Wut auslösen. Eine Person, die einem nahesteht und Scham erlebt, fördert bei einer positiven Beziehung zum Gegenüber selbst Scham, Mitgefühl, Zuwendung und Mitleid. Bei nicht vorhandener oder negativ erlebter Beziehung können Schadenfreude und Rachephantasien entstehen.

Praxistipp

Gerade für das therapeutische Setting kann das Wahrnehmen dessen, was Patienten in dem Behandler auslösen, hilfreich für die Unterscheidung und Einordnung sein.

1.4.6 Entwicklung und Impulse

Scham- und Schulderleben fördert die individuelle Entwicklung eines Menschen. Den Impuls, sich zu verändern, sich weiterzuentwickeln, kann man jedoch meist nur unter der Aktivierung der jeweiligen Emotion deutlich spüren und als motivationalen Ansporn nutzen. Der Moment des Schamerlebens begünstigt eine erhöhte Selbstaufmerksamkeit, in der Diskrepanzen zum eigenen Ideal-Selbst besonders intensiv wahrgenommen werden. Dadurch scheint die Problemlösefähigkeit für die aktuelle Situation eingeschränkt zu sein. Viele Menschen berichten, dass sie sich dem Schamerleben ausgeliefert fühlen und scheinbar keine Kontrolle mehr haben. Erst die innere kognitive Distanzierung von sich selbst ermöglicht es, die Intensität von Schamerleben zu regulieren.

Scham fördert jedoch mittel- und langfristig die gesamte Entwicklung einer Person, insbesondere in Schwellensituationen, Auseinandersetzungen mit eigenen Grenzen, bei neuen Anforderungen an die Person oder im Rahmen von Rollenwechseln. Solche Entwicklungsprozesse begleiten, im Fall von günstigem Selbstwirksamkeitserleben, auch Empfindungen wie Ehre, Würde, Stolz. *Schamerleben nimmt mit dem Überschreiten der Adoleszenz stetig ab und erreicht den Tiefpunkt um das 50. Lebensjahr* (Orth et al. 2010).

Schuld fördert insbesondere kurzfristige und schnelle Veränderungen des eigenen Handelns und Verhaltens in der konkreten Situation. Diese Veränderungen fokussieren sich vor allem auf den Bereich der Reuebekundungen, Schuldanerkenntnisse und Wiedergutmachungen. Damit einher geht das Abklingen der erlebten emotionalen Intensität von Schuld. Schuld mitzuteilen signalisiert das Wissen um überschrittene Grenzen und schützt vor (schnellem) Bindungsverlust. *Schulderleben geht einher mit der Suche nach Gründen und Intentionen für das eigene Verhalten.* Genauso kann der Wunsch entstehen, den Schaden ungeschehen machen zu wollen. *Insbesondere der Versuch, konstruktive Lösungen zu finden, fördert Selbstvertrauen und Selbstwirksamkeitserleben.*

1.4.7 Soziale Besonderheiten

Bei beiden Emotionen werden die sozialen Aspekte immer wieder in den Vordergrund gestellt, weshalb sie auch den sozialen Emotionen zugeordnet werden. Dennoch kommen unterschiedliche Aspekte zur Geltung. *Erlebt eine Person Scham, kann sich diese in sich und gegenüber dem emotionalen Vorgang auch als einsam, abgelehnt und isoliert wahrnehmen.* Meist reduziert sich für den erlebten Schammoment die eigene Empathiefähigkeit (Tignor und Colvin 2017), und *soziale Interaktionen können überfordernden und verwirrenden Charakter haben.* Zeitgleich bestehen jedoch eine erhöhte Aufmerksamkeit und eine Art Reizoffenheit für Einflüsse von außen. Eine Schuldneigung ist dagegen positiv mit prosozialer Beziehung assoziiert. *Schulderleben fördert das aktive Zuwenden und Einholen von Rückversicherung* (Treeby et al. 2016) in Bezug auf die Frage, ob die soziale Beziehung zur anderen Person noch erhalten ist. Empathie für den Geschädigten kann einen großen Raum einnehmen.

1.4.8 Geschlechtsspezifische Besonderheiten

In der bereits erwähnten Pilot-fMRT-Studie (Michl et al. 2014) ließen sich bezüglich schamassoziierter Reize keine geschlechtsspezifischen Besonderheiten feststellen. Jedoch zeigten sich bei schuldbezogenen Stimuli Unterschiede. Bei den weiblichen Probanden konnte eine Aktivierung temporaler Regionen nachgewiesen werden. Bei den männlichen Probanden kam es bei Schuld zu einer zusätzlichen Aktivierung frontaler, temporaler und okzipitaler Regionen sowie in der Amygdala.

Scham- und Schulderleben über die Lebensspanne hinweg wird öfter von Frauen berichtet (Orth et al. 2010). Geschlechtsspezifische Besonderheiten konnten auch in der Studie von Benetti-McQuoid und Bursik (2005) festgestellt werden. *Frauen berichten durchweg von einer ausgeprägteren Scham- und Schuldneigung.* Männer erleben in jüngeren Jahren vermutlich eher Schuldemotionen. Erst ab dem Erwachsenenalter und mit dem Bestehen einer intimen Beziehung nehmen Männer auch Schamempfindungen wahr. *Im Schnitt berichteten die untersuchten Männer eher von »Schuld« als persönlichkeitsnahes Erleben.* In dieser Studie wurden auch die Geschlechterrollen berücksichtigt. Diese Einteilung lieferte Hinweise darauf, dass die maskuline Gruppe bei Frauen mit einer reduzierten Schamneigung einherging. In der femininen Geschlechtsrolle wiesen Männer und Frauen eine höhere Neigung zu Scham und Schuld auf.

Merke
Frauen berichten über die Lebensspanne hinweg mehr von Scham- und Schulderleben. Vermutlich haben Frauen eine ausgeprägtere Scham- und Schuldneigung. Persönlichkeitsnahes Schulderleben prägt eher die männliche Entwicklung.

Kleine Unterschiede bei selbstbewussten Emotionen (Schuld, Scham, Stolz und Verlegenheit) konnten nur bei Scham und Schuld nachgewiesen werden. Frauen erlebten in der Studie von Else-Quest et al. (2012) mehr von den Emotionen, während es für die anderen Emotionen keine Unterschiede gab. Anscheinend gab es diesen Effekt jedoch nur bei der hellhäutigen ethnischen Gruppe. An dieser Stelle lassen sich wieder gesellschaftliche und kulturelle Prägungen diskutieren. Auf letztere wird im Folgenden näher eingegangen.

1.4.9 Kulturelle Aspekte

Die Emotion Scham ist die Verbindung zwischen dem eigenen Ich, der sozialen Umwelt und der Kultur. Scham- und schuldevozierende Themen lassen sich in der Gesellschaft und sozialen Umwelt finden. Dabei haben die jeweiligen Werte, Normen und Regeln einen großen Einfluss auf Scham und Schuld eines Individuums. *Scham wird in allen Kulturen gleich erlebt und ist damit ein universelles Gefühl.*

In verschiedenen Kulturkreisen wird jedoch ein unterschiedlicher Umgang mit den Emotionen Scham und Schuld gepflegt. So ist beispielsweise im asiatischen Raum Scham die deutlich akzeptiertere Emotion. Für Schamemotionen gibt es eine größere Toleranz und Offenheit. Scham erkennbar für Mitmenschen zum Ausdruck zu bringen hat einen sehr adaptiven Charakter zugunsten des sozialen Miteinanders. Schulderleben scheint in kollektivistischen Gemeinschaften eine besondere Rolle zu spielen. Religiöse oder sozialistische Gemeinschaften scheinen das individuelle Schuldempfinden und -erleben der Mitglieder der Gemeinschaft zu prägen. *Die Unterteilung von Scham- und Schuldkulturen ist umstritten, wird jedoch häufig bemüht, um Besonderheiten in gesellschaftlichen Systemen zu verdeutlichen* (z. B. Benedict 1955, 2006; Schirrmacher 2001).

Praxistipp

Die unterschiedlichen und teils widersprüchlichen Erkenntnisse machen deutlich, dass es sehr hilfreich ist, bei jedem Einzelfall die kulturellen Aspekte genau zu explorieren und bewusst zu machen.

Dennoch lassen sich *Unterschiede zwischen den Kulturen zur Akzeptanz und Toleranz sowie im Umgang mit Scham- und Schulderleben* feststellen. In einer Studie wurden 156 finnische und 159 peruanische Schüler untersucht (Silfver 2007). Die finnische Kultur wird tendenziell einer individualistischen Kultur zugeordnet, die vor allem mit einer hohen Schuldneigung von Individuen einhergeht. Die kollektivistische Kultur der Peruaner ist wiederum mit einer tendenziell hohen Schamneigung assoziiert. Die peruanischen Schüler bewerteten Traditionen und Konformität als wichtiger als die finnischen Schüler. Die Stichprobe der finnischen Jungen zeigte eine geringere Ausprägung der Schuldneigung als die Mädchen derselben Kultur und auch als die untersuchten peruanischen Schüler. Die finnischen Mädchen zeigten allerdings die höchste Schamneigung, wohingegen überraschenderweise die peruanischen Mädchen die geringste Schamneigung vorwiesen. In der peruanischen Gruppe gab es keine Geschlechterunterschiede in Bezug auf Scham- und Schulderleben. Trotz allem werden innerhalb von Gesellschaften immer wieder geschlechtsspezifisch unterschiedliche Ausprägungen von Scham- und Schulderleben diskutiert, wie beispielsweise in der finnischen Schulgruppe.

Merke

Trotz vieler Gemeinsamkeiten weisen Scham- und Schulderleben einige wichtige Unterschiede auf. Diese lassen sich vor allem im Bereich der Bezugnahme verorten.

Scham richtet sich im Erleben auf die gesamte Person – während Schuld die Bewertung des eigenen Verhaltens, der Gedanken und Emotionen einbezieht.

Beide Emotionen aktivieren unterschiedliche Verhaltenstendenzen. Scham veranlasst den (inneren) Rückzug und wird häufig als blockierend wahrgenommen. Schulderleben begünstigt aktives Verhalten in Form konkreter Handlungen und Äußerungen, wie Reue bekunden oder Schadensregulierung. Der Wunsch nach Verantwortungsübernahme ist immer dann auch adaptiv, wenn ein Schadensausgleich durch die Person erfolgen kann.

Der Einfluss auf das soziale Miteinander gestaltet sich bei Schamerleben eher im Rahmen von Rückzug, Einsamkeit und Isolation, wohingegen Schulderleben Empathie in Bezug auf den Geschädigten über eine Rückversicherung zugunsten des Weiterbestehens der sozialen Beziehung fördert. Scham braucht das Entgegenkommen des sozialen Umfelds – Schulderleben aktiviert ein Hinwenden zum Erhalt sozialer Beziehungen.

1.5 Entwicklungspsychologische Betrachtungen

Entwicklungspsychologische Betrachtungen helfen, das Wesen und die Funktionalität von Emotionen zu verstehen. Im klassischen Grundverständnis gehen wir davon aus, dass es universale und angeborene Emotionen gibt. Die sogenannten Basisemotionen scheinen Angst/Furcht, Trauer, Zorn, Überraschung, Ekel und Freude einzubeziehen. Diese Einteilung haben die Veröffentlichungen von Ekman (1992; Ekman et al. 1999) maßgeblich geprägt, auch wenn die zugrunde liegende Fokussierung auf die sozialen Notwendigkeiten häufig als zu eindimensional kritisiert wird.

In späteren Arbeiten Ekmans wird jedoch immer wieder angeregt, gerade früh(kindlich) entstandenes Schamgefühl ebenso den Basisemotionen zuzuordnen. Verachtung wurde den Basisemotionen später zugeordnet (Ekman und Cordaro 2011). Izard (1971, 2011) ergänzt die Liste der Basisemotionen um Scham, Schuld, Interesse und Verachtung. Dennoch sind weitere internationale Studien über verschiedene Kulturen hinweg notwendig, um eine eindeutige Evidenz für die Einteilung von Scham- und Schulderleben zu den Basisemotionen nachzuweisen.

Zum weiteren Verständnis sei im Folgenden die Formulierung der Scham- und Schuldgefühle im Gegensatz zum Scham- und Schulderleben ausgeführt.

Scham- und Schuldgefühle versus Scham- und Schulderleben

Frühkindliche emotionale Regungen haben meist nur sehr geringe kognitive Anteile. Zumeist entstehen Gefühle vor der Ausbildung der Sprache und einhergehenden kognitiven Prozessen. *Frühkindliche emotionale Regungen werden deshalb als »Gefühle« oder »präverbal«, also vorsprachliche Gefühle, bezeichnet.* Im Verlauf des Lebens knüpfen sich immer mehr kognitive Vorgänge an das emotionale Erleben. *Die erwachsene Form der Emotionen, insbesondere in diesem Buch über Scham und Schuld, wird daher als Scham- und Schulderleben bezeichnet.* Der zunehmende kognitive Anteil muss dabei nicht immer bewusst und zugänglich sein. Diesen zugänglich zu machen und die Zusammenhänge zu verdeutlichen ist oft Teil der Therapie.

Frühkindliche Scham- und Schuldgefühle haben einen impliziten Erinnerungscharakter. Diese erinnerungsbasierten emotionalen Schemata sind verknüpft mit zugrunde liegenden Bedürfnissen, Annährungs- und Vermeidungsmotiven, einfachen/kindlichen Kognitionen, Handlungsmustern und körperlichen Empfindungen.

Merke

Vor dem Hintergrund vieler Wiederholungen im Laufe des Aufwachsens können die erinnerungsbasierten emotionalen Schemata schnell durch äußere und innere Reize getriggert werden. Die Aktivierung erfolgt automatisiert im Sinne eines »Bottom-up«-Prozesses und werden dann »Top-down« ausgeführt (Ochsner und Gross 2005).

Das bedeutet, dass »nur« Kognitionen, Handlungsbereitschaften und physiologische Reaktionen, die zu den frühen Scham- und Schuldgefühlen passen, aktiviert sind und entsprechend umgesetzt werden. Dieser Mechanismus ist eine Art emotionaler Beweisführung, die potenziell korrigierende Erfahrungen verhindert.

1.5.1 Geburt und die ersten Lebensjahre

Scham entsteht entwicklungspsychologisch vor Schuld. So wird das erste Fremdeln eines Säuglings bereits als Vorform präverbaler Schamgefühle eingeordnet. Die Bezeichnung »Schamgefühl« soll, wie eingangs erwähnt, zum Ausdruck bringen, dass an diesem sehr frühkindlichen emotionalen Ausdruck kaum kognitive Prozesse beteiligt sind. *Bis zum Ende des ersten Lebensjahres wird diese Vorform der Scham auch als erstes soziales Gefühl bezeichnet.* Im Rahmen von Mentalisierungsprozessen (Fonagy et al. 2004; Allen et al. 2011) wird das emotionale Erleben durch die enge Bindungsperson mit ausgestaltet. Die Fähigkeit zu mentalisieren beschreibt, eigene Emotionen (Affekte) und die anderer Personen in sich bewusst machen zu können. Durch die komplementäre Aktivierung von Bindungserfahrungen gilt es, zwischen dem Säugling und der nahen Bezugsperson den möglichst passenden Ausdruck zu finden (Fonagy et al. 2007). Vor dem Hintergrund des kongruenten Austausches können sich auch erste Emotionsregulationsstrategien entwickeln.

Besondere Momente zwischen dem Ich und der sozialen Umwelt

Die Rückkopplungseffekte im Miteinander begünstigen die Ausbildung eines sensiblen Schamgefühls mit ersten eindeutigen Reaktionen. Präverbale, also frühkindliche Scham zeigt dabei ein individuelles Muster, ist aber dennoch recht unspezifisch und wenig kognitiv geprägt. Mimische und gestische Kennzeichen, wie sie sich in der Fremdel-Reaktion zeigen, werden als Vorformen von kindlichen Schamgefühlen verstanden. Broucek (1991) verortet Scham daher ab dem ersten Lebensjahr.

Dieses frühe Schamgefühl wird auch als erste emotionale Hemmschwelle verstanden und steht im Kontrast zur gelebten kindlichen Schamlosigkeit. Bisherige erste Gedanken und kindliche Impulse werden über diese frühen Schamgefühle unterbrochen. So entsteht ein sehr besonderer Moment zwischen dem eigenen Ich und der Umwelt, die mit ihrer Reaktion das eigene Selbstbild maßgeblich prägt.

Der sensible, oft noch präverbale Moment geht mit einem hohen Empfinden und Angewiesensein auf die Bezugnahme der Bezugsperson(en) einher. Weshalb sich Blicke, stimmliche Veränderungen und andere Reaktionen bereits sehr tief und nachhaltig im kindlichen Ich einprägen. Diese besonderen Momente wiederholen sich natürlich im Laufe der kindlichen Entwicklung, weshalb sich auch mimische, stimmliche und emotionale Äußerungen, Zuschreibungen und andere Reaktionen der Bezugspersonen ins Schamsystem integrieren und im eigenen Selbstwerterleben etablieren. *Elterliches Verhalten und/oder kindliche Ablehnungs-*

erfahrungen zeigen sich als zumeist unbewusstes Schema in der Beziehungsgestaltung (Weiss und Sampson 1986; Weiss 1993, 2002).

Das sich so ausbildende Selbstkonzept enthält, wenn auch unbewusst, erst einmal ein z. B. das Erleben von »gut, gewünscht und willkommen zu sein«, aber auch den Mangel an Bezugnahme oder irritierende, gar widersprüchliche Reaktionen der Bezugspersonen. Unter der Bezugnahme werden auch erste Fertigkeiten zugunsten kindlicher Gefühle vermittelt. Der Umgang mit den kindlichen Gefühlen durch einen schützenden Erwachsenen und das Zurückgeben durch z. B. Verbalisationen dessen, was dem Kind emotional widerfährt, gibt zusätzliche Sicherheit und vermittelt die Erfahrung des Eingebundenseins. Die reale Abhängigkeit von den Eltern wirkt schambegünstigend, insbesondere in Momenten, in denen Autonomiehandlungen eingeschränkt werden. *Die scheinbare Unvereinbarkeit von Autonomie und Bindungserfahrungen während autonomer Handlungen kann Kinder bereits hier maßgeblich fürs Leben prägen.* Frustrationen im Rahmen dieser Erfahrungen fördern oft entweder übermäßige Anpassungs- oder Autonomieprozesse. Dazu gehört auch die ausgeprägte Bereitschaft der Verantwortungsübernahme in den folgenden Lebensjahren oder das Ablehnen von Verantwortung (für sich und andere Menschen).

> Frau T. kommt mit 45 Jahren erstmals in eine Therapie. Neben diffusen sozialen Ängsten berichtet Frau T. immer wieder von »unguten Gefühlen«, die insbesondere dann auftreten, wenn sie in ihrer beruflichen Tätigkeit als Altenpflegerin im Kontakt mit den Angehörigen der zu pflegenden Person konfrontiert ist. Diese würden sehr kritisch auf das schauen, was Frau T. tut und sie teilweise sehr unfreundlich auf Missstände hinweisen. Allein die Tatsache, dass sich die Tür öffnen könnte und sie bewertet werden würde, verursache bei Frau T., dass sie sich besondere Mühe in der pflegerischen Versorgung gebe – aus Angst, dass »wieder diese bösen Blicke« auf sie herabschauen. Sie kümmere sich über die Maßen und versuche es allen recht zu machen. Damit einher geht aber auch, dass sie deutlich mehr Zeit als die Kollegen und Kolleginnen benötige, was dazu führen würde, dass sie nun von diesen und der Leitung darauf hingewiesen werde, dass sie sich zu beeilen habe. Wie sie sich nun »drehen und wenden würde«, erlebe sie sich für alles und jeden verantwortlich und habe zeitgleich immer wieder Angst vor diesem »unguten Gefühl«. Wenn das auftaucht, würde Frau T. am liebsten im Boden versinken. Sie rechtfertige sich schon im Vorfeld, um kritischen Blicken der Angehörigen auszuweichen. Zunehmend strenge sie der Beruf an. Sie schäme sich dafür, mit 45 Jahren sich jetzt schon so erschöpft zu fühlen. Als Alleinversorgerin müsse sie »schließlich noch ein paar Jahre für die Kinder durchhalten«.

Ein kindliches Selbstkonzept

Mit der Entwicklung eines einfachen Selbstkonzeptes ist es erst möglich, auch das eigene Verhalten und die eigene Person zu bewerten. Schuld empfinden und erleben zu können ist erst möglich, wenn diese Entwicklungsstufe erreicht wurde. Kindliche Schuldgefühle entstehen also später, zwischen dem zweiten und dritten Lebensjahr, und sind natürlich abhängig vom bisher ausgeprägten Selbstkonzept. *Mit zunehmendem Alter und entsprechender hirnorganischer Entwicklung bekommen sowohl Scham- als auch Schulderleben mehr sprachliche Ausdrucksmöglichkeiten.* Diese liefern Hinweise auf neue und veränderte kognitive Anteile, die sich an das frühe emotionale Erleben koppeln.

Auf der Grundlage eines kindlichen Selbstkonzeptes können Abwertungen, Strafen wie Liebesentzug oder schuldindizierende Kommunikation in diesem Alter dazu führen, dass sich erste präverbale Schuldgefühle etablieren. Nahe Bezugspersonen, die grenzüberschreitend Verletzungen herbeiführen oder das Kind verlassen, begünstigen das Entstehen pathogener Kognitionen. Ungünstige Beziehungserfahrungen oder eine mangelnde Bezugnahme aufgrund fehlender Fähigkeiten können Mängel in der Ausbildung eigener Mentalisierungsfähigkeiten verursachen.

Der Versuch, durch kindlich-kausales Denken diese Bedrohungserfahrungen zu verstehen, kann dysfunktionale Überzeugungen prägen und existenzielle Schuld entstehen lassen. *Ein früh entwickeltes und intensives Schuldgefühl beeinflusst wiederum das kindliche Selbstkonzept negativ.* Noch vorsprachlich, kann sich so das Selbstschema, »schlecht und schuldig zu sein«, emotional tief verankern und die weitere Entwicklung prägen. Die Fähigkeit zur Mentalisierung, also das Bewusstmachen eigener emotionaler Gefühlszustände und die anderer Personen, hat einen engen Bezug zur Fähigkeit, intime und zwischenmenschliche Beziehungen aufbauen und aufrechterhalten zu können (Brisch 2009). Diese ist damit auch beeinträchtigt, denn ein derartiges Selbstkonzept hat viele Überschneidungen zum kindlichen Schamgefühl.

Praxistipp

Kognitionen, die an Scham- und Schulderleben einer Person gekoppelt sind, geben oft einen Hinweis auf die biographischen Entstehungsbedingungen. So ist es typisch, dass Patienten neben einer Vielzahl erwachsener und gereift anmutender Kognitionen auch sehr kindliche Gedanken äußern. Diese oft sehr einfachen kindlichen Kognitionen helfen, eine Einordnung bezüglich der Frage vorzunehmen, wann Scham- und Schulderleben besonderen Bedingungen ausgesetzt waren.

Ab dem zweiten Lebensjahr bildet sich ein einfaches moralisches Empfindungssystem. »Gut und angenehm« versus »Nicht gut und schlecht«. Diese zeigt sich vornehmlich im Austausch mit einer zweiten Person. Sympathieempfindungen für das Gegenüber zeigen sich in Mimik, Gestik sowie Verhaltenstendenzen und fördern die Entwicklung und Differenzierung der Beziehung/Bindung zu nahen Bezugspersonen. In diesem Kontext können bereits frühkindliche Schuldgefühle entstehen, wenn es Kindern nicht gelingt, die Beziehung zur nahen Bezugsperson zu halten oder diese »glücklich« zu machen. *Schuldempfinden ist in dieser Zeit eher ungerichtet, und Gefühle treten in dieser Phase auch ohne konkrete Ereignisse auf.* Ab dem dritten Lebensjahr scheint sich ein erstes Gerechtigkeitsempfinden zu entwickeln. Belohnungen nur für sich zu behalten ist kaum Teil der kindlichen Überlegungen (Warneken et al. 2011).

Zwischen drei und fünf Jahren setzen Kinder erste erlernte soziale Normen um. Sie haben gelernt, Folgen der Nichteinhaltung zu erkennen und abzuwägen. Dennoch ist *das Wissen um Schuldgefühle und eine mögliche Schuldvermeidung noch nicht verhaltenssteuernd* (Hoffmann 2000; Keller 2005). Etwa ab dem dritten Lebensjahr ist es jedoch möglich, ein Schamempfinden auf der Leistungsebene zu haben (Barrett 1993; Lewis M. 1992). *Ab diesem Alter können daher Schamerlebnisse auf der Leistungsebene sehr prägend sein.* Lob, das Ausbleiben von Lob oder Abwertungen aus dem sozialen Umfeld zugunsten erbrachter kindlicher Leistungen koppeln sich früh an Aspekte des eigenen Selbstkonzeptes, die sich auf die eigene (grundsätzliche) Leistungsfähigkeit beziehen. *Angemessenes Schamerleben hat positive Auswirkungen auf die persönliche Motivationsentwicklung.* Spannend ist auch die Tatsache, dass Kinder zwischen Scham und Schuld unterscheiden können (Olthof et al. 2004; Ferguson et al. 1991).

Praxistipp

Hinter dysfunktionalem (maladaptivem) Schulderleben und anhaltenden diffusen Schuldgefühlen, einem Übermaß an Verantwortungsübernahme, auch im späteren Leben, steht fast immer ein Schamthema. Dieses Schamthema samt emotionalem Erleben wird durch die Übernahme von Verantwortung und chronischem Schulderleben vermieden.

1.5.2 Rund um die Adoleszenz

Bereits ab der Vorpubertät kündigen sich neben den körperlichen Veränderungen auch entwicklungsspezifische Reifungsprozesse an. Die Weiterentwicklung des bisher geprägten Selbstkonzeptes zugunsten der eigenen Identität und die des Realitätsempfindens für das eigene Selbst nehmen rasant zu. Umstellungen auf der biologischen, psychischen und sozialen Ebene prägen oft den Alltag eines Kindes und Jugendlichen.

Merke
Sexuelle Entwicklungsprozesse werden wie die körperliche Reifung von Phasen intensiven Schamerlebens begleitet. Erste bewusste Lustempfindungen sind gekoppelt an Scham- und Schulderleben.

Die Neuordnung der sozialen Rolle und des Eingebundenseins in Gemeinschaften von Gleichaltrigen kann zusätzlich Scham, aber auch Schuld aktivieren. Rückzug aus dem sozialen Gefüge dient dem Innehaltens und Sich-Erholen von intensiven Emotionen und anderen Reifungsprozessen. *Andere zu beschämen wird zum machtvollen Mittel, vom eigenen intensiven Schamerleben abzulenken.* Beispielsweise sind Mobbingerfahrungen in diesen Zeiten besonders intensiv mit Schamerleben verknüpft. Zeitgleich werden im Schulalter bereits Schuld, Scham und Stolz für die eigene Gruppe erlebt (Bennett und Sani 2008). *Für die erwachsenere Form für Schuldempfinden einer Person sind die Angst vor einem möglichen Bindungsverlust und Empathiefähigkeit als Grundlagen notwendig* (Baumeister et al. 1994, 1995). Verantwortungszuschreibungen und Stress aktivieren Schuldgefühle.

Emotionale Durchbrüche fordern den Einsatz sämtlicher bis dahin gelernter Emotionsregulationsstrategien, die jedoch oft nicht ausreichen. *Emotionen wie Scham und Schuld können überfordern und sich in anhaltende Stimmungen oder Zustände wandeln.* Fähigkeiten zur emotionalen und kognitiven Selbstregulation brauchen als Grundlage die Fähigkeiten zum Abgleich von beispielsweise emotional geleiteten spontanen Reaktionsbereitschaften und Verhaltenstendenzen mit den sozial erwünschten Normen und Regeln (Kochanska et al. 1997). Die Entwicklung weiterführender kognitiver Strategien zur emotionalen Selbstregulation ist daher Bestandteil der Weiterentwicklung im Rahmen der Adoleszenz. So bekommen Kognitionen auf den unterschiedlichen Ebenen einen immer größer werdenden Stellenwert. *Dies gilt auch für das Scham- und Schulderleben, das mit zunehmendem Alter immer komplexer wird und den frühen kindlich-emotionalen Anteil erweitert, aber auch begrenzt oder überlagert.*

Ab dem Übergang von der Adoleszenz nimmt Schamerleben ab und ist rund um das 50. Lebensjahr am geringsten ausgeprägt (Orth et al. 2010). Dies bietet einen Hinweis darauf, dass die erfolgreiche Bewältigung wichtiger Entwicklungsaufgaben die Abnahme von Schamerleben begünstigen kann (► Kap. 1.4.6). Zeitgleich entwickeln Menschen in dem Alter auch angenehme Emotionen wie Stolz und Zufriedenheit. *Schulderleben nimmt hingegen ab dem Jugendalter bis ins hohe Erwachsenenalter zu.* Das Prinzip »maturity principle« beschreibt den Effekt der Zunahme von adaptiven und prosozialen Emotionen wie Schuld, wohingegen maladaptive Emotionen mit steigendem Alter abnehmen sollten, wozu durchaus dysfunktionales Schamerleben zählen kann.

Mit dem Erwachsenenalter verändern sich die Verantwortlichkeiten innerhalb von Familiensystemen. Waren die Eltern früher verantwortlich, werden es zunehmend die »Kinder«, die nun beginnen, für die Eltern Verantwortung zu übernehmen.

Die sogenannte Rollenumkehr verschiebt sowohl das Verantwortungsgefüge als auch das individuelle Scham- und Schulderleben. Eltern etwas schuldig zu sein, sich für die Eltern zu schämen, später die Erbschaft antreten zu müssen – dies sind nur einige Stichwörter, die die individuelle Weiterentwicklung im Erwachsenenalter begleitet. Zeitgleich gilt es, sich aus dem Elternhaus zu lösen, eigene Ziele zu verfolgen, neue Beziehungen und Verbindungen einzugehen. Insbesondere durch ein neues Umfeld und nahe Beziehungspartner können sich Scham- und Schulderleben und das Empfinden von Scham und Schuld noch einmal deutlich wandeln. Dies geschieht vor dem Hintergrund der Übernahme von Werten, Normen und Regeln einer neuen sozialen Gemeinschaft, beispielsweise im Arbeitsalltag oder bei neuen Beziehungspartnern – ein wichtiger Anpassungsmechanismus, der soziale Bindung fördert und das Eingebundensein festigt.

Merke
Scham- und Schuldgefühle des Kindes in der ursprünglichen emotionalen Ausprägung weichen (anscheinend) mit zunehmendem Entwicklungsalter von der erwachseneren Form, dem Scham- und Schulderleben mit hohen kognitiven Anteilen, ab. Das Scham- und Schulderleben verändert sich auch in den späteren Lebensjahren und spielt zeitgleich eine besondere Rolle vor dem Hintergrund vieler entwicklungsbedingter Schwellensituationen.

1.5.3 Scham und Schuld im Alter

Über das gesamte Leben hinweg wird Scham als negativ für das psychische Wohlbefinden wahrgenommen. Schuld dagegen eher positiv. Gleichzeitig wird über viele Studien hinweg beschrieben, dass Frauen über die Lebensspannen hinweg mehr Scham- und Schulderleben berichten (u. a. Orth et al. 2010; Else-Quest et al. 2012). Schamerleben soll rund um das 50. Lebensjahr am geringsten ausgeprägt sein (Orth et al. 2010). Schuld dagegen, als adaptive Emotion, zunehmen. Eine kleine spanischsprachige Studie zeigte, dass habituelle Schuldgefühle bei Frauen in allen Altersgruppen intensiver empfunden wurden (Etxebarria et al. 2009).

Die Zunahme der Versorgungsbedürftigkeit ist eine sehr stressreiche und intensive Zeit im Leben eines Menschen. Partner, die ihre Lebenspartner in ein Pflegeheim geben (müssen), können Schuldgefühle erleben, da sie glauben, ihren Partner im Stich zu lassen (vgl. Lundh et al. 2000). In einer Studie von Martin et al. (2006) litten dagegen etwa 30–50 % der Pfleger und Pflegerinnen von demenzerkrankten Menschen unter Depressionen, die mit dem Zustand des Gefangensein (»Entrapments«), wie es dem Schamerleben zugeschrieben wird, einhergehen.

Scham scheint in den späteren Lebensjahren wieder eine besondere Rolle zu spielen. Eine Untersuchung älterer Menschen, die psychiatrisch eingebunden waren, wurde mittels Fragebögen erhoben. Schamerleben der 50 Patienten korrelierte signifikant mit Angst- und Depressionswerten (Crossley und Rockett 2005). Die Personen, die zwischen 67 und 88 Jahre alt waren, benannten in einer Fragebogenstudie folgende Themen, die schamauslösend sind: körperliches Erscheinungsbild; Verlust der sozialen Rolle; Abhängigkeitserleben von anderen Menschen; Verlust von mentalen und körperlichen Fähigkeiten sowie der emotionalen Kontrolle; sich von der Familie vergessen wahrzunehmen und – bezogen auf die eigene Person – »nicht mehr aus dem eigenen Leben gemacht zu haben«.

Merke
Scham- und Schulderleben begleiten uns als emotionale Entitäten über das gesamte Leben hinweg. Dabei treten viele Veränderungen in den Bereichen der empfundenen Intensität und der Themen rund um die emotionalen Entitäten auf.
Die Entwicklung von Emotionen ist in den ersten Lebensjahren angelegt. Eine Differenzierung des Erlebensmusters, aber auch die der Verhaltensoptionen erfolgt in den folgenden Lebensjahren.

Scham- und Schulderleben wandelt sich zwar im Laufe des Lebens. Die meisten Themen, die Scham und Schuld evozieren können, scheinen jedoch über den Verlauf des Lebens hinweg gleichbleibend.

1.6 Einflussfaktoren zur Entstehung von Scham und Schuld

Scham und Schuld sind vielfältigen Veränderungen über die Lebenspanne eines Menschen ausgesetzt. Die Auseinandersetzung mit Themen rund um Scham und Schuld sowie deren emotionale Ausprägung sind Bestandteile der menschlichen Entwicklung und haben eine große Bedeutung für den Erhalt von sozialen Bindungen und das Gemeinschaftserleben. *Vor dem Hintergrund der Komplexität, wie diese sich gerade bei Scham- und Schulderleben eines Erwachsenen zeigt, liegt es nahe, dass es immens viele Einflussfaktoren gibt.* In Anlehnung an bisherige Störungsmodelle sollen die Einflussfaktoren strukturiert dargestellt und im Anschluss erläutert werden. Das entsprechende Störungsmodell für die Arbeit mit Patienten ist in ► Kap. 8.1 zu finden.

Die **Einflussfaktoren für Scham- und Schulderleben** eines Menschen lassen sich unterscheiden in:

1. genetische Veranlagung im Sinne einer individuell angeborenen Verletzlichkeit und Sensibilität, auch als dispositionelles Reaktionsmuster des emotionalen Empfindens und Erlebens, Geschlecht;
2. familiäre Prägungen, Themen innerhalb der Familie, transgenerationale Effekte;
3. kultureller, gesellschaftlicher und religiöser Kontext;
4. erfahrene Belastungen;
5. gelernte und angewendete Emotionsregulations- und Problembewältigungsstrategien;
6. Entwicklungsstand im Sinne von Reifephasen;
7. aktuelle Rahmenbedingungen.

Die folgende Grafik (► Abb. 1-2) verdeutlicht die Zusammenhänge zwischen den Einflussfaktoren und wird im Verlauf vertiefend ausgeführt.

Zu Punkt 1: Er verweist auf die genetische Veranlagung und Ausstattung eines Menschen. Jeder Mensch hat eine individuell angeborene Verletzlichkeit und bringt daher auch seine Art der Verletzlichkeit mit.

Praxistipp

Manchmal lassen sich Ähnlichkeiten in der Verletzlichkeit und Emotionsreaktion mit Elternteilen feststellen. Diese können durchaus aktiv erfragt werden.

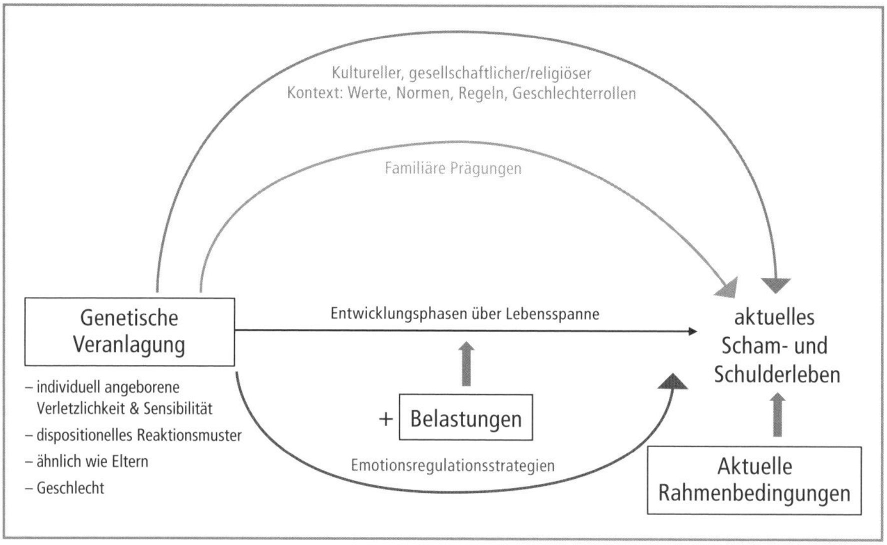

Abb. 1-2 Entwicklung von Scham und Schuld

Mit diesen Grundlagen ist oft bereits ein Reaktionsmuster des emotionalen Empfindens vorhanden, das sich über die Jahre ausformt und modifiziert. Hier wären außerdem körperliche, hirnorganische und psychische Besonderheiten einzuordnen, mit denen ein Kind geboren wird. Das Geschlecht, mit dem ein Kind geboren wird, ist relevant, denn bei Scham- und Schulderleben lassen sich durchaus geschlechtsspezifische Effekte feststellen (► Kap. 1.4.8).

Zu Punkt 2: Zu den familiären Prägungen zählen bereits sehr früh in der Entstehung des Menschen die emotionalen Reaktionen der Bezugsperson. Thematisiert werden können auch besondere Belastungsfaktoren der Eltern während der Schwangerschaft und der Aspekt, ob ein Kind willkommen ist. Dazu gehören auch die Rahmenbedingungen, in die ein Kind geboren wird und unter denen es groß wird. *In Familien scheint die Neigung zu Scham- und/oder Schuldthemen sowie zu emotionalen Reaktionen sehr unterschiedlich ausgeprägt zu sein.* Diese prägen Regeln, Werte und Normen des familiären Miteinanders wechselseitig. *Einfluss haben auch transgenerationale Aspekte*, d. h. Erfahrungen, Traumata und andere familiäre Aufträge, die sich in den nachfolgenden Generationen wiederholen und prägend auswirken.

Zu Punkt 3: Scham- und Schulderleben weist in den unterschiedlichen Kulturen auch unterschiedliche Ausprägungen auf. *Die Betrachtung der kulturellen Aspekte auch unter Berücksichtigung des Geschlechts und der Geschlechterrolle in einem sozialen System haben maßgeblichen Einfluss sowohl auf familiäre Systeme als auch auf das Individuum.* Werte, Normen und Regeln dienen oft innerhalb der Gesellschaften als Mittel zur Orientierung. Die Einhaltung und Akzeptanz dieser sichert Individuen auch die Zugehörigkeit und das soziale Eingebundensein.

Zu Punkt 4: Zu den Belastungen, die bedeutsamen Einfluss auf die Entwicklung und damit auch das Scham- und Schulderleben haben, gehören z. B. frühe und immer wieder auftretende Bindungsabbrüche, invalidierende Erfahrungen im nahen und fernen Umfeld, Vernachlässigungen, Misshandlungen, kindliche und andere Traumatisierungen jeder Art, Kindeswohlgefährdungen, Migrations- und Mobbingerfahrungen, körperliche Erkrankungen, das Versterben und/oder eine lange Krankheit naher Angehöriger, psychisch erkrankte, substanzabhängige oder ständig abwesende Eltern, eigene körperliche Erkrankungen oder Folgen angeborener Besonderheiten, frühe psychische Erkrankungen, Einschränkungen in der Autonomieentwicklung etc. Im Erwachsenenalter gehören zu den Belastungsfaktoren der Verlust eines nahen Angehörigen/Partners, des Arbeitsplatzes, der Heimat durch Auswanderung oder Vertreibung, Mobbingerfahrungen, Gewalterfahrungen und andere Traumatisierungen etc. *Gemein ist diesen Belastungen, dass sie den Selbstwert, das Selbstwirksamkeitserleben massiv beeinflussen sowie mit intensiven emotionalen Reaktionen einhergehen.* Es gibt viele Erfahrungen, die einen »traumaähnlichen« Charakter haben können und damit entwicklungsrelevante und -beeinflussende Erlebnisse sind.

Zu Punkt 5: *Der emotionalen elterlichen Zuwendung wird eine große Bedeutung für die Entwicklung von Emotionsregulationsstrategien zugeschrieben.* Je nach eigener Veranlagung zu Verletzlichkeit reagieren auch Kinder anders auf die emotionalen Reaktionen der Eltern. Erste über Eltern vermittelte Emotionsregulationsstrategien werden im Laufe der Zeit erweitert und modifiziert. *Im Kontext mit Scham- und Schulderleben hat sich gezeigt, dass Emotionsregulationsstrategien ganz unterschiedlich bis gar nicht angewendet werden.* (In ▸ Kap. 1.1.2 sind die emotionsregulatorischen Fertigkeiten im Merkkasten vertiefend ausgeführt. Die Ausführungen können als Explorationsleitfaden genutzt werden.) Ergänzend dazu sind die grundsätzlichen Problemlöse- und Bewältigungsstrategien, die eine Person erlernt und anwendet, relevant für den Umgang mit Belastungen und auch für die Beantwortung der Frage, ob bzw. wie viel Menschen Scham und Schuld erleben.

Zu Punkt 6: *Im Laufe der Entwicklung eines Menschen gibt es Phasen, in denen emotionale Besonderheiten wie intensives und kaum vorhandenes Scham- und Schulderleben auftreten* (▸ auch Kap. 1.5 und weiterführend ▸ Kap. 3.3). So ist die Adoleszenz eine Phase, die von körperlichen und hormonellen Besonderheiten geprägt ist. Intensives Scham- und Schulderleben und die Auseinandersetzung damit gehören als fester Entwicklungsbestandteil dazu. Ebenso formen sich Scham- und Schulderleben im Zuge eines neuen sozialen Umfeldes, z. B. durch den Beruf, intensive Hobbys oder eine neue Partnerschaft, nochmals neu. Bisher zumeist familiär orientierte und internalisierte Werte, Normen und Regeln werden überprüft, angeglichen und modifiziert. Mit zunehmendem Alter verändert sich auch das Schamerleben, das eher abklingt. Im Gegensatz dazu nimmt Schulderleben eher zu. Veränderungen in der Unabhängigkeit von anderen, beispielsweise durch eine pflegende Versorgung, die im Alter und bei Krankheit notwendig werden kann, können Abhängigkeitsscham oder Schulderleben (wieder) stärker auftreten lassen.

Zu Punkt 7: *Das Ausmaß und die Ausprägung von Scham- und Schulderleben geht oft auch einher mit besonderen oder neuen Rahmenbedingungen.* Zu diesen können finanzielle und existenzielle Sorgen zählen, z. B. wegen des Verlustes des Arbeitsplatzes oder wegen anhaltenden Erkrankungen, ein neues soziales Umfeld, in dem hohe Anpassungsleistungen notwendig sind, oder Erbschaften, die zu einer veränderten sozialen Ausgangssituation führen. Auch Kinder, die das Haus verlassen haben, und das Finden neuer notwendiger Aufgaben sowie die Übernahme von Verantwortungen für andere Menschen, die z. B. den Tagesablauf maximal verändern und zu Überlastungen führen, sind im Hinblick auf das Scham- und Schulderleben relevant.

Praxistipp

Lebensphasen mit ihren Veränderungen und Schwellensituationen sollten exploriert und in ihrer Besonderheit im Gegensatz zu den bisherigen Rahmenbedingungen herausgestellt werden.

1.7 Scham- und Schuldneigung

Scham- und Schuldneigung meint die grundsätzliche Bereitschaft zu Scham- oder Schulderleben im Sinne einer beständigen Disposition. Dabei kann die Neigung das Auftreten und die Intensität der (aktuellen) emotionalen Reaktion beeinflussen und mit diesen in Wechselwirkung stehen. *Maladaptives Scham- und Schulderleben hat meist ein schnelles und intensives Auftreten mit einem hohen emotionalen kindlichen Anteil.* Es ist meist geprägt von einem Mangel an angewendeten Emotionsregulationsstrategien und lässt sich durch sinnvolle Handlungen entsprechend der Emotion nicht regulieren. Stattdessen hält es lange an und fördert dysfunktionale Verhaltensweise bzw. hält diese aufrecht. Sehr oft geht dies einher mit der Entwicklung und Aufrechterhaltung von psychischen Symptomen.

Merke
Scham- und Schulderleben wird von vielen Faktoren über die Lebensspanne eines Menschen hinweg wechselseitig und in unterschiedlicher Intensität beeinflusst. Eine grundsätzliche Neigung zu Scham- und/oder Schulderleben kann dabei als Disposition verstanden werden, die begünstigt, ob bzw. wie intensiv Scham oder Schuld bei Menschen in aktuellen Situationen entsteht.

1.8 Rolle der Empathie

Menschen im sozialen Miteinander sind geprägt von dem Wunsch, einander respektvoll zu begegnen. Empathisches Verhalten und Einfühlungsvermögen nimmt in der Geschichte der Menschheit zu (Dinzelbacher 2013). Um in der heutigen

Gesellschaft als soziales Wesen in der umgebenden Gemeinschaft zurechtzukommen, ist Empathiefähigkeit notwendig. Alle Konzepte zu Empathie, die sich in der Literatur finden lassen, betonen das sehr komplexe Wechselspiel der Verarbeitung sozialer Signale auf unterschiedlichen Ebenen. *Empathie und Einfühlungsvermögen in andere Menschen sind elementar für die Wahrnehmung von sogenannten sozialen Informationen.* Für empathische Prozesse sind emotionale und kognitive Fähigkeiten notwendig (u. a. bei Smith 2006; de Waal 2008).

Merke
Scham, Schuld und Empathie stehen in einer engen Wechselbeziehung. Menschen, die selbst viel Scham und Schuld erlebt haben, besitzen grundsätzlich die Fähigkeit, empathisch mit anderen Menschen mitfühlen zu können. Sie können deren Scham- und Schulderleben frühzeitig erkennen und verhalten sich deshalb oft sehr prosozial.

In einer Untersuchung zur emphatischen Perspektivübernahme konnten Lanciano und Curci (2019) zeigen, dass

- eine hohe selbstzentrierte Impulsivität mit einer hohen Schamneigung, hoher Externalisierungstendenz und Loslösung einhergeht,
- ein niedriges Maß an Scham bei furchtloser Dominanz bei zeitgleich hohem Maß an Loslösung an Stolz gekoppelt ist sowie
- viel Kaltherzigkeit mit wenig Scham und Schuld, aber hoher Loslösungstendenz assoziiert ist.

Weiterhin weisen Menschen mit einer hohen Schamneigung grundsätzlich eher selbstfokussierte Empathie auf (Joireman 2004). Schuldneigung dagegen geht einher mit Empathie, die sich auf andere Menschen fokussiert (u. a. Prado et al. 2016). Dies fördert den Perspektivwechsel und Fähigkeiten, Reue und Empathie zu empfinden, und scheint damit den adaptiven Charakter von Schulderleben zu unterstreichen. *Schuldneigung als positive Fähigkeit ist assoziiert mit Vergebung, empathischer Besorgnis und der Fähigkeit zum Perspektivwechsel* (Konstam et al. 2001). Schuldneigung ist funktional, um interpersonelle Konflikte zu lösen und anderen oder sich selbst vergeben zu können. Dieses Ergebnis wird auch in der Metaanalyse (96 einbezogene Studien) von Tignor und Colvin (2017) bestätigt. Schuldneigung korrelierte in vielen der einbezogenen Studien positiv mit einer prosozialen Orientierung.

Merke
Schamneigung geht einher mit einer selbstfokussierten Empathie, wohingegen Schuldneigung die empathischen Prozesse zugunsten anderer Menschen begünstigt.

Selbstfokussierung wird jedoch begleitet von Selbstbewertung und kann inneren Stress und Grübeln über sich selbst begünstigen. Daraus lässt sich eine Wechselwirkung ableiten, denn Schamerleben entsteht aus Gedanken und Bewertungen, selbst nicht ausreichend oder liebenswert, gar wertlos zu sein. Schamneigung ist im Kontrast zur Schuldneigung *negativ* mit prosozialer Orientierung assoziiert (Tignor und Colvin 2017). Solche Ergebnisse lassen sich diskutieren vor dem Hintergrund, dass mit dem Schamerleben erst einmal ein Moment der Fokussierung auf die eigene Person einhergeht. Dies bietet die Möglichkeit, sich und das eigene Verhalten in sozialen Interaktionen neu auszurichten. Zeitgleich ist ein empathisch wohlwollendes Gegenüber als Unterstützung nötig, um die Selbstfokussierung zu beenden.

Praxistipp

Empathische Erfahrungen in solchen Momenten knüpfen sich an Schamerleben und fördern die grundsätzliche Fähigkeit zu empathischem Perspektivwechsel.

Empathie spielt außerdem eine besonders wichtige Rolle bei der Korrektur von Scham- und Schulderleben. In der kindlichen Sozialisation wird der elterlichen Empathiefähigkeit eine immense Bedeutung zugeschrieben. Beziehungs- und Empathieabbrüche aktivieren Trauer, seelischen Schmerz und Einsamkeitserleben. Wie in Untersuchungen zu Spiegelneuronen gezeigt werden konnte, hat das Erleben von sozialer Akzeptanz, zuwendender Wertschätzung und Zugehörigkeit positive Auswirkungen auf die Stimulation des Motivations- und Belohnungssystems (Bauer 2005, 2007). *Empathie-, Schuld- und Schamempfinden sind Fähigkeiten, die zusammengehören und über die Lebensspanne hinweg stabil bleiben.* Scham- und Schulderleben wandeln sich jedoch über den gesamten Lebensverlauf.

In den Momenten der Aktivierung von Scham und Schuld stellen sich auch eine besondere emotionale Stimmung und ein soziales Angewiesensein auf wohlwollende Reaktionen des Gegenübers ein. *Insbesondere Reaktionen wie Blicke, Stimmen, Äußerungen und Zuschreibungen prägen sich sehr intensiv in das aktuelle Erleben und das Selbstkonzept.* Soziale Akzeptanz und empathisch wertschätzende Zuwendungen fördern die Bildung eines gesunden Selbstkonzeptes sowie das Selbstwirksamkeitserleben in sozialen Beziehungen. Erinnerungsreize aus frühen Erfahrungen, kombiniert mit der Repräsentation zukünftiger sozialer Begegnungen, fördern den Zugang zu anderen Menschen und deren Wahrnehmung. Wie andere Menschen wahrgenommen werden, erhöht im günstigen Fall die Bereitschaft zum Perspektivwechsel und empathischen Zuwenden.

Vor diesem Hintergrund ist es kaum verwunderlich, dass Selbstempathie und Selbstakzeptanz zunehmend in den Vordergrund von Therapiekonzepten rücken. Zum einen bauen diese dysfunktionale Selbstabwertungen ab, und zum anderen fördern sie eine wohlwollende Begegnung mit sich selbst. Wichtig ist die Tatsache, dass Scham- und Schulderleben auch ohne Anwesenheit einer anderen Person auftreten oder in sozialen Interaktionen nachwirken, sodass diese Fähig- und Fertigkeiten als korrigierende Erfahrungen nutzbar sind.

Praxistipp

Interventionen, welche die Fähigkeit zur Selbstempathie sowie Selbstliebe und -zuwendung fördern, haben in der Behandlung von Scham- und Schulderleben eine wichtige Bedeutung.

1.8.1 Glaube und gemeinschaftliche Orientierung

Manchen Menschen fällt wohlwollende Selbstzuwendung sehr schwer. Daher ist es möglich, über einen internalisierten »Stellvertreter« diese Erfahrungen erstmals mental zuzulassen. Über die Nutzung christlicher und buddhistischer Ansätze gelingt es jedoch oft, eine »neutrale«, aber alle Menschen wertschätzende innere Instanz, z. B. Gott oder Buddha, zu etablieren. *Je nach Vorerfahrungen der Patienten kann darüber eine Art wohlwollender Begleiter etabliert werden. Die Auseinandersetzungen mit den Werten und Normen einer selbstgewählten Instanz bieten zudem die Möglichkeiten, sich mit diesen zu identifizieren und sie im Alltag zu praktizieren.* Den meisten Konzepten ist gemein, dass Werte, Normen und Regeln einer gesunden Gemeinschaft auch zugunsten der anderen Menschen entgegengebracht werden. Das angemessene Praktizieren von beispielsweise Nächstenliebe beinhaltet auch die Bewusstmachung von Grenzen, dem eigenen Ich in einer sozialen Gemeinschaft.

Praxistipp

Viele Menschen, die Scham und Schuld erleben, können in ihrer Grundhaltung für andere Menschen sehr wohl sehr fürsorglich und wertschätzend sein. Sich selbst auf diese Art zu begegnen – als sei man sein eigener Freund – hilft, diese innere Haltung auch sich selbst entgegenzubringen und zu spüren, wie sich dies anfühlt.
In der Vergangenheit gelebte und positive Erfahrungen mit religiösen oder wertfreien Ansichten lassen sich ebenfalls gut nutzen.

1.8.2 Empathische Validierung als ein Merkmal für die therapeutische Beziehungsgestaltung

Vor dem Hintergrund der oft automatisiert ablaufenden Abwertungen und Invalidierungen als Ausdruck der frühen Erfahrungen sind Validierungserfahrungen eine wichtige Notwendigkeit für die Bearbeitung und Korrektur von Scham- und Schulderleben. *Empathische Validierung kann zeitgleich aber auch eine Störungsquelle innerhalb der Therapie darstellen.*

Grundsätzlich sollte sich der Patient innerhalb der therapeutischen Beziehung sicher, akzeptiert und angenommen fühlen. Insbesondere am Anfang der Behandlung kann die Diskrepanz zwischen eigener automatisiert ablaufender Invalidierung und der äußeren Validierung durch den Behandler zu Irritationen und kurzfristigen Kontaktabbrüchen führen. Patienten überhören die Validierungen oder gehen beispielsweise nicht darauf ein, zeigen sich kurzzeitig irritiert oder antworten mit typischen Sätzen – »So kann man das auch sehen«, »Das fühle ich aber nicht« –, um den Therapeuten gewissermaßen ruhigzustellen.

Praxistipp

An dieser Stelle kann es hilfreich sein, den Mechanismus der korrigierenden Erfahrungen zu erläutern – im Sinne einer kognitiven Vorbereitung für die kommende Emotionsexposition.

Validierungstechniken, die sich **bei Scham- und Schuldthemen** als hilfreich erwiesen haben, sind:

- Achtsame Aufmerksamkeit und Mitgefühl
- Genaues Explorieren und taktvolles Reflektieren der verbalen und nonverbalen Signale des Patienten
- Aufgreifen nichtverbalisierter Inhalte und Emotionen sowie sprachliches Erfassen dieser
- Biographische Bezüge herstellen sowie diese sprachlich und emotional zugänglich machen
- Patientenwissen um Krankheitsprozesse, eigene Besonderheiten wertfrei wahrnehmen und ggf. um psychoedukative Elemente anreichern
- Prozesse und Entwicklungen würdigen
- Gegenwärtige Umstände und Notwendigkeiten bewusst wahrnehmen und in den Kontext setzen
- Radikale Echtheit und Authentizität des Therapeuten in gut dosiertem Maße einbringen

Die Balance zwischen Mitgefühl und angeleiteter Selbstreflexion soll verhindern, die verzerrte Selbstwahrnehmung weiter aufrechtzuerhalten. Stattdessen ist ein achtsamer Umgang mit sich und dem eigenen Innenleben samt emotionalen, körperlichen und kognitiven Inhalten wünschenswert. *Lassen sich Patienten auf die Validierungen des Therapeuten ein, können erneute Ängste und Bedenken auftreten.* Eine Art wahrgenommener Abhängigkeit von den Validierungen und folglich auch vom Therapeuten kann die sogenannte Abhängigkeitsscham auslösen, die immer auch auf die Beeinträchtigung des Selbstwertes und frühe Bindungs- und Beziehungserfahrungen hinweist.

Das Fokussieren auf empathisches Mitfühlen und Validieren fördert die Auseinandersetzung mit Denkverzerrungen und den Abbau von inneren Distanzierungsmechanismen. Es stärkt den Patienten in dem Sinne, an sich selbst zu glauben und Reflexion auf konstruktive Art und Weise in den Alltag zu integrieren. Der Therapeut als Modell im achtsamen, authentischen und mitfühlenden Umgang mit sich kann internalisiert für die Zeit nach der Therapie zur Verfügung stehen.

Merke
Scham, Schuld und Empathie weisen bedeutsame und komplexe Wechselwirkungen auf. So kann auf der einen Seite ein empathisches Gegenüber, aber auch Selbstempathie maladaptives Scham- und Schulderleben reduzieren.
Vor dem Hintergrund erlebter Invalidierungen in der Biographie der Patienten sollten Therapeuten Scham- und Schulderleben behutsam mittels empathischer Validierung und sorgsam angeleiteter Selbstreflexion korrigieren.

1.9 Zusammenhang zwischen Selbstwert, Scham und Schuld

Der Selbstwert eines Menschen prägt sich in der Auseinandersetzung mit sich und der Umwelt. Dazu gehören die anfänglichen Erfahrungen des grundsätzlichen Willkommenseins, des Eingehens auf kindliche Bedürfnisse. *Sich in einer Umwelt mit deren sozialen Anteilen wahrzunehmen und sich darin zu orientieren, wiederzuerkennen, wirksam zu sein – all dies sind elementare Bausteine für das Fundament eines stabilen Selbstwertes.* Der Selbstwert eines Menschen setzt sich aus verschiedenen Bestandteilen in Verbindung mit emotionalen Schemata zusammen. So können unterschiedliche Erfahrungen mit den Grundbedürfnissen auch unterschiedliche emotionale Muster prägen.

Im Rahmen maladaptiven Schamerlebens lässt sich häufig ein grundsätzlich dysfunktionales Selbstbild (ungenügend, unbeholfen, unattraktiv, nicht liebenswert, falsch oder anders) feststellen. Der Schamaffekt steht in enger Beziehung zu einem dysfunktionalen Ich-Ideal (Gabbard 2010). Beispielsweise kann ein früh erfahrener Autonomie-Bindungs-Konflikt den Selbstwert innerhalb dieser Dimension beeinträchtigen. So kann ein Kind die Erfahrung machen, dass autonome Handlungen und das neugierige Entdecken der Umwelt ohne schützenden Erwachsenen von den Eltern nicht gutgeheißen werden. Kindliche Schuldgefühle (z. B. Schuldgefühle aus Vitalität, ► Tab. 1-1) regulieren den Impuls aus der Erfahrung heraus, dass dies mit einem Bindungsabbruch einhergehen kann.

Ein sich wiederholender Konflikt schränkt das Selbstwirksamkeitserleben ein. *Fordern und fördern Eltern stattdessen Anpassungsprozesse zugunsten des Beziehungsverhaltens, kann das dazu führen, dass ein Kind sich schuldig fühlt, wenn es seinen autonomen Entwicklungsprozessen nachgeht.* Genauso ist es möglich, dass das Kind lernt, sich für die Beziehung und Bindung verantwortlich zu fühlen, und sich beispielsweise zu stark anpasst. Für viele Menschen ist im späteren Leben nur das Schuldgefühl als emotionale Erfahrung und Erinnerung abrufbar. Demgegenüber steht das oft einseitig geprägte Selbstwirksamkeitserleben, das sich im Rahmen der Anpassung und Verantwortung für das Gegenüber anscheinend viel besser anfühlt.

Merke
Insbesondere der implizite Selbstwert, der vornehmlich emotionalen und anscheinend automatisierten Erinnerungscharakter besitzt, prägt aktuelles Denken und Handeln in sozialen Situationen.

Zeitgleich haben soziale Interaktionen ein hohes Potenzial, erinnerungsbasierte und emotionale Erfahrungen erneut zu aktivieren. Die schnelle Aktivierbarkeit früher emotionaler Erfahrungen führt meist auch im Rückschluss auf die defizitäre Wahrnehmung des eigenen Selbst, dass scheinbar keine Kontrolle über das eigene intensive emotionale Erleben, die Wahrnehmung und Reflexion besitzt. *Der hohe Aufwand, um solche Schwächen und Fehler nicht sichtbar werden zu lassen, fordert zeitgleich die Kapazitäten ein, die eigentlich für die angemessene Gestaltung der sozialen Interaktion notwendig sind.*

Parallel scheint eine Art assoziatives und selektives »Furchtnetzwerk« dafür zu sorgen, dass eine besondere Reizoffenheit für Reaktionen von außen besteht. Insbesondere Menschen mit einem schambesetzten Selbstwerterleben können somit Gefahren der neuen Verletzungen oder Bestrafungen von außen schneller erkennen. Dieses Netzwerk hat daher vermutlich einen schützenden Charakter (► Kap. 3.2). Das unterscheidet die entsprechenden Menschen tatsächlich von Personen mit einem stabilen Selbstwert. Häufig wird die eigene Wahrnehmungsfähigkeit infrage gestellt, was dann wiederum in eine defizitäre Selbstwahrnehmung münden kann und schließlich in einen weiteren dysfunktionalen Teufelskreislauf übergeht.

Fehlende Autonomieerfahrungen und Kompetenzen rund um die Versorgung der eigenen Grundbedürfnisse können später im Leben wiederum eine neue Quelle für Scham- und Schulderleben sein. Sich selbst nicht erfahren zu können, limitiert zu sein und zu werden in der Versorgung der eigenen Person und der Grundbedürfnisse fördert die Abhängigkeit von der sozialen Umwelt – und dies erzeugt oftmals eine Abhängigkeitsscham. Sich schuldig zu fühlen, auf die Hilfe von außen angewiesen zu sein, beeinträchtigt das Selbstwirksamkeitserleben in vielen Bereichen. Gelegentlich kann es zu einer anscheinend grundsätzlichen Verweigerungshaltung gegenüber der Verantwortung für sich selbst und andere kommen.

Praxistipp

Das Betonen von Autonomie und Unabhängigkeit sowie in diesen Zuständen unantastbar für andere Personen zu sein, führt zur sozialen Isolation. Diesem scheinbaren Selbstschutz folgt häufig die Erfahrung, nur sich selbst ausgeliefert zu sein, und begünstigt Abwertungsprozesse sich und anderen Menschen gegenüber.

Kränkungen

Kränkungsreaktionen sind immer ein Kompensationsmechanismus für maladaptives Scham- und Schulderleben. Sich aus Verantwortung für soziale Bindungen zu ziehen bietet für den Moment durchaus Schutz vor weiteren Verletzungen. Interpersonelles Verantwortungserleben ist jedoch eine wesentliche Grundlage für prosoziales Verhalten und Selbstwirksamkeitserleben. Dennoch haben interpersonelles Verantwortungserleben und die Wahrnehmung der Verantwortung einen engen Bezug zum Schulderleben. Ein unterschiedlicher interpersoneller Kontext bei Menschen scheint ursächlich dafür zu sein, ob eher Scham- oder Schulderleben entsteht.

1.9.1 Selbstwertquellen

Der Selbstwert eines Menschen verändert sich im Laufe des Lebens und bedarf immer wieder der Neuausrichtung. Hilfreiche und stabile Prägungen der Kindheit können das feste Fundament bilden. Dennoch gilt es, immer wieder neue Selbstwertquellen im Leben zu erforschen und nutzbar zu machen. *Je mehr Selbstwertquellen es gibt, desto variabler wird die Versorgung des Selbstwertes mit selbstwertdienlichen Erfahrungen.* Die grundsätzliche Erfahrung, für die eigenen Bedürfnisse selbst gut sorgen zu können, stellt dabei eine wichtige Selbstwertquelle und die Grundlage für selbstfürsorgliches Handeln dar. *Menschen mit maladaptivem Scham- und Schulderleben erfahren ebenso häufig, dass das Sich-Sorgen um die eigenen Bedürfnisse von einem unangenehmen emotionalen Erleben begleitet wird.* Dies führt naturgemäß zur Vermeidung solch emotionaler Erfahrungen und geht einher mit der Rückstellung eigener Bedürfnisse.

Selbstwertschutz und -erhalt ist jedoch ein Grundbedürfnis von Menschen. Dafür innerhalb einer sozialen Gemeinschaft nicht ausreichend zu sorgen/sorgen zu können führt auch dazu, dass komplexere soziale Situationen als überfordernd und potenziell belastend wahrgenommen werden. Nicht selten bilden solche Situationen in Kombination mit einer erhöhten Selbstaufmerksamkeit und -bewertung die Grundlage für soziale Ängstlichkeit. *Eine wichtige Selbstwertquelle ist daher auch der gute Umgang mit sich und den eigenen Emotionen.* Die Fähigkeit, gut für sich handeln zu können – auch in sozialen Interaktionen –, ist ein bedeutsamer Bestandteil des Selbstwirksamkeitserlebens.

Praxistipp

Neben der Förderung einer angemessenen, wertschätzenden Selbstreflexionsfähigkeit soll auch die Fähigkeit, äußere Veränderungen der sozialen Umwelt und Lebensbedingungen bewusst wahrzunehmen und zu verarbeiten, gesteigert werden.

Der wechselseitige Prozess zwischen inneren und äußeren Instanzen prägt maßgeblich aktuelles Scham- und Schulderleben. Die Auseinandersetzung damit ist Ziel und Bestandteil der Therapie und soll durch die angemessene und hilfreiche

Selbstreflexion stattfinden. Zu den inneren Instanzen gehören insbesondere biologische/genetische Prägungen, familiäre Aspekte und Erfahrungen, soziale, kulturelle, gesellschaftliche und religiöse Lernerfahrungen (▶ dazu auch Kap. 1.6). Die Erfahrungen in der sozialen Umgebung stehen in wechselseitiger Beeinflussung zum Selbstwerterleben über die gesamte Lebensspanne hinweg. Frühkindliche Erfahrungen bilden dabei das Fundament. Diese Erfahrungen haben zumeist emotionalen Erinnerungscharakter und begünstigen kognitive Bewertungsprozesse, die mit den emotionalen Erfahrungen einhergegangen sind.

Merke

Der Selbstwert eines Individuums verändert sich stetig und hängt im hohen Maße mit dessen Scham- und Schulderleben zusammen. So kann maladaptives Scham- und Schulderleben in der Kindheit die Entwicklung des Selbstwirksamkeitserlebens bzw. Selbstwertes einschränken und wichtige Autonomieerfahrungen verhindern. Als Folge dessen kann eine Abhängigkeitsscham entstehen.

Weiterhin kann ein defizitärer Selbstwert die Selbstfürsorge – die eine wichtige Selbstwertquelle darstellt – behindern.

2 Resilienz, Scham und Schuld

In den vergangenen Jahren hat sich das Verständnis von Resilienz sehr verändert. Die ursprüngliche Idee, einmal mit einem Schutzmantel ausgestattet zu sein und nun fortan geschützt zu sein, ist durch neue Erkenntnisse ergänzt und deutlich verändert worden. Das Resilienzkonzept ist dynamischer geworden und zeigt auch die Wandelbarkeit von Resilienz. *Resilienz ist demnach eine Art Eigenschaft im Sinne einer psychischen Widerstandsfähigkeit gegenüber biologischen, psychologischen und psychosozialen Entwicklungsrisiken* (z. B. Wustmann 2004).

Die Resilienzforschung betrachtet, welchen Einflussfaktoren und Veränderungen unsere Schutz- und Widerstandseffekte unterliegen. Unser Schutz vor aktuellen Erkrankungen kann zeitgleich einhergehen mit einer Disposition für bestimmte Erkrankungen. Eine genetische Veranlagung zu Depressionen, wie sie oft innerhalb von Familien beobachtet wird, muss keineswegs zum Tragen kommen. Günstige Verhaltensweisen und die achtsame Sorge für gute Rahmenbedingungen können zeitweise oder gar ganz verhindern, dass eine Depression zum Ausbruch kommt. *Resilienz ist variabel, also situations- und kontextabhängig, und kann als dynamischer Prozess und als Anpassungsprozess verstanden werden.*

Neben einer genetischen Ausstattung können wir aktiv für unsere Widerstandskraft sorgen und sollten auch im zunehmenden Alter mehr dafür tun. Zerbrechlichkeit nimmt mit dem Lebensalter zu (Freitag und Schmidt 2016). Das eigene Verhalten entscheidet mit, ob wir uns vor Erkrankungen schützen können. *Resilienz wird maßgeblich mitbestimmt durch selbstfürsorgliches und allgemeines Gesundheitsverhalten.*

Maladaptives Scham- und Schulderleben hindert Menschen daran, selbstfürsorglich oder gesundheitsförderlich mit sich umzugehen. Einerseits ist dies durchaus verständlich, wenn man bedenkt, dass maladaptives Scham- und Schulderleben vor dem Hintergrund schwieriger biographischer Erfahrungen und ungünstiger familiärer Verhältnisse entsteht. An diesem Punkt ist durchaus auch der Aspekt der fehlenden Modelle für einen guten Umgang mit sich selbst zu berücksichtigen. Andererseits stellt sich die Frage: Wenn man sich emotional nicht liebenswert und wertvoll fühlt, weshalb sollte man gut mit sich und dem eigenen Körper umgehen?

Merke
Maladaptives Scham- und Schulderleben kann in diesem Sinne als Ausdruck für unverarbeitete Belastungsfaktoren verstanden werden. Damit einher geht eine Vulnerabilität für zukünftige Belastungsfaktoren.

Entwicklungsrelevante und unverarbeitete Belastungserfahrungen in der Kindheit und Jugend haben eine erhöhte somatische und emotionale Reaktivität zur Folge

(Wendisch 2018). Aufgrund der erhöhten Reaktivität erleben sich Menschen den körperlichen und psychischen Reaktionen oft hilflos ausgeliefert. Entsprechend kommt es über die Lebensspanne hinweg immer wieder zu hohen Kompensationsaufwänden und zu deutlich verlängerten Erholungsphasen.

Typischerweise werden auch notwendige Maßnahmen im Umgang mit Erkrankungen zu deren Heilung aus Scham- und Schulderleben nicht in Anspruch genommen. Fehlendes Selbstwirksamkeitserleben ist wiederum eine erneute Quelle für Scham- und Schulderleben. Ein weiterer Teufelskreislauf kann entstehen und auf vielleicht (noch) vorhandene Resilienz durchaus schädigend wirken.

Praxistipp

Erkrankungen und sich diesen ausgeliefert zu fühlen entspricht durchaus den bekannten Erfahrungen, ohnmächtig und hilflos zu sein. Dieses Erleben gilt auch für psychische Erkrankungen und/oder andere einzelne Symptome.

Bestandteil von resilienzförderlichem Verhalten ist auch die Auseinandersetzung mit individuellen Besonderheiten und chronischen Krankheiten. Die eingangs erwähnten genetischen Dispositionen können auch bereits existierende Individualitäten in Bezug auf den eigenen Körper begleiten. So kann die körperliche Andersartigkeit im Vergleich mit anderen Menschen des sozialen Umfeldes durchaus Quellen für Scham- und Schuldgefühle darstellen. Kinder können sich schuldig fühlen, für die Eltern eine Belastung darzustellen oder durch Vergleichsprozesse beschämt und bloßgestellt werden. Solche frühen Erfahrungen können wiederum verhindern, dass selbstfürsorgliches Verhalten in Bezug auf den eigenen Körper oder die Psyche gelernt und praktiziert werden. *Mit Besonderheiten gut umzugehen, sich alters- und rahmenbedingungsentsprechend neu mit günstigen Verhaltensweisen auseinanderzusetzen fördert trotz Besonderheiten die Resilienz.* Resilienz kann daher auch als eine Art innere Bereitschaft, sich (vorausschauend) etwas Gutes zu tun und für den eigenen Schutzmantel zu sorgen, verstanden werden.

Praxistipp

Resilienzförderliches Verhalten sollte einen Behandlungsschwerpunkt darstellen. Dabei ist es möglich, mit den Patienten unterschiedliche Stufen zu gehen. Als kleinster gemeinsamer Nenner aller Menschen können einfache Basisvariablen der Ernährung, des ausreichenden Schlafes und der Bewegung in den Behandlungsplan eingebaut werden. Auf der nächsten Stufe ist es möglich, angenehme Aktivitäten zu integrieren. Die nächste Stufe würde selbstfürsorgliche Verhaltensweisen beinhalten, um auf der dann folgenden Stufe Selbstachtsamkeit zu üben. Das Ziel ist Selbstzuwendung, Selbstliebe. Mit jedem Schritt und jeder Stufe, die ein Patient geht, besteht die Möglichkeit, korrigierende Erfahrungen für das etablierte maladaptive Scham- und Schulderleben zu machen. Dies sollte jedoch bewusst in der Therapie thematisiert und gewürdigt werden (► Arbeitsblatt 1).

Arbeitsblatt 1
Stufenmodell von den Basisvariablen zur Selbstzuwendung und -liebe

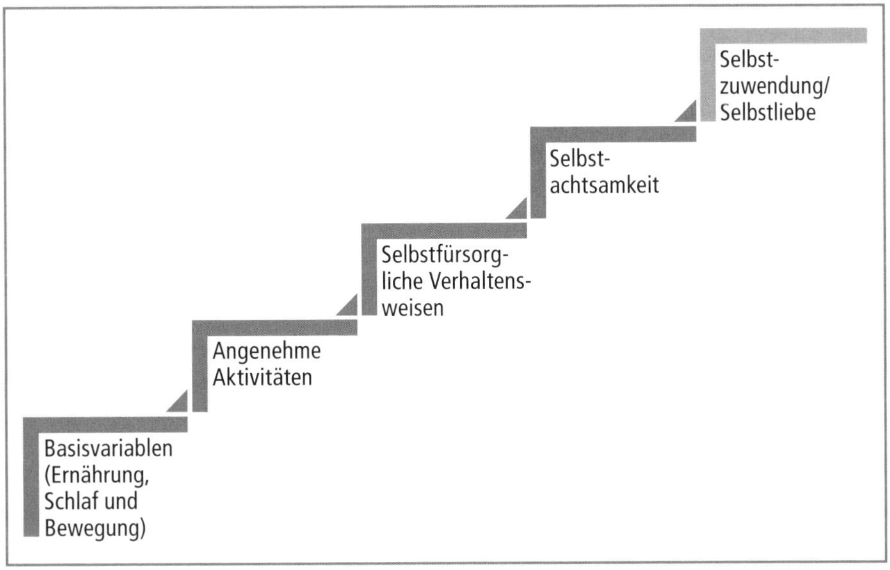

Diese Grafik kann für die Arbeit mit Patienten als Grundlage verwendet und um deren individuelle Ziele und Entwicklungsschritte ergänzt werden.

Praxistipp

Persönlicher und verbindlicher werden solche Zielvorstellungen, wenn sie um eigene Fotos oder Symbole ergänzt sind.
Erreichte Veränderungen im Rahmen eines Entwicklungsprozesses begünstigen oft neues Scham- und Schulderleben. Patientinnen und Patienten bewerten sich und die eigenen Verhaltensweisen vor dem Hintergrund des neu gewonnenen Wissens.

3 Einordnung von Scham- und Schulderleben im therapeutischen Alltag

Scham und Schuld werden als übergeordnete Begrifflichkeiten meist unspezifisch genutzt und sollen alle Aspekte und Bereiche abbilden. *Zusätzlich werden Schuld und Scham oft synonym verwendet. Dies kann auf vielen Ebenen zu Irritationen führen und verhindern, sich angemessen um Schuld und/oder Scham zu kümmern.* Genaues Hinhören und das sprachliche Herausarbeiten der genauen Aspekte und dessen, was wirklich gemeint ist, stellen dabei einen sehr bedeutsamen Bestandteil einer Therapie dar, mit wichtigem, klärendem Charakter.

So ist es beispielsweise möglich, reale Schuld auf sich geladen zu haben und diese gar nicht zu spüren. Umgekehrt ist es möglich, sich schuldig zu fühlen und frei von jeglicher Schuld zu sein. Der Begriff Schuld wird im Alltag und in der Therapie auch angewandt für Schuldgefühle, Schulderleben, tatsächlich Schuld zu haben oder rund um wahrgenommene oder nicht wahrgenommene Verantwortung. *Schuld und Verantwortung sind dabei eng verknüpft.* Schuld haben bedeutet Verantwortung für etwas zu haben oder die Verantwortung nicht wahrgenommen zu haben, z. B. unterlassene Hilfeleistung.

Ein Schuldbewusstsein fehlt manchen Menschen ganz oder in spezifischen Situationen, etwa beim Fahren ohne Fahrschein oder bei der Arbeit mit Halbwahrheiten im Zuge der Steuererklärung. *Die Fähigkeit, grundsätzlich ein Schuldempfinden und auch -bewusstsein zu haben, ist eine wichtige Voraussetzung für prosoziales Verhalten und soziale Fähigkeiten und Fertigkeiten.*

Ähnlich verhält es sich mit der Scham. *Hier werden oft Beschreibungen von Minderwertigkeit, Andersartigkeit, sich nicht dazu gehörig fühlen, falsch sein oder ein Selbstwertthema zu haben genutzt. Schamgefühl und Schamerleben stellen dabei die emotionalen Anteile der vorwiegend kognitiven Beschreibungen dar.* Schamerleben hemmt angenehme Emotionen und wird oft als »Blockade« oder als Grund für den fehlenden Zugang zu diesen beschrieben. »Nicht richtig glücklich sein dürfen« oder die fehlende innere Erlaubnis, auch für sich sorgen zu dürfen, begegnen uns im Alltag und in den Behandlungen – dahinter verbirgt sich sehr oft quälendes Schamerleben.

Fremdscham

Eine Besonderheit stellt der Aspekt des Fremdschämens dar. Nicht selten begegnet uns in den Therapien die Tatsache, dass wir uns als Therapeuten stellvertretend für den Patienten oder dessen Bezugspersonen schämen. Menschen können sich für andere Personen schämen, wenn sie über ausreichend Empathie verfügen, eine antizipierte Bindung zu diesen spüren und ihr eigenes Werte- und Normensystem zugrunde legen. Ähnlich verhält es sich bei der Schuld und bei dem Empfinden, sich schuldig fühlen für das Verhalten von anderen Menschen oder transgenerationale Schuld in sich wahrzunehmen.

Die Fähigkeit, Scham empfinden zu können, ist dabei wieder ein wichtiger Bestandteil, um als soziales Mitglied einer Gemeinschaft akzeptiert und wahrgenommen zu werden.

Praxistipp

Scham und Schuld im therapeutischen Alltag gilt es, sprachlich zu unterscheiden in:

- emotionale Reaktion von Scham oder Schuld oder beiden zusammen, wobei beide Emotionen einander bedingen können
- die grundsätzliche Fähigkeit, Scham und/oder Schuld empfinden zu können
- das Empfinden für Scham und/oder Schuld zu haben – das beispielsweise prosoziales Verhalten fördert
- Bewusstsein für Scham und/oder Schuld bei sich und anderen Personen
- stellvertretende Wahrnehmung von Scham und/oder Schuld

Die folgenden Unterkapitel enthalten Einordnungsmöglichkeiten, die sich in der Behandlung als Teile des praktischen Konzepts für Therapeuten bewährt haben. Scham- und Schuldgefühle und das Erleben von Scham und Schuld lassen sich häufig im Zentrum emotionaler Konflikte und als Bedürfniskonflikte finden.

3.1 Scham und Schuld als Emotion

Es gibt weiterhin wenig Einigkeit darüber, was Emotionen nun genau sind. In neueren Publikationen wird diesem Aspekt oft durch die übergeordnete Formulierung »emotionale Netzwerke« Rechnung getragen. Die Betrachtungsvielfalt von Emotionen ist oft abhängig vom jeweiligen Forschungsgegenstand. Der Komplexität in den wissenschaftlichen Ausführungen folgt im praktischen Kontext die Reduktion dieser. Es geht dabei um praktikable Anregungen und Ideen, die sich im Behandlungsalltag auch in den Therapien bewährt haben. Dementsprechend gilt es, die folgenden Ausführungen auch in diesen Kontext zu setzen.

Zeitlich begrenztes Auftreten

Adaptive Emotionen sind immer an konkrete Auslöser gebunden und klingen nach einer gewissen Zeit (etwa 15 Minuten) wieder ab. Konkrete Auslöser können sowohl äußere Faktoren als auch innere Prozesse darstellen. Emotionales Erleben von Scham und Schuld begünstigt dabei immer wieder Rückkopplungsprozesse auf der Selbstwertebene als die Instanz, die Werte, Normen und Regeln verinnerlicht hat. Diese zeigen sich in gedanklichen Überlegungen, die wiederum neue Scham- und Schulderleben aktivieren können. *Das bedeutet, dass Scham- und Schulderleben auch als emotionale Reaktionen länger anhalten als andere Emotionen.* Typischerweise werden die emotionalen Reaktionen von Scham und Schuld als zwischen 30 Minuten bis zu einer Stunde andauernd beschrieben (s. Schaubilder in Kap. 3.2).

Das Erleben der Emotionen Scham und Schuld wird von den meisten Menschen als unangenehm und belastend wahrgenommen. *Schuldgefühlen und Schulderleben wird jedoch zumeist ein adaptiver Charakter zugeschrieben.* Vor dem Hintergrund eines aktuellen emotionalen Erlebens ist dies sicherlich verstehbar, denn es führt dazu, dass aktive Handlungen und Verhaltensweisen begünstigt werden. *Schamgefühle und -erleben gehen stattdessen mit einer »gefühlten Blockade« einher, die einen inneren Rückzug begünstigen, wenn es nicht möglich ist, die Situation umgehend zu verlassen.*

Schamgefühle sind Ausdruck bereits frühkindlicher Emotionen mit stark reduziertem kognitivem Anteil. Sie haben einen deutlichen emotionalen Charakter und lassen sich zumeist auf körperlicher Ebene verorten. Viele Menschen empfinden diese kindlichen Scham- und Schuldgefühle eher kurzzeitiger und undifferenzierter als erwachsenes Scham- und Schulderleben. Manchmal sind diese als kurze Impulse spürbar, wenn früh gelernte Regeln und Normen verletzt werden, z. B. durch das eigene Verhalten. Früh erlernte Emotionsregulationsstrategien helfen, mit den kindlichen Gefühlen umzugehen, diese in die soziale Situation und den Alltag einzubetten.

Scham- und Schulderleben in seiner »erwachseneren Form« hat einen deutlich höheren und vor allem komplexen kognitiven Anteil. Für viele Menschen steht die Auseinandersetzung mit diesem im Vordergrund, obwohl die Auseinandersetzung immer wieder neu Scham- und Schulderleben triggern kann und so das Scham- und Schulderleben scheinbar länger anhält. Die Regulierung von Scham- und Schulderleben über die kognitive Auseinandersetzung und Ableitung von sinnvollen und notwendigen Handlungen ist zumeist hilfreich. Diese Aussage gilt jedoch nur, wenn die Emotion tatsächlich danach abklingt. Findet die Emotion automatisiert statt und lässt die emotional-affektiven und subjektiv empfundenen Anteile nicht abklingen, sondern begünstigt weiterhin kognitive Prozesse und Grübeln, gilt es, sich der Emotion zuzuwenden.

Praxistipp

Die Fokussierung auf die kognitiven Anteile kann dabei als eine Emotionsregulationsstrategie verstanden werden, aber auch Ausdruck von Vermeidung der emotional-affektiv eingefärbten Anteile sein.

Der emotionsfokussierte Ansatz fördert die Auseinandersetzung mit den emotionalen Anteilen oft sehr eindrücklich und macht die Gesamtheit von Scham- und Schuldgefühlen/-erleben zugänglich. Der Ansatz unterstützt dabei, dahinterliegende Bedürfnisse zugänglich zu machen und andere Emotionsregulationsstrategien auszuprobieren und einzuüben. Ebenso werden die inneren Distanzierungsmechanismen zwischen den emotional-affektiven sowie subjektiv empfundenen Anteilen und den kognitiven Bewertungsprozessen zugunsten einer gemeinsamen Interaktion der verschiedenen Anteile verändert. Auf diesem

Weg können Dissoziationen, Selbstabwertungsprozesse sowie begleitende Emotionen wie Trauer und Einsamkeit gelenkt und modifiziert werden.

Merke
Die fokussiert-rationale Auseinandersetzung, beispielsweise im Rahmen der kognitiven Umstrukturierung des Scham- und Schulderlebens, kann neben einer oftmals hilfreichen Emotionsregulationsstrategie auch eine dysfunktionale Vermeidungsstrategie darstellen. Der emotionsfokussierte Ansatz ist insbesondere dann indiziert, wenn Scham- und Schulderleben nicht abklingen. Mittels des Ansatzes können die emotional-affektiven und die kognitiven Anteile in eine gemeinsame Interaktion integriert und weitere unerwünschte Folgen, wie z. B. Selbstabwertungsprozesse, verhindert werden.

3.2 Scham und Schuld als Zustand

Im therapeutischen Alltag ist oft zu beobachten, wie sich Scham- und/oder Schulderleben bei Patienten zeitlich sehr intensiv und lange anhaltend etabliert haben. Teilweise wird das Erleben von dissoziativen Prozessen begleitet, die der inneren Distanzierung von sich und dem eigenen (Nicht-)Verhalten dienen. Genauso ist es möglich, dass sich Derealisations- und Depersonalisationsphänome einstellen, Selbstverletzungen oder suizidale Krisen resultieren. Zumeist erleben Patienten ein Wechselspiel zwischen Scham- und Schulderleben, unterbrochen von Grübeln und Selbstabwertungen (▶ Kap. 1.2.2). *Insbesondere bei intensivem Schamerleben, wenn dies im Vordergrund steht, kann aber auch ein inneres Verharren stattfinden, aus denen Betroffene kaum alleine wieder herauskommen.*

Wichtige Bestandteile eines solchen Zustandes sind ein gut ausgeprägtes Scham- und Schuldempfinden, das auch mit empathischen Fähigkeiten einhergeht. Neben der genetischen Disposition haben auch frühe kindliche Scham- und Schuldgefühle hier ihren Anteil. *Die grundsätzliche Fähigkeit, Scham und Schuld empfinden zu können, kann zum einen als grundlegende Voraktivierung/-bahnung für potenzielle Scham- und Schuldsituationen in sozialen Interaktionen verstanden werden.* Zum anderen bedeutet diese Fähigkeit – als »Trait« – zudem, dass sich bei einer hohen Ausprägung schneller Scham- und Schulderleben aktivieren lassen (▶ Abb. 3-1). Beide Emotionen treten zumeist in einer hohen Intensität auf.

Die folgende Darstellung (in Anlehnung an Bohus und Wolf-Arehult 2012 sowie Linehan 1996) soll den Prozess vereinfacht verdeutlichen.

Auf dem Boden einer bereits vorhandenen emotionalen Aktivierung, die sich zum Teil als Stimmung oder als empathische Zuwendung zeigen kann, setzt sich in konkreten (sozialen) Interaktionen eine emotionale Reaktion auf einem bereits intensiveren Niveau in Gang. Defizite in der Emotionsregulation begünstigen, dass Scham- und/oder Schulderleben schnell und automatisiert ablaufen und eine sehr hohe Intensität annehmen können. Zumeist folgt daraus, dass sich kognitive und emotionale Bestandteile trennen. *Der Trennungs- und Distanzierungsprozess begünstigt dysfunktionale Denk- und Verhaltensweisen, die wiederum den*

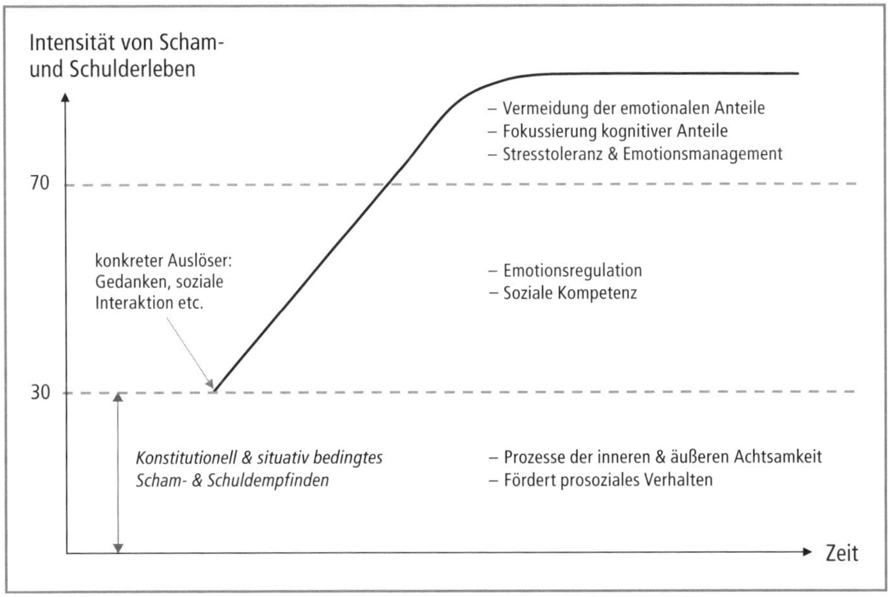

Abb. 3-1 Zusammenhang zwischen Scham- und Schuldempfinden und die aktuelle emotionale Reaktion

emotionalen Anteil von Scham und Schuld neu triggern. Dazu gehören dissoziative Prozesse oder Selbstabwertungen sowie Selbstverletzung oder der Rückzug in eine innere und quälende Einsamkeit mit Grübelgedanken. Emotionale Bestandteile werden oft als physiologische Anspannung wahrgenommen. *Kognitive Anteile und Selbstbewertungsprozesse dienen dabei erst einmal der inneren Distanzierung von sich selbst.* Ist diese Distanzierung jedoch zu groß und hat diese wenig wohlwollenden Charakter, können sich Scham- und Schulderleben als eine Art innere Haltung sich selbst gegenüber als grundsätzlicher Zustand etablieren.

Vor diesem Hintergrund werden Begegnungen in sozialen Situationen und das eigene Verhalten oft sehr kritisch-vorwegnehmend bewertet, z. B. falsches Verhalten, Kritik von anderen und negative Reaktionen. *Begleitet wird dies von einer Art erhöhter Selbstaufmerksamkeit, die jedoch eine sehr selektive Wahrnehmung begünstigt – vornehmlich der eigenen Person und ihres zumeist defizitären Verhaltens.* Es beginnt eine Form von emotionaler Beweisführung für die innerlich etablierte Haltung, die natürlich einen aufrechterhaltenden Charakter hat. Die folgende Modelldarstellung knüpft an das Modell von Clark und Wells (1995) an und soll den dysfunktionalen Kreislauf im Sinne einer sich selbsterfüllenden Prophezeiung verdeutlichen. Das Modell ist modifiziert um emotionsbezogene Betrachtungen. Auf der rechten Seite ist vornehmlich der kognitive Kreislauf dargestellt. Linksseitig sind die emotionalen und physiologischen Zusammenhänge abgebildet (► Abb. 3-2).

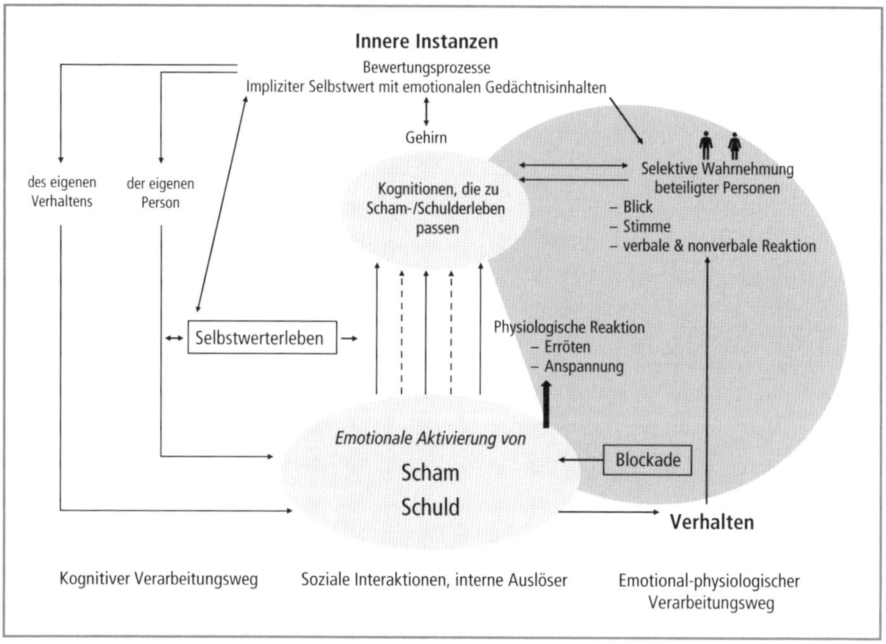

Abb. 3-2 Modell des dysfunktionalen Kreislaufs

Praxistipp

Typischerweise wird meist eine Seite des Kreislaufs wahrgenommen, während die andere Seite eher in den Hintergrund tritt oder kaum zugänglich scheint. Im therapeutischen Setting gilt es, alle Anteile und Zusammenhänge zugänglich zu machen und als Gesamtgeschehen einzuordnen.

Besonderes Augenmerk gilt auch der Tatsache, dass mit Scham- und Schulderleben immer eine erhöhte und sensibilisierte Aufmerksamkeit für das soziale Gegenüber einhergeht (rechte Seite der Darstellung). Dieser Moment der überhöhten Aufmerksamkeit ist durch vornehmlich zwei Prozesse geprägt. Zum einen dem »Angewiesen-Sein« auf ein wohlwollendes Gegenüber, das beispielsweise eine Entschuldigung annimmt und versöhnlich reagiert. Bei Schamerleben braucht es das Gegenüber, das bekundet, dass die soziale Integration weiterhin Bestand hat und/oder Mitgefühl für die Person und deren Schamerleben signalisiert. Zum anderen besteht zeitgleich die Angst vor Zurückweisung, Bestrafung, Ablehnung, Abwertung. Die Angst mit einhergehender Kritiksensibilität begünstigt vermeidende Denk- und Verhaltensweisen.

Typischerweise wird Blickkontakt vermieden oder in eigenen Bewertungen auf die früheren Erfahrungen zurückgegriffen. *Durch das eigene emotionale Erleben können eindrückliche Verzerrungen stattfinden.* Dies lässt sich durch den Effekt des stimmungsabhängigen Erinnerns gut erklären. Konkret bedeutet dies, dass nur Erfahrungen und Erinnerungen zugänglich und erinnert werden, die zum aktuellen emotionalen Erleben passen. So wird jedoch die Aufnahme der tatsächlichen Informationen aus der sozialen Interaktion verhindert, und es können keine korrigierenden Erfahrungen stattfinden.

Praxistipp

Sind Scham- und Schulderleben/-gefühle oder auch Themen während der Therapiesitzung aktiviert worden, tauchen vermutlich zwischen den Sitzungen auch andere Erinnerungen, die scham- und schuldbesetzt sind, auf. Patienten sollten darüber informiert und gegebenenfalls der konkrete Umgang damit thematisiert werden.

Ungünstiges Wechselspiel

Insbesondere das Wechselspiel zwischen der intensiven und selektiv verzerrten Wahrnehmung der eigenen Person und der erhöhten Aufmerksamkeit für das soziale Gegenüber geht mit einem Empfinden des Ausgeliefert-Seins oder der emotionalen Abhängigkeit von anderen Menschen einher. Außerhalb der Sitzungen kann dieser Prozess durchaus sehr unangenehm sein und zu einer ambivalenten Therapiemotivation oder Behandlungsabbrüchen führen. Abhängigkeitsschamerleben kann zudem den aktuellen therapeutischen Entwicklungsprozess überlagern und biographisch emotionale Erfahrungsschemata aktivieren. So können Trauer, Verlassenheitsängste, tiefliegendes Einsamkeitserleben auch spürbar werden und für noch mehr Überforderungs- und Verunsicherungserleben sorgen.

Merke
Ein Übermaß an Scham- und Schulderleben verhindert, dass eine angemessene und heilsame Auseinandersetzung mit der zugrunde liegenden Erkrankung stattfindet. Ebenso verhindert intensives Scham- und Schulderleben die Übernahme von Verantwortung und selbstfürsorgliche Verhaltensweisen.

Scham und Schuld scheinen einen inneren Distanzierungscharakter anzunehmen. Die eigene Insuffizienz, Wertlosigkeit, gemachte Fehler oder ungünstige Behandlungen durch andere Personen stehen im Mittelpunkt der Wahrnehmung. Diese kann entweder stark kognitiv verlaufen oder sich in zu intensivem Erleben äußern, das erneut durch die kognitive Auseinandersetzung getriggert wird. Das eigene Scham- und/oder Schulderleben wird so zum inneren Zustand und widersetzt sich jeglicher Veränderung.

Schwerpunkt des therapeutischen Arbeitens ist daher die Unterbrechung solcher automatisierten Prozesse. Durch emotionsaktivierende Techniken kann das gesamte Geschehen zugänglich gemacht werden. *Dabei leitet der Therapeut den Patienten an, insbesondere den Teil wahrzunehmen, der in den Hintergrund getreten ist.* So kann bei einer intensiven kognitiven Verarbeitung über die emotionale Aktivierung eine kohärente Speicherung von somatischen, emotionalen und kognitiven Gedächtnisinhalten ermöglicht werden.

Praxistipp

Bei einer intensiven emotionalen Reaktion gilt es, eingeschränkte kognitive Gedächtnisinhalte und aktuelle Informationen der sozialen Interaktion sowie die tatsächlichen Erlebensweisen des Patienten zugänglich zu machen. Die kognitive Bewusstmachung dient zeitgleich dem Aufbau von notwendigen Emotionsregulationsstrategien.

3.3 Scham- und Schulderleben im Rahmen von Prozessen

Scham- und Schulderleben sind sehr oft Begleiterscheinungen von ganz natürlichen Prozessen und haben daher eine besondere Bedeutung im Therapiealltag. Prozesse sind oft langlebig, zeichnen sich durch Rückschritte und Lernfortschritte aus, die auf vielen Ebenen stattfinden. Einen Teil der Prozesse können Behandler in den Therapien begleiten, nur selten jedoch den gesamten Prozess und vermutlich kaum auf allen Ebenen. Eine Besonderheit stellt sicher die biographische Arbeit dar (► Kap. 10). Das Bearbeiten der bisherigen Biographie liefert wichtige Hinweise über bisherige Scham und Schuldthemen/-entwicklungen und Ausprägungen im Rahmen der bisherigen Entwicklung. *Im therapeutischen Bewusstsein gilt es daher, ein Bewusstsein darüber zu haben, was der Patient als Unterstützung braucht/einfordert, um sich solchen Prozessen besser stellen zu können.* Teilweise ist für Patienten ein Metawissen darüber nötig, dass solche Prozesse von Scham- und Schulderleben begleitet werden, um die Bereitschaft zu fördern, sich diesen emotionalen Begleiterscheinungen stellen zu können.

Praxistipp

Die folgenden Prozesse gehen zumeist mit Scham- und Schulderleben einher:

- Entwicklungspsychologische Prozesse
- Biographie-Arbeit an zentralen Lebensthemen und unverarbeiteten Belastungserfahrungen
- Arbeit am Selbstwert
- Förderung von Identitätsentwicklung und Individuationsprozesse
- Integrationsprozesse
- Auseinandersetzung mit physischen und psychischen Erkrankungen oder Besonderheiten
- Auseinandersetzung mit inneren und äußeren Werte- und Normensystemen

Die Auseinandersetzung mit dem neuen Wissen über sich sowie die bereits gemachten Veränderungen, die zu einer Verbesserung führen, bilden die Ausgangslage für eine Neubewertung der eigenen Person/des eigenen Verhaltens. Die Postüberlegungen und der Erkenntnisgewinn verursachen fast immer Scham- und Schulderleben. Das so aktivierte Scham- und Schulderleben ist meist sowohl bezüglich der Intensität als auch in Bezug auf die Quantität eher adaptiv und als Ressource gut nutzbar.

Die aufgeführten Punkte bedingen sich zum Teil gegenseitig. Zum einen kann die Auseinandersetzung mit der Biographie-Arbeit und dem dazugehörigen Selbstbild und den internalisierten Erwartungen die Identitätsentwicklung anregen und fördern. Zum anderen kann im Rahmen von Integrationsprozessen die Auseinandersetzung um psychische und physische Besonderheiten notwendig sein. *Fast immer verläuft parallel zu jedem Prozess/jeder Entwicklung die Auseinandersetzung um innere und äußere Norm- und Wertesysteme.* Diese können dabei als Hilfestellung für die eigene Orientierung und Zielsetzung dienen.

Entwicklung

Entwicklungsorientiert lässt sich über die Lebensspanne eines Menschen hinweg beobachten, dass das intensive Auftreten und/oder Fernbleiben von Scham- und Schuldemotionen quasi einen natürlichen Prozess darstellen. So finden wir beispielsweise in der Lebensphase der Adoleszenz sehr häufig Scham und Schuld als Emotionen, die körperliche Veränderungsprozesse, sexuelle Reifung und die Auseinandersetzung um Autonomie und Abgrenzung sowie die Integration in Peergroups begleiten. Andere Menschen zu beschämen sowie Scham- und Schuldgefühle/-erleben bewusst auszulösen steht dem gegenüber.

Zeitgleich bieten diese Phasen auch die Möglichkeiten, einen Umgang mit Scham- und Schulderleben zu erlernen. Ist eine solche Entwicklungsphase gelungen, treten Scham- und Schulderleben zunehmend als angemessenes emotionales Erleben auf (▶ Kap. 3.1). Daraus lässt sich schließen, dass in der Auseinandersetzung um die Themen eine Weiterentwicklung stattgefunden hat, die von erlernten Emotionsregulationsstrategien begleitet werden.

Praxistipp

Diagnostisch wertvoll ist Scham- und Schulderleben, das weiterhin rund um die Auseinandersetzung der Themen stattfindet, die mit solchen Entwicklungsphasen einhergehen, aber zeitlich versetzt sind. Der therapeutische Prozess sollte in diesem Kontext entwicklungsförderlich gestaltet werden und zeitgleich auf die Nutzung/Vermittlung von Emotionsregulationsstrategien fokussieren.

Biographie

Die Biographie-Arbeit fördert die Auseinandersetzung mit Lebensthemen. Auch ohne eindeutige Symptome einer Traumatisierung können emotional unverarbeitete Erfahrungen in Kindheit und Jugend sowie persönliche Bedeutungszusammenhänge bewusst gemacht werden (▶ Kap. 10). Diese Auseinandersetzung ist immer auch mit Bilanzierungen und Vergleichen verknüpft. *Die Erkenntnis, unter besonders belastenden Umständen aufgewachsen zu sein, kann neben dem Zugang zu den eigenen Ressourcen und Fähigkeiten aber auch Scham- und Schulderleben zum Vorschein bringen.*

Praxistipp

Im heutigen sozialen Umfeld eine andere, vielleicht vom Normalen abweichende Biographie zu haben, kann die eigene Andersartigkeit verdeutlichen und Scham aktivieren. Zeitgleich ist es möglich, stellvertretende Scham für die Eltern/Bezugspersonen zu entwickeln. Schulderleben tritt typischerweise auf, wenn beispielsweise jüngere Geschwister durch ein frühes Verlassen der Familie in den desolaten Verhältnissen zurückgelassen wurden (werden mussten) oder der eigene spätere Erfolg dazu führt, dass die Familie Unterstützung erwartet/einfordert.

Neben der Nachbearbeitung emotional belastender Erfahrungen ist häufig eine Begleitung in der Findung neuer eigener innerer Werte und Normen notwendig (▸ Kap. 12). Diese können erneut Scham und Schuld verursachen, wenn sie als Bewertungsgrundlage für das eigene Verhalten und die eigene Person gelten. Grundsätzliche Werte, wie Hilfsbereitschaft und Verlässlichkeit, sollten auch Ausnahmemöglichkeiten, z. B. für Abgrenzungsprozesse, beinhalten.

Identität und Individuation

Identitäts- und Individuationsprozesse werden fast immer im Rahmen von längeren Behandlungen angestoßen. Menschen mit maladaptiven Scham- und Schulderleben sehen hierin eine der größten Herausforderungen. *Der frühen Strategie der Ein- und Unterordnung folgt nun das Akzeptieren und Anerkennen von bisher am liebsten vermiedener Individualität.* Sich selbst eine Erlaubnis geben zu können, zu sein, wie man ist, und sich zeitgleich weiterentwickeln zu können verursacht oft Unbehagen. Scham- und Schulderleben sind typisch – teils mit frühen emotionalen Inhalten, im Sinne von kindlich undifferenzierten Scham- und Schuldgefühlen. Die Verunsicherung ist oft verbunden mit einer emotionalen Instabilität und Schwankungen – ähnlich, wie wir es in der Phase der Adoleszenz beobachten. *Therapie hat dabei neben der konkreten Arbeit an Symptomen auch die Förderung der Identität und Individuation im Blick.* Neben der Entwicklung einer wohlwollenden Selbstakzeptanz rund um die eigenen Besonderheiten, Stärken und Schwächen liegt der Fokus auf der Würdigung der biographischen Besonderheiten. Gesundheitsförderliche Verhaltensweisen und Selbstfürsorgestrategien sollten neben dem Erlernen von Emotionsregulationsstrategien gebildet werden. Die persönliche Weiterentwicklung kann sich an neu erarbeiteten Werten, Normen und vor allem an Bedürfnissen orientieren. Dabei stellen die Modulation und die angemessene Flexibilität von Werten, Normen und Regeln wichtige Aufgaben dar.

Integration

Integrationsprozesse haben im Zuge der Migrationsdiskussionen eine große Aufmerksamkeit in der Gesellschaft erfahren. Tatsächlich gibt es viele Faktoren, die eine nachhaltige Integration verhindern. Demgegenüber gibt es jedoch eine Vielzahl von integrationsförderlichen Aktivitäten. *Das Thema Integration wird sehr oft begleitet von Scham- und Schulderleben. An dieser Stelle sind Scham und Schuld sicher sehr funktional, denn die Motivation, diese zu vermeiden, geht immer auch mit Anpassungsleistungen einher.* Jedoch ist hier nicht nur die gesellschaftliche und kulturelle Integration Betrachtungsgegenstand. Vielmehr begegnet Menschen die Integration im Alltag. Bewältigte Entwicklungsphasen, Individuation und Identität machen oft eine Neuorientierung notwendig, auch mit Blick auf das soziale Umfeld. So kann es in Untergruppen, z. B. bei jungen Eltern oder politischen Gruppen, notwendig sein, sich zu integrieren. Vor dem Hintergrund maladaptiven Scham- und Schulderlebens haben sich Betroffene jahrelang zurückgezogen und in Einsamkeit gelebt. Die Begleitung der Integration in das soziale Umfeld ist notwendig, da auch hier – wie eingangs erwähnt – Scham- und Schulderleben diesen Prozess begleiten.

Physische und psychische Erkrankungen

Neben der Behandlung und Bearbeitung der Symptome, die mit einer Erkrankung einhergehen, ist die *Auseinandersetzung mit physischen und psychischen Erkrankungen oder Besonderheiten* sinnvoll. Das Ziel einer Krankheitsakzeptanz im Sinne einer grundsätzlichen Krankheitsbewältigung wird zunehmend relativiert. Stattdessen geht es um die individuelle Förderung einer Person, damit sie selbstverantwortlich und des jeweiligen Entwicklungsstandes entsprechend lernt, mit der Krankheit und deren Besonderheiten umzugehen.

Dieses Ziel verdeutlicht, dass insbesondere für psychische und physische Erkrankungen oder Besonderheiten der Prozess niemals ganz abgeschlossen ist, sondern immer neuen Anpassungsleistungen unterliegt. Neben dieser sich wiederholenden Auseinandersetzung erfolgt auch der Aufbau gesundheits- und resilienzförderlichen Verhaltens (► Kap. 2 und 11.3).

Im Zuge der medizinischen Veränderungen und neuen Behandlungsansätze kann es sinnvoll sein, sich neu beraten zu lassen oder Medikamente umzustellen. Neue Einsichten und Erkenntnisse können die Grundlage für Scham- und Schulderleben darstellen. Denn frühere Zweifel oder Ambivalenzen, z. B. zu den Wirkungen und Nebenwirkungen von Medikamenten, sind oft emotional gut abrufbar. *Zur Auseinandersetzung mit Erkrankungen gehören oft auch unangenehme äußere Einflüsse, wie medizinisch notwendige Untersuchungen, andere Wirkmechanismen und Nebenwirkungen von Therapien oder der besondere Umgang durch andere Personen im Vergleich zum sozialen Umfeld.* Diese Erfahrungen sind häufig mit Scham- und Schulderleben verknüpft und müssen entsprechend verarbeitet werden.

Werte, Regeln und Normen

Die wiederholende Auseinandersetzung mit inneren und äußeren Werte- und Normensystemen ist Teil der menschlichen Entwicklung. Notwendig wird dies nicht nur in Schwellensituationen, wie beispielsweise der Übergang in neue Lebensphasen. Dazu gehören auch Lebensereignisse, die mit Veränderungen einhergehen, wie Verlusterfahrungen von nahestehenden Menschen oder des Arbeitsplatzes, plötzliche Erkrankungen, bevorstehende Elternschaft, neue Partnerschaft, neues Engagement zugunsten von Nachhaltigkeit oder eine neue soziale Gruppe, zu der man zugehörig ist, etc. All diese Veränderungen machen eine Bilanz der bisher gelebten, verinnerlichten Normen, Werte, Gesetze und Regeln notwendig. *Mit neuen Erkenntnissen verbunden sind rückblickend immer auch die Neubewertungen des bisherigen Verhaltens und das »So-gewesen-Sein« als Mensch.*

Praxistipp

Scham- und Schulderleben im Zuge von Prozessen benötigen die innere Bereitschaft, sich mit den Emotionen und den dahinter liegenden Bedürfnissen auseinanderzusetzen, da diese regelhaft auftreten. Zumeist müssen Werte, Normen und Zuschreibungen bilanziert und modifiziert werden.

4 Therapie und Behandlungssetting

Dem angemessenen Therapiesetting wird eine elementare Bedeutung für die Durchführung einer Psychotherapie zugeschrieben. *Professionalität und Klarheit stellen eine gute Grundlage für die Arbeit an schmerzhaften Emotionen, entwicklungsrelevanten Erfahrungen und belastenden Symptomen dar.*

Eine klare Gestaltung mit ausreichendem (emotionalen) Raum für Gespräche, Interventionen und kleinere Verhaltensexperimente sollte in einem therapeutischen Setting gegeben sein. Dazu gehören Transparenz beim Vorgehen und in der Struktur der einzelnen Sitzungen sowie der gesamten Behandlung, z. B. bezüglich der geplanten Dauer, des konkreten Vorgehens zugunsten der Ziele des Patienten und angewendeter Methoden. Fragebögen, die den Patienten mitgegeben werden, sollten in ihrer Nutzung durch den Therapeuten erläutert und Auswertungen gemeinsam besprochen werden.

Die Diagnosekommunikation hängt mit der Idee eines informierten Patienten als Behandlungspartner zusammen. Dennoch werden *Diagnosen auch subjektiv verarbeitet und bergen Risiken, wie beispielsweise die Überidentifikation mit der Erkrankung und/oder einhergehende (Selbst-)Stigmatisierung.* Funktionalitäten aufzuspüren ist immer auch Behandlungsbestandteil – manchmal entstehen auch neue Möglichkeiten durch eine Diagnose: »Weil ich depressiv bin, darf ich mich (nur) um mich kümmern und brauche mehr Zuwendung.« Ein achtsames und taktvolles Vorgehen des Therapeuten hilft dabei, den richtigen Moment zu finden und dysfunktionale Verarbeitungsprozesse bewusst zu machen. Im Falle dysfunktionalen Scham- und Schulderlebens ist es zwar möglich, dieses einer Diagnose zuzuordnen, dies ist oft aber erst einmal nicht notwendig. *Die Herleitung der Problematik und Besonderheiten über ein Störungsmodell verdeutlicht Entstehungsbedingungen und Zusammenhänge.* Vor diesem Hintergrund kann eine Diagnosezuordnung zwar sinnvoll sein, steht jedoch nicht im Vordergrund.

Praxistipp

Kollegen und Therapeutinnen, die durch eigene Themen schnell in eigenem Scham- und Schulderleben und -erinnerungen getriggert werden, sollten für sich noch einmal das räumliche Setting prüfen. Mitunter erleichtert es allen Beteiligten, wenn Behandler und Patient im 90-Grad-Winkel zueinander sitzen. Drehstühle sind unkompliziert auszurichten, und Patienten nutzen die Bewegungsoption gern.

4.1 Scham und Schuld im therapeutischen Kontakt

Im psychotherapeutischen Alltag sind Scham und Schuld sowie die Auseinandersetzung darum ständige Themen und Begleiter. Häufig erleben sich Behandler gerade den frühen und maladapativen Formen von Scham- und Schulderleben selbst hilflos und ohnmächtig gegenüber. Es entsteht eine Art Angst und natürlich eine Art Mitgefühl und empathische Sorge, Patienten möglichst nicht bloßstellen oder gar beschämen zu wollen.

Dennoch entstehen gerade vor diesem Hintergrund erste invalidierende Erfahrungen, wenn auch Therapeuten um die Auseinandersetzung mit Scham und Schuld innerlich einen Bogen schlagen. *Den meisten Patienten fällt es sehr schwer, in der Sprechstunde oder im Erstgespräch zu berichten, welche Symptome im Vordergrund stehen und zu welchen Themen sie bisher keinen guten Umgang gefunden haben.* Sich Misserfolge oder eigenes Versagen bewusst zu machen, es vor einem professionellen Helfer einzugestehen ist unausweichlich mit Scham- und Schulderleben verbunden.

Praxistipp

An vielen Stellen lohnt sich der Perspektivwechsel und sich die Therapie aus Sicht des Patienten bewusst zu machen.

Eigene Erinnerungen an die ersten und vielen Stunden der Selbsterfahrung können helfen, sich bewusst zu machen, dass wir nahezu verpflichtet sind, uns gemeinsam mit dem Patienten auch Scham und Schuld als Thema, als adaptive Emotionen, als prozessbegleitend, als scheinbar bedrohlichen Zustand, als etwas, was sich unangenehm anfühlt und oft der Kontrolle entzieht, zu widmen. Grundsätzlich sind Patienten darauf angewiesen, sich im therapeutischen Setting akzeptiert und angenommen zu fühlen (fühlen zu können). Im therapeutischen Prozess entstehende Emotionen können erlebnisorientiert genutzt werden. Dazu gehören auch angenehme Emotionen, zu denen sich Therapeuten und Patienten austauschen.

4.1.1 Patienten abweisen »müssen«

In den Selbsterfahrungen und Supervisionen brauchen junge Kollegen oft Unterstützung darin, wie Patienten in aller Sorgfalt und mit viel Empathie an andere Kollegen abgegeben werden müssen. Kompetenzscham und Schulderleben, sich in einem therapeutischen Bereich (noch nicht) ausreichend auszukennen, führt oft dazu, dass das Abweisen von Patienten recht holprig und mit zu wenigen Erläuterungen passiert. *Die erfahrene Zurückweisung ist jedoch für fast jeden Patienten emotional eine echte Herausforderung und verstärkt das meist schon sehr ausgeprägte Scham- und Schulderleben.*

Austausch- und Unterstützungsmöglichkeiten aufzusuchen und zu nutzen ist Bestandteil unserer Profession. Die ständigen Weiterentwicklungsmöglichkeiten mit Patienten, neuen Methoden- und Therapieansätze und der interdisziplinäre Austausch machen den therapeutischen Beruf spannend und unser Arbeiten sehr lebendig.

5 Therapeutische Haltung

Das therapeutische Arbeiten an Emotionen allgemein und insbesondere an Scham- und Schuldgefühlen/-erleben braucht ein Bewusstsein darüber, dass auch wir als Therapeuten den Emotionen einen ausreichenden Raum geben und mit großer Validierung begegnen. Die Bereitschaft zur großen zeitlichen und wertfreien Erkundung von emotionalen Prozessen sollte vorhanden und/oder bewusst aktiviert werden. Empathische Explorationen werden entsprechend erlebnisorientiert, akzeptierend und Emotionen validierend ausgerichtet. *Sprachliche Ergänzungen und taktvolles Anbieten bisher unbenannter/unerkannter Emotionen können oft biographisch eingebettet werden und beleben damit das individuelle Geschehen des Patienten.*

5.1 Basiskompetenzen gezielt nutzen

Unsere Basiskompetenzen sind ein bedeutsames Werkzeug in der Arbeit an Scham und Schuld. Folgende Aspekte sollen daher nur kurz benannt, aber auf diesem Weg wieder bewusst gemacht werden.

Es beginnt schon bei der ersten Ansprache und Kontaktaufnahme: Wie wird der Name richtig ausgesprochen? Soll der Titel mit angesprochen werden? Die Zeit für einen freundlichen, angemessenen Blickkontakt wird jedem Patienten guttun. *Ein warmherziger und wohlwollender Blick beinhaltet bereits eine korrigierende Erfahrung, wenn diese bewusst wahrgenommen und integriert wird.* Es kann im fortgeschrittenen Behandlungsprozess zu Scham und Schuld helfen, Patienten einzuladen, sich den Blick anzuschauen und mit den verinnerlichten und erinnerungsbasierten Informationen abzugleichen.

Blickkontakt löst aber auch Scham- und Schulderleben aus, was dazu führt, dass manche Patienten diesen anfangs ganz gezielt vermeiden oder ihn gar nicht aufbauen können. Ganz besonders nehmen diese Patienten die Stimme der Therapeuten wahr. *Die Stimmmodulationsmöglichkeiten sind ein wichtiger Bestandteil unserer sprachfokussierten Tätigkeit.* Die Stimme erreicht jeden Menschen in seinem tiefsten Inneren als ein Reiz, der schon vor dem Sehen und Gesehen-Werden verarbeitet wird. Kann ein Patient den Blickkontakt nicht halten oder diesen nicht wahrnehmen, ist es möglich, ihn aufzufordern, die Stimme bewusst zu hören. *Ein warmherziger Stimmklang steht oft im Widerspruch zu dem, was Patienten denken zu hören.* Diesen Widerspruch aufzudecken ermuntert auch, in anderen sozialen Interaktionen genau hinzuhören – erst, wie die Stimme klingt, und danach, welche Inhalte gesprochen werden.

Scham- und Schulderleben lassen oft massiven Leidensdruck entstehen. Dieser resultiert mitunter auch aus den Defiziten in der Emotionsregulation im Umgang mit den emotionalen Anteilen von Scham und Schuld. Genauso gilt es, die sehr rationalen Patienten wahrzunehmen und sich den tatsächlichen Inhalt der vielen geäußerten Kognitionen bewusst zu verdeutlichen. Jemand, der bemüht ist, einen »guten Eindruck zu hinterlassen«, hat dafür bestimmt seine Notwendigkeiten – aber diese sind nicht immer bewusst.

Die Angst vor schmerzhaften Emotionen wie Scham und Schuld verhindert oft die Selbstreflexion und die Auseinandersetzung mit der eigenen Biographie. Terminverlegungen oder -absagen, das Zu-spät-Kommen vor Sitzungen mit den angekündigten Inhalten sind meist kein Zufall. Genauso wenig, wie schlecht oder nur unzureichend oder übertrieben bearbeitete Fragebögen. Diagnostisch wertvoll sind sie, da sie uns im therapeutischen Alltag wichtige Hinweise liefern.

Vom Therapeuten und professionellen Helfern abhängig zu sein oder gar zu werden ruft eine tiefsitzende Abhängigkeitsscham hervor, die die eigene Bedürftigkeit bewusst macht und Hilflosigkeit, Ohnmacht, Ärger sowie Trauer auslösen kann. Insbesondere Interventionen, die korrigierende Erfahrungen als Ziel haben, lassen Abhängigkeitsscham entstehen. Psychoedukation über das Prinzip und die Notwendigkeit zur Nachbeelterung (»limited reparenting«) oder Problemaktualisierung unterstützen die meisten Menschen im Verständnis dafür, dass Scham- und Schulderleben auch als Prozesserscheinung die Behandlungen begleiten.

Schulenübergreifend lohnt sich während einer Behandlung die regelmäßige Bilanz der drei wichtigsten Wirkfaktoren einer Therapie (▸ Abb. 5-1; vgl. auch beispielsweise Tschitsaz und Stucki 2013).

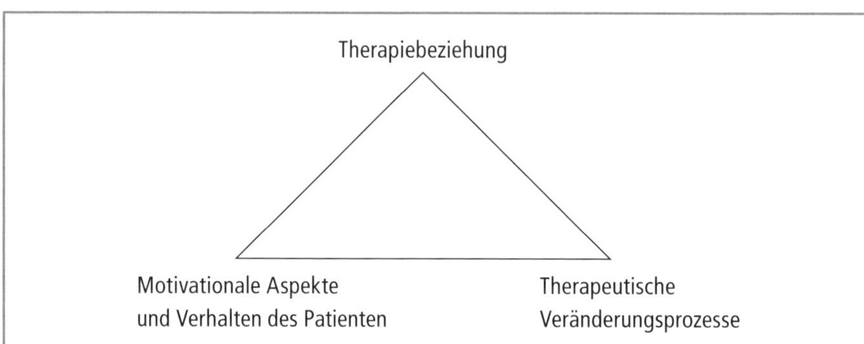

Abb. 5-1 Bilanz der drei wichtigsten Wirkfaktoren der Therapie

Kommt es zu Blockaden oder keinen Therapiefortschritten, gilt es, das Augenmerk auf mögliche Scham- und Schuldaspekte und/oder deren Vermeidung zu legen. Hinter veränderten Motivationen des Patienten sind immer auch Vermeidungsmotive zu finden. Diese gilt es gemeinsam aufzuspüren und bewusst zu machen. Die wahrgenommene Diskrepanz zwischen dem eigenen Ideal-Selbst und dem Real-Selbst ist ein häufiger Scham- und Schuldtrigger. *Die Vermeidung gefürchteter Situationen und Erfahrungen entsteht vor dem Hintergrund, dass eigene schambesetzte Anteile des Real-Selbst sichtbar werden. Verknüpft damit sind eine tief verankerte Angst vor negativer Beurteilung und eine erhöhte Kritiksensibilität.* Das wirkt sich wiederum auf die therapeutische Beziehung aus, die sich darunter deutlich verändern kann. Die therapeutische Beziehung ist ein wechselseitiger Prozess, der aus Emotionen und inneren Haltungen der Patienten und Behandler resultiert.

Praxistipp

Die Arbeit an den schmerzhaften Scham- und Schuldemotionen und -themen geht immer auch mit der Aktivierung anderer Emotionen einher. So sind Traurigkeit, Ängste, Einsamkeit, Verlassenheitsängste, Unsicherheit, Ekel und Hass sowie Neid typische emotionale Einfärbungen.

Die Arbeit an Scham- und Schulderleben erfordert ein hohes Maß an Empathie, emotionaler Sensibilität und Klarheit über eigene Selbsterfahrungsanteile. Dies begünstigt, dass auch Therapeuten empfänglich für Scham- und Schulderleben sind. Oft werden in diesem Kontext auch eigene Erinnerungen, die scham- und schuldassoziiert sind, aktiviert. *Das Mitspüren des emotionalen Erlebens der Patienten beinhaltet immer auch Möglichkeiten der Validierung und Bewusstmachung.* Akzeptierendes Vorgehen steht an dieser Stelle nicht dafür, alles gutheißen zu müssen, sondern für echtes Verständnis in dem Augenblick. Verständnis kann eine Therapeutin auch für die Schmerzhaftigkeit von emotionalem Geschehen aufbringen.

5.1.1 Schuld- und schaminduzierende Kommunikation

Diese Form der Kommunikation begegnet uns täglich im Alltag. Dies gilt natürlich auch für das therapeutische Setting. *Sowohl Patienten als auch Therapeuten sind dieser Form der Kommunikation durchaus ausgesetzt.* Patienten können beispielsweise vorwurfsvoll gegenüber den Therapeuten und der Therapieform reagieren, wenn Behandlungsfortschritte ausbleiben. Umgekehrt beinhaltet auch die Bewusstmachung im Rahmen der Therapie, z. B. die eigener Anteile an der psychischen Erkrankung, dass bei Patienten Schuld und Scham aktiviert werden. Insbesondere konfrontative und aufdeckende Rückmeldungen haben durchaus das Potenzial, von Patienten als »durchschaut und bloßgestellt« wahrgenommen zu werden.

Typischerweise wird scham und schuldinduzierende Kommunikation von der Person eingesetzt, die sich der anderen Person gegenüber als klein und schwächer wahrnimmt. Jemandem ein schlechtes Gewissen zu verursachen hilft durchaus, etwas bei der anderen Person zu erreichen, was diese sonst für die (schwächere) Person nicht tun würde.

Dem gegenüber steht jedoch, dass wir als Behandler den Patienten die Folgen des eigenen Verhaltens bewusst machen und verdeutlichen müssen, damit diese abwägen können, ob die Folgekosten gerechtfertigt sind. Im Rahmen der Folgekosten sollten immer auch Scham- und Schulderleben angesprochen werden, denn sich gegen Werte, Normen und Regeln zu entscheiden beinhaltet auch, aus dieser Instanz bewertet zu werden.

Merke
Sich wider besseres Wissens auch gegen eigene innere Werte und Maßstäbe zu verhalten oder sich so als Mensch verhalten zu haben erhöht die Wahrscheinlichkeit, Scham und Schuld zu erleben.

6 Methodenvielfalt

Der psychotherapeutische Beruf unterliegt derzeit einem großen Wandel und vielen unterschiedlichen Einflüssen. So wird die systemische Therapie als neues und viertes Richtlinienverfahren zugelassen, die künftige Struktur der neuen Psychotherapeutenausbildung orientiert sich an der Ausbildung der medizinischen Facharztausrichtung. Neue Befugnisse wie Verordnungen oder gar mögliche Bescheinigungen zur Arbeitsunfähigkeit sollen perspektivisch auch von den Kollegen, die Psychologie studiert haben, geleistet werden können. Neben all dem Wandel wird auch deutlich, dass integrative Prozesse sowohl bezüglich der Inhalte und Interventionen als auch über die Berufsgruppen hinaus stattfinden. *Psychotherapie wird facettenreicher und schulenübergreifend.* Solche Annährungsprozesse werden auch im gelebten Alltag von Therapeuten geleistet.

Merke
Der intensive Austausch über die therapeutischen Schulen und Berufsgruppen hinaus ermöglicht auch, sich mit deren Interventionen und Behandlungskonzepten auseinanderzusetzen und diese zu adaptieren. Das gilt insbesondere für die Arbeit an Scham und Schuld.

Zu den emotionalen Entitäten Scham und Schuld sind wichtige Grundlagen in der analytischen Betrachtungsweise geschaffen worden. Scham- und Schuldthemen sowie Erfahrungen haben entwicklungsrelevanten Charakter und prägen als soziale und moralische Emotionen das soziale Miteinander sowie Individuations- und Identifikationsprozesse. Es liegt nur nahe, auf andere therapeutische Ausrichtungen zu schauen und sich beispielsweise systemische Aspekte bewusst zu machen. Die Einbeziehung der Biographie und gestalttherapeutischer Ansätze kann helfen, vorsprachlich-kindliche Scham- und Schuldgefühle zu bearbeiten (vgl. Lammers 2018). *Scham- und Schulderleben stellen hierbei echte emotionale Netzwerke dar, die auf den unterschiedlichsten Ebenen einander bedingen und wechselseitig rückwirken.*

Praxistipp

Die Bereitschaft, mit gelebter Methodenvielfalt an Scham- und Schulderleben zu arbeiten, steht immer auch in Verbindung, dem Patienten auf Augenhöhe zu begegnen und mit ihm seine Methode zu entdecken, die sich als hilfreich erweist. Daher gehört auch die Arbeit mit unterschiedlichen Materialien und Interventionen zu jeder therapeutischen Grundausstattung.

Psychoedukation für Patienten

7 Patienteninformationen zu Scham und Schuld

7.1 Allgemeines zu Scham und Schuld

Liebe Leserinnen und Leser,

lassen Sie uns doch mit Worten, Formulierungen und Beschreibungen für Schuld und Scham beginnen, die Ihnen im Alltag ständig begegnen oder die Sie selbst verwenden.

Für *Schuld* nutzen viele Menschen Worte wie: etwas beichten müssen, ängstlich sein vor den Konsequenzen oder vor Strafen, Reue, Verpflichtungen und/oder Verbindlichkeiten haben, Schande, im Rückstand sein, sich selbst anklagen oder vorwerfen, Sünde begangen zu haben, versagt zu haben, wider besseren Wissens gehandelt zu haben, Zweifel, verantwortlich sein, Gewissensbisse und ein schlechtes Gewissen, Unbehagen, etwas bereuen …

Für *Scham* lassen sich folgende Beschreibungen und Worte finden: verletzter Stolz oder Würde, Demütigung, Niederlage, Verfehlung, Entfremdung, sich nicht dazugehörig fühlen, Einsamkeit, scheu, schüchtern, Bescheidenheit, Unzulänglichkeit, Verletzung, Gelähmtsein, sich beklemmt und eingeengt fühlen, im Boden versinken wollen, Kränkung, Verachtung/Ablehnung der eigenen Person, Beschämung, Sorge um die eigene Performance – »wie andere über mich denken«, Verlust von Selbstachtung, Minderwertigkeitserleben, Selbstbewusstseinsproblem, Selbstwertthema haben, um Würde und Achtung ringen …

Vermutlich fallen Ihnen noch weitere Formulierungen für Scham oder Schuld ein. Und damit haben Sie indirekt schon eine wichtige Gemeinsamkeit beider Gefühle entdeckt. Viele dieser Worte und Beschreibungen verbergen eine emotionale Seite von Scham und/oder Schuld. Zum allem »Übel« treten Scham und Schuld auch gern zusammen auf, und dann wird es richtig unangenehm. Den beiden Zeitgenossen mögen oder können wir manchmal einfach nicht begegnen. *Vielleicht kennen Sie die Gefühle aus Ihrer Vergangenheit, Kindheit, der Pubertät oder aus Zeiten der Arbeitslosigkeit, Krankheit?*

Jeder kennt diese Emotionen genau und weiß, wie sich diese am eigenen Körper zeigen. Dennoch benutzen wir lieber andere Formulierungen, vielleicht auch, weil wir glauben, dass wir uns so vor ihnen schützen? Sie wissen, welchen mangelnden, gar quälenden oder blockierenden Charakter beide Gefühle annehmen können. Am liebsten wollen wir diese Gefühle einfach nicht haben, denn wer fühlt sich schon gern schlecht? Das gilt auch für Scham und Schuld. *Am liebsten vermeiden wir diese Emotionen, und das möglichst vorausschauend. Viele Dinge, die wir im Alltag tun, haben damit etwas zu tun. Der Übergang zwischen Schüchternheit, Verlegenheit, Peinlichkeit, Scham, Schuld und sozialen Ängsten ist flie-*

ßend. So reiht sich oft ein Gefühl ans nächste, und nicht selten schämen wir uns für unser Schamgefühl oder ärgern uns wegen des scheinbaren Gesichtsverlustes. Manchmal beschämen oder beschuldigen wir lieber andere Personen, um uns hinterher lange dafür zu rechtfertigen oder gar ganz schlecht zu fühlen.

Zu wenig Schuld und Scham dagegen ärgert uns meist bei anderen Menschen. Wir finden beispielsweise, dass diese zu wenig Verantwortung übernehmen oder sich wirklich schämen müssten. Wir schämen uns fremd für Menschen, die sich im Fernsehen bloßstellen oder sich beschämen lassen. Wir schämen uns manchmal stellvertretend für unsere Eltern, Freunde oder Geschwister.

Quellen für Scham und Schuld gibt es im Alltag genug: die falsche Kleidung; etwas Peinliches gesagt; beim Schwarzfahren erwischt worden; zu spät zur Arbeit oder zu einem Treffen gekommen; der Magen knurrt schrecklich laut in einer Besprechung; eine psychische oder körperliche Krankheit zu haben; irgendwie anders als andere auszusehen oder sich zu fühlen; sich beim Vortrag verhaspelt zu haben; sich körperlich verändert zu haben; nicht mehr leisten zu können, was bisher immer (noch) ging; den Arbeitsplatz verloren zu haben; in der Schule auf das (ungewöhnliche) Verhalten des eigenen Kindes angesprochen zu werden … Die Liste wird immer länger, je mehr man hinsieht. Aber ist das Problem das Hinsehen? *Nein, das »Problem« ist, dass wir Scham und Schuld gar nicht vermeiden können und es auch möglichst nicht sollten.* Die Emotionen und Themen, weshalb wir Scham und Schuld erleben können, sind allgegenwärtig. Und nicht selten wird mit dem *Versuch, beide oder eines der Gefühle vermeiden zu können, der Spielraum eines Menschen ganz schön klein.*

7.1.1 Scham und Schuld als quälender Zustand

Beide Gefühle treten oft im Kontakt mit anderen Menschen auf. Das gilt über die Kulturen hinweg. Nun könnte man sich überlegen, Kontakt zu anderen Menschen einfach zu vermeiden. Neben der Einsamkeit stellt sich vermutlich auch Trauer ein, denn wenn nichts Neues passiert, über das wir nachdenken können, dann sind wir meist unserem Denken ausgeliefert. Typischerweise grübeln wir über die Vergangenheit und/oder uns selbst nach und dafür haben wir ja ohne Kontakte eine Menge Zeit. Das Schlimme daran ist, dass wir uns sogar vor uns selbst schämen können, uns beschuldigen, dass wir dieses oder jenes einfach nicht besser hinbekommen haben. Meist sind wir unsere strengsten Kritiker, denn unsere Schwächen kennen wir ganz genau. Niemand hält uns davon ab, so mit uns umzugehen. (Zeitgleich würden wir aber niemals so mit anderen Menschen umgehen.)

Die Stimmung wird immer schlechter, wir selbst angespannter, ärgerlicher oder trauriger. Nun kommt der Effekt des stimmungsabhängigen Erinnerns zum Tragen. Wir erinnern uns vermutlich nur noch an Erfahrungen und alte Dinge, die zur jetzigen Stimmung passen. Sie ahnen es schon, und die Stimmung – oder auch Laune genannt – wird immer schlechter. *Ein Teufelskreislauf, der in quälende Einsamkeit, Gedanken an den Tod oder gefährliche Selbstbestrafungen/-verletzungen münden kann.* Manchmal schaltet das »System« rechtzeitig ab, und wir dissoziieren. Dissoziation ist ein Schutzmechanismus, der verhindert, dass wir überfordert werden. Das Problem dabei ist natürlich, dass wir auch wieder aus der Dissoziation herauskommen müssen.

Merke
Wichtig ist: Sollten Sie sich in einem solchen Zustand befinden, sprechen Sie bitte mit Ihrem Therapeuten/Behandler oder Arzt. Geben Sie ein deutliches Zeichen, denn Sie brauchen ganz sicher Hilfe, und sich Hilfe zu holen ist wirklich wichtig, um aus diesem Zustand herauszukommen.

Entscheidungen für uns treffen

Es braucht Zeit, um in einen solchen Strudel aus Scham und Schuld zu geraten. Zeit, die man versuchen kann, anders zu nutzen, aber Scham und Schuld werden uns auch dann in anderer Form wieder begegnen.

Manche Menschen geben den Kontakten zu anderen Menschen eine neue Chance. *Das ist gut, denn wir sind soziale Wesen und können gar nicht (gut) alleine durchs Leben gehen.* Wenn Sie versuchen, wieder mit anderen in Kontakt zu kommen, dann geben Sie sich und anderen Personen ein wenig Zeit. Die ist nämlich nötig, bis die grüblerische Stimmung, der Ärger, die Traurig- oder Einsamkeit wieder abklingen.

Unser Miteinander ist durch Werte, Normen, Regeln, Gesetze und Traditionen bestimmt. Diese zu kennen hilft durchaus, einen Teil von Scham und Schuld zu vermeiden. *Mitglieder einer Gemeinschaft wollen sich im Miteinander sicher fühlen und regeln daher dies, indem sie gemeinsame Werte, Regeln, Normen, Traditionen und Gesetze befolgen.* Gemeinschaft ist aber auch geprägt von den unterschiedlichen Kulturen, in denen diese gelebt wird. Sie kennen sicher das deutsche Sprichwort: »Andere Länder, andere Sitten« – und tatsächlich sind in anderen Ländern auch Scham und Schuld anders gelagert.

7.1.2 Scham- und Schuldthemen

Interessanterweise beziehen sich Scham und Schuld bei uns Menschen auf ähnliche Bereiche. Dazu gehören der eigene Körper, die eigene Wahrnehmung, das eigene Verhalten – ja, man kann sich schämen, sich so zu verhalten oder etwas »Unangemessenes« gesagt zu haben. Oft spüren wir Scham und Schuld, wenn unsere Grenzen verletzt wurden oder wir bei anderen Grenzen verletzen. Viele Menschen spüren diese Emotionen auch, wenn sie in ihrer Autonomieentwicklung nachhaltig eingeschränkt werden. Das ist insbesondere in der Kindheit und Jugend relevant, da sich mit dem natürlichen Drang nach Unabhängigkeit auch wichtige Fähigkeiten und Strategien entwickeln. Wird diese Entwicklung eingeschränkt, entsteht durchaus auch eine Art Abhängigkeitsscham. Sich als abhängig von anderen Menschen zu erleben fördert durchaus eine Art Bringschuld für die Unterstützung durch andere Menschen/Eltern. Dies ist insbesondere dann eine verzwickte Angelegenheit, wenn zeitgleich bestimmte Fähigkeiten nicht entwickelt werden konnten. So bleibt oft nur, dass man anderen schuldig ist, »nicht unangenehm aufzufallen oder diese unnötig zu belasten«, sondern sich anzupassen und immer freundlich und zugewandt zu sein.

Genauso können andere Krankheiten dazu führen, dass wir uns dafür schuldig fühlen oder gar schämen, weil wir beispielsweise glauben, sie hätten verhindern zu können oder gar selbst dafür verantwortlich zu sein. Viele Menschen entwickeln im Alter noch einmal Scham- und Schulderleben, da für sie der Verlust von Fähigkeiten besonders schwer wiegt. In diesem Fall entsteht durchaus ein Teufelskreislauf, denn zeitgleich sind ältere Menschen auf Hilfe von anderen Menschen angewiesen. Sich dafür zu schämen oder schuldig zu fühlen macht das Leben schwer. Nicht erbrachte Leistungen oder Leistungen, die nicht mehr selbst erbracht werden können, aber auch Verantwortung, die nicht mehr wahrgenommen werden kann, verursachen oft Scham und Schuld. Das zeigt sich z. B., wenn Angehörige in ein Pflegeheim verlegt werden, weil deren Versorgung zu Hause kaum noch möglich ist.

Scham- und Schulderleben spielen im Bereich der Sexualität und in Bezug auf die äußeren Geschlechtsorgane oft eine Rolle. Das Spiel, ein bisschen Schamlosigkeit zu zeigen, kann durchaus für einige Menschen eine spannende Bereicherung darstellen. *Aber auch im religiösen Glauben lassen sich Quellen für Scham und Schuld finden.* Im Zuge der öffentlichen Auseinandersetzungen um Missbrauch von Schutzbefohlenen sind zunehmend auch in kirchlichen Institutionen die Diskussionen um die Haltung zu Scham und Schuld zu finden. In fast jeder Religion war es bisher möglich, sich über entsprechende Rituale von Schuld zu befreien/oder befreien zu lassen. Schamoffenheit ist eine neue Entwicklung in kirchlichen Institutionen. Manchmal schämen sich Menschen ihrer Herkunft oder in »so einer Familie« aufgewachsen oder selbst schuldig geworden zu sein. Scham- und Schulderleben spielt in der Auseinandersetzung mit sich und dem eigenen Verhalten in der richtigen Dosierung eine wichtige Rolle. *Viele Entwicklungsprozesse werden von Scham- und Schulderleben begleitet – darüber reden die Menschen jedoch nicht gern.*

7.1.3 Gemeinsamkeiten

Scham und Schuld sind, obwohl beide Emotionen auch zusammen auftreten, zwei unterschiedliche Gefühle. Sie haben gemeinsame Anteile und können sich gegenseitig auslösen. Über die gemeinsamen Anteile lohnt es sich durchaus auch mal nachzudenken (▶ Abb. 7-1).

Es ist wichtig, die Unterschiede von Scham und Schuld zu kennen, aber bevor Sie weiterlesen, können Sie gern eine Pause einlegen.

Haben Sie Lust auf ein Experiment? Wenn Sie mögen, stellen Sie sich unseren Alltag, unser Miteinander im Leben als eine grüne Wiese vor. *Ohne Scham und Schuld haben wir einen englischen Rasen.* Falls Sie Lust haben, sich vom Lesen zu erholen, können Sie den Rasen auf dem Bild auch sehr gern ausmalen und farbig gestalten (▶ Abb. 7-2).

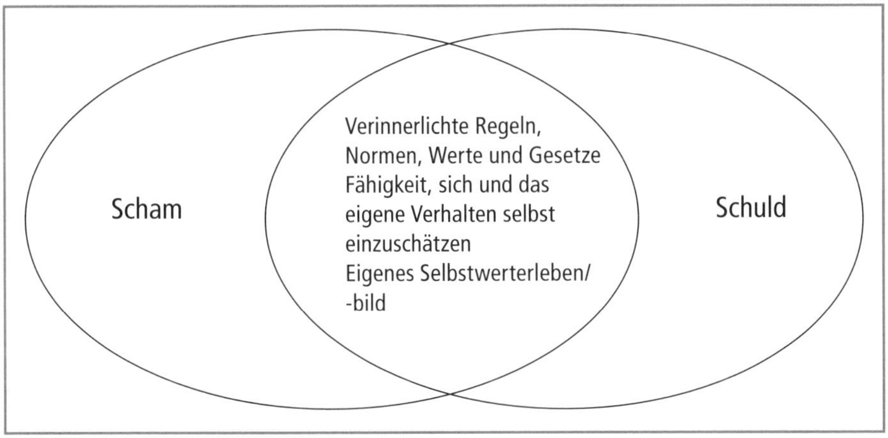

Abb. 7-1 Gemeinsame Anteile von Scham und Schuld

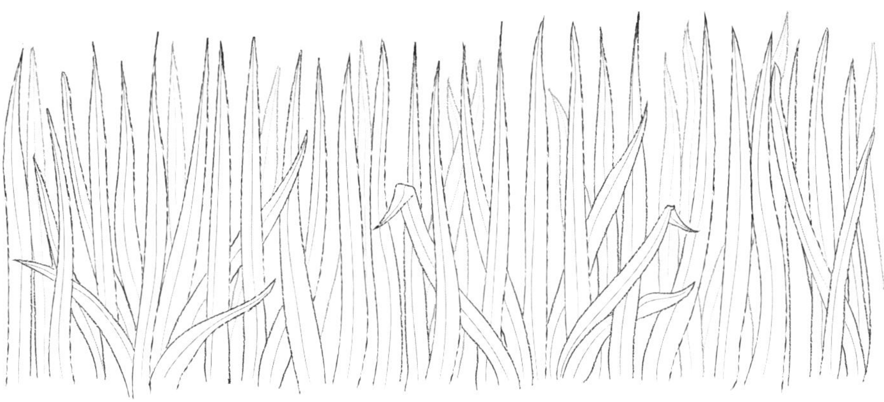

Abb. 7-2 Ein Leben ohne Scham und Schuld. © Christine Lackner, 2019

Sicherlich ist das Grün des Rasens fürs Auge für den Moment des Ausmalens ganz erholsam und schön. Wie viele Farben haben Sie verwendet? Jeder englische Rasen ist begrenzt und wird regelmäßig bearbeitet, damit sich weder die Höhe der Rasenpflanzen noch der Rasen selbst verändert. Es gibt meist einen achtsamen und strengen Gärtner, der genau und besonders kritisch darauf achtet, dass sich dort keine andere Pflanze ausbreitet.

Vielleicht genießen Sie die Pause einen Moment auf »Ihrem« persönlich gestalteten Rasen, bevor Sie weiterlesen? Eingeladen dazu sind Sie in jedem Fall herzlich!

7.2 Informationen zu Scham

Schamgefühl und Schamerleben sind zumeist sehr schmerzhafte und unangenehme Emotionen. Sie fühlen sich noch unangenehmer an als beispielsweise Schuld. Daher macht es Sinn, Schamgefühl und Schamerleben sprachlich zu trennen. Diese Unterscheidung soll Ihnen helfen, zu erkennen, aus welcher Zeit das jeweilige Gefühl/Erleben kommt. Das ist für die Arbeit an Scham und Schuld recht wichtig, denn so haben Sie mehr Handwerkszeug im Umgang mit Scham und Schuld.

Schamgefühle

Schamgefühle nennen wir Gefühle, die früh in der Kindheit entstanden sind. Diese Gefühle sind oft noch ganz klar und vornehmlich als Körpergefühl spürbar. Jedes Kind ist anders und bringt eine ganz unterschiedliche Ausstattung, z. B. für Schüchternheit und Sensibilität, mit.

Die ersten Schamgefühle entstehen etwa ab dem ersten Lebensjahr. Viele Wissenschaftler ordnen das erste Fremdeln eines Kindes dem ersten Schamgefühl zu. In dem Alter können die meisten Babys noch nicht sprechen. Schamgefühle sind daher eher körperliche Reaktionen, die sich durchaus auch für einen Erwachsenen noch ganz schön mächtig anfühlen können. Meistens fehlen die Worte, und es ist eher ein ungutes Gefühl im Körper: Zerrissenheit oder einfach – als Impuls – weg sein wollen, im Boden versinken wollen.

Schamgefühle gestalten den ersten Kontakt zu den engen Bezugspersonen, die ja meist die Eltern sind. Beim Fremdeln lässt sich das gut beobachten, die Stimmung fällt, das Lächeln bleibt weg, vielleicht schreit das Baby und klammert sich an die sichere Person. Schamgefühle sind also wichtige Gefühle ohne große Worte und Erklärungen. Sie entstehen noch vor Schuldgefühlen. Spannend ist, dass durch die Reaktionen der Eltern diese ersten kindlichen Schamgefühle mitgeprägt und gestaltet werden. Mit wohlwollender Zuwendung klingt das Schamgefühl ab. Das passiert jedoch nur, wenn die Eltern darauf wirklich eingehen. Eingehen meint dabei ein Zuwenden und freundliches Beruhigen oder Erklären. Das ist etwas anderes als Bestrafen oder das Kind mit diesem intensiven Gefühl schreien zu lassen. Wenn das passiert, bleibt das Kind mit diesem ganz heftigen und unangenehmen Gefühl alleine und entwickelt später auch Angst davor, weil es sich so unangenehm und mächtig anfühlt. Selbst als Erwachsene können die Betroffenen dann noch unter diesen kindlich intensiven Schamgefühlen leiden. Sie spüren diese Gefühle jedoch meist nur körperlich.

Als gesamte Person nicht okay

Scham bezieht sich immer auf die gesamte Person. Wir schämen uns, wenn wir als ganzer Mensch scheinbar nicht in Ordnung sind. Im Moment der Scham entsteht der Eindruck, nicht liebenswert, genug, wertvoll, dazugehörig oder einfach ganz anders oder falsch zu sein. Das Gefühl signalisiert genau diesen Moment und fühlt sich an wie eine richtige Blockade, die sich alleine gar nicht lösen lässt.

Wenn also Eltern nicht auf dieses Gefühl eingehen, bleibt immer die Angst und Sorge, ob es denn tatsächlich so ist, dass man nicht liebenswert, wertvoll ist oder dazugehört. Das begleitet Menschen unter Umständen über ihr ganzes Leben, und selbst wenn sie ganz genau wissen, dass das gar nicht stimmen kann, ist das Gefühl von damals aber immer da und leitet das Verhalten.

Schamerleben

Das Schamerleben bezeichnet die »erwachsenere« Form von Scham. Kinder werden größer und machen sich Gedanken über sich und die Welt. Die Sprache entwickelt sich, und an das frühere Schamgefühl knüpfen sich viele Gedanken und Erinnerungen. Sobald dies der Fall ist, sprechen wir lieber von Schamerleben. Die meisten Menschen spüren dann das eigentliche Gefühl kaum noch und haben stattdessen viele Gedanken und Worte parat. Ein paar davon haben Sie im vorangegangenen Kapitel gelesen und vermutlich auch im Alltag ausreichend gehört. Viele Worte und Gedanken drängen allerdings das eigentliche Gefühl in den Hintergrund, und manchmal entsteht eine innere Distanz zu sich selbst, die über die vielen Worte und Gedanken hergestellt und aufrechterhalten wird.

Das Problem ist, dass das Schamgefühl im Hintergrund weiter aktiv bleibt, denn wir wenden uns diesem auch nicht mehr zu, sondern überdecken es mit vielen Gedanken und Worten. Es passiert also das Gleiche: Wir bleiben mit diesem Gefühl zurück, und das arbeitet im Hintergrund. Es entstehen Ängste und Sorgen, und diese lassen uns nicht los, blockieren uns. Sie leiten das Verhalten, obwohl wir es eigentlich wirklich schon viel besser wissen. Dann kann Wut oder Ärger oder Trauer entstehen, und schon überdecken auch neue Emotionen das kindliche Schamgefühl. So wird Scham ein immer ungewollterer Zeitgenosse und quälender, denn wir wissen gar nicht mehr, wie man mit diesem »ungewollten« Zeitgenossen in Kontakt geht und ihn beruhigt. Es ist nur klar, dass wir den Kontakt zu diesem am liebsten für immer vermeiden. Geht aber nicht.

Mit hängenden Schultern rot werden

Scham ist eindeutig erkennbar, es sei denn wir sind Meister im Verbergen. Das Erröten lässt sich im Alltag oft beobachten, und darunter leiden viele Menschen, am meisten in dem Moment. Erröten tun wir, weil das Blut in unseren Kopf schießt. Das soll es auch, denn wir brauchen alle Kapazitäten für unser Denken, um aus dieser misslichen Situation entkommen zu können. Es vergehen etwa 15 Sekunden, bis wir maximal rotgeworden sind. Länger rot bleiben wir, wenn wir uns immer wieder neu schämen, z. B. wenn uns das Rotwerden peinlich ist. Das Erröten enttarnt uns sichtbar für alle. Deshalb schämen wir uns auch für unsere Scham oder ärgern uns mächtig über uns selbst. Sich selbst abwerten und beschimpfen ist etwas, das selbst in der Blockade noch geht. Eigentlich sollten wir in dem Moment wohlwollend über uns nachdenken. Wir brauchen die Energie, um uns Gedanken darüber zu machen, wie wir uns angemessen als gesamte Person verhalten sollten, was wir verändern könnten.

Nichts wie weg

Mit dem Erröten (manche Menschen werden stattdessen kreidebleich) geht ein Spannungsabfall in der Schultermuskulatur einher, der Blick senkt sich. Wir vermeiden Blickkontakt, in der Hoffnung, dass das Erröten nicht erkannt wird. Am liebsten soll die Situation schnell vorbei sein, denn die Blockade hindert uns an allem. Deshalb entsteht der Impuls, am liebsten in den Boden versinken zu wollen, gar nicht mehr da sein zu wollen.

Der Teufelskreislauf, Scham nicht spüren zu wollen und verlernt zu haben, das eigene Schamgefühl auszudrücken, und dennoch ist das kindliche Gefühl im Hintergrund so intensiv, dass es Denken und Handeln zeitweise automatisch leitet – dieser Kreislauf kann richtige Krisen verursachen.

Merke
Bitte holen Sie sich Hilfe, sollten Sie sich in solch einer Krise befinden. Denn wie oben geschrieben, brauchen Personen mit intensivem Schamgefühl und -erleben menschliche Zuwendung, damit die Gefühle und das Erleben sich beruhigen und abklingen können.

7.3 Informationen zu Schuld

Schuldgefühle entstehen nach Schamgefühlen. Es wird vermutet, dass sich diese etwa ab dem zweiten Lebensjahr entwickeln. Diese frühe Schuld nennen wir auch Schuldgefühle, denn sie sind kindlich und immer noch recht einfach. Mit zwei oder drei Jahren können die meisten Menschen schon etwas mehr sprechen und denken. Zumeist finden wir bei kindlichen Schuldgefühlen aber auch kindliche Gedanken und Redewendungen. Das sind ganz einfache Einteilungen, wie gut und schlecht, richtig und falsch, böse oder gemein. Kindliche Schuldgefühle sind genau wie Schamgefühle meist körperlich gut spürbar. *Für viele Menschen, also auch Kinder, fühlen sich Schuldgefühle zwar unangenehm, aber im Vergleich zu Schamgefühlen viel besser an.*

Man kann etwas tun

Schuldgefühle aktivieren uns, lassen uns ins Handeln kommen. Wir entschuldigen uns – als Kind streicheln wir vielleicht dem anderen Kind über den Kopf. Sich entschuldigen, Reue bekunden oder Wiedergutmachung betreiben, einen kleinen Ausgleich schaffen, dazu leiten uns Eltern meist schnell an. So lernen wir einen Umgang mit Schuldgefühlen, und das ist gut so. Denn wenn wir uns richtig verhalten, klingen die Schuldgefühle schnell ab, und wir haben etwas Wichtiges zur Verfügung, wie wir alleine für uns sorgen können.

Wirkliche Schuld?

Manchmal haben wir Schuldgefühle, obwohl wir real keine wirkliche Schuld haben. Das sind besonders verzwickte Situationen. Beispielsweise berichten Menschen, dass Eltern ihnen auf den Weg gegeben haben: »Du bist schuld daran, dass wir verheiratet sind (und eine schlechte Beziehung führen).« Wenn man das oft genug hört, glaubt man daran, aber die Schuld kann man gar nicht wiedergutmachen. Mit dieser riesigen und ungerecht geparkten Schuld erleben sich Kinder oft alleine gelassen, und sie versuchen, so gut wie möglich, einen Umgang damit zu finden. So treibt das kindliche Schuldgefühl uns an, es anderen recht zu machen, für Harmonie zu sorgen oder uns in den Hintergrund zu rücken, damit es anderen gutgeht. Das kann und wird nur niemals ganz gelingen, denn ein Kind kann das (genauso wenig wie ein Erwachsener) gar nicht schaffen. *Meist ist das einer der Momente, in dem auch Scham darüber entsteht, dass es trotz vollem Einsatz als ganze (kindliche) Person einfach nicht gelingt, diese scheinbare Schuld auszugleichen.* So vermischen sich kindliches Scham- und Schuldgefühl und belasten die Entwicklung. Auf diese Art nistet sich ein lebenslanges Schuld- und Schamgefühl ein, für das es keine Schuld gibt, und begleitet Menschen ein Leben lang. Dieses Schuldgefühl klingt scheinbar nicht ab.

Schulderleben

Schulderleben ist die erwachsenere Form von kindlichen Schuldgefühlen. Viele Gedanken, Worte, Redewendungen sind typisch für Schulderleben. Das kann man gut beobachten, wenn Menschen lange darüber diskutieren, warum sie eben keine Schuld haben. Zumeist überwiegen auch hier die gedanklichen Anteile und oft auch die Verhaltensweisen, wirkliche Schuld schnell wieder loswerden zu wollen. Das geht durchaus schnell, und man wundert sich, wie schnell Menschen akzeptieren, dass sie vermutlich Schuld haben (wollen). Wie ist das möglich?

Verantwortung

Schuld und Verantwortung stehen in einem engen Zusammenhang. Schuld können wir nur für unsere Handlungen und Verhaltensweisen haben, für die wir auch Verantwortung tragen. Bei unterlassener Hilfeleistung ist das ein wenig anders gelagert, denn da wurde die eigentliche Verantwortung eben nicht wahrgenommen. Nun kann man ein bisschen *ins Überlegen kommen, wofür wir im Alltag tatsächlich Verantwortung tragen.* Bei vielen Menschen, die mit einem kindlichen Schuld- und Schamgefühl durchs Leben gehen, hat sich der Eindruck gefestigt, dass sie für ganz viele Dinge verantwortlich sind. Das kindliche Schuld- und Schamgefühl findet fast von selbst die »scheinbar eigene« Verantwortung und gestaltet sie so um, dass das Verantwortungsgefühl Überhand nehmen kann. Tatsächlich fühlt es vermutlich auch viel besser für den Selbstwert an, wenn man sich verantwortlich fühlt. Es stärkt sogar noch den Selbstwert, denn auch für ein Kind kann sich das kindliche Schuldgefühl in ein Verantwortungsgefühl wandeln, und in der Folge fühlen sie sich ein bisschen besser, größer oder erwachsener. Jedes Kind mag es, ein bisschen Verantwortung übernehmen zu können, und ist dann auch stolz. Nur das kindliche Schuld- und Schamgefühl bleibt im Hintergrund weiter aktiv.

Schuld ist nicht eindeutig erkennbar

Wir können real Schuld haben, uns aber nicht schuldig fühlen. An der Kasse eines Supermarktes haben Sie zu viel Wechselgeld erhalten. Sie merken das und stecken das Geld dennoch in ihre Geldbörse. *Die meisten Menschen erleben mehr Schuld, als sie tatsächlich haben.* Das ist eigentlich ganz schlau, denn so sind wir im Vorfeld schon ziemlich sozial, auch ohne, dass wir reale Schuld an etwas haben. Im Gegensatz zum Erröten bei Scham kann man Schuld meistens nicht gut bei Menschen erkennen, denn Schuldgefühle haben kein eindeutiges Gesicht. Vielmehr kann man am Verhalten erkennen, dass Menschen glauben, Schuld zu haben. Sie entschuldigen sich (manchmal auch im Vorfeld), bringen kleine Geschenke mit oder versuchen anderen Menschen etwas Gutes zu tun. Genauso ist es möglich, dass eine gedankliche Auseinandersetzung um Schuld stattfindet. *Wenn also Ihre Gedanken lange und immer wieder um ein Thema kreisen, prüfen Sie gern für sich, ob es eigentlich um Schuld und Verantwortung geht.*

Schuld bezieht sich aufs Verhalten und Handeln

Das macht den Unterschied, denn Schuldgefühle und -erleben beziehen sich auf das Verhalten und Handeln einer Person. Ist dadurch ein Schaden entstanden oder hat eine andere Person Leid erlitten, dann können Schuldgefühl und -erleben entstehen. *Spannend ist natürlich, dass wir über das eigene Verhalten und Handeln auch versuchen können, die Schuld auszugleichen oder Wiedergutmachung zu leisten.* Bereits in dem Moment, in dem Schuld anerkannt und geäußert wird, sinkt die emotionale Belastung. Sie sinkt aber nicht, wenn wir uns verantwortlich fühlen und uns entsprechend verhalten – aber gar nicht verantwortlich sind. *Oft denken Menschen in der Therapie darüber nach, ob sie an schlimmen und verletzenden Erfahrungen in der Vergangenheit selbst Schuld gehabt haben könnten. Kurzfristig lenkt uns diese Art des Denkens von der emotionalen Belastung der Verletzung ab.* Dieser Effekt ist nur dann auch nachhaltig und sinnvoll, wenn es wirklich in unserem Verantwortungsbereich liegt und durch unser Verhalten ursächlich Schaden oder Leid entstanden ist.

7.3.1 Echte Schuld auf sich geladen?

Viele Menschen hoffen durch die Orientierung an Regeln, Werten, Normen, Grenzen und Gesetzen schuldfrei durchs Leben gehen zu können. Das ist jedoch der größte Irrglaube, dem wir in diesem Zusammenhang unterliegen. *Wir haben immer an etwas Schuld, entscheidend ist der Umgang damit.* Mit echter und realer Schuld muss man manchmal leben lernen. Das kann ein harter und steiniger

Weg sein. Viele Menschen, die ein Schuldbewusstsein haben und wissen, dass diese Schuld wirklich in ihrer Verantwortung liegt, wollen oft gar nicht, dass das Gefühl oder Erleben verschwindet. Stattdessen soll es als Erinnerung bleiben und helfen, sich zu erinnern, damit sie die Chance haben, es besser/anders zu machen. *Nicht jede Schuld lässt sich ausgleichen oder wiedergutmachen.* Damit müssen wir lernen zu leben, und üblicherweise ist es die Ausnahme, eine solche große Schuld zu tragen. Kleinere Schuld haben wir vermutlich immer und meist sogar uns selbst gegenüber. Im Alltag enthalten wir uns Schlaf oder Bewegung vor, wir essen falsch, arbeiten zu viel, trinken übermäßig Alkohol oder nehmen andere Substanzen – wohlwissend, dass dieses Verhalten Schaden an uns/unserem Körper anrichtet. Meist geht es auch gut aus, aber wir sind uns vermutlich immer schuldig, ein bisschen besser mit uns umzugehen.

7.4 Die Rolle der Empathie, des Mitgefühls und der Selbstfürsorge

Eingangs konnten Sie lesen, dass kindliche Gefühle durch die wohlwollende Zuwendung unserer Eltern/nahen Bezugspersonen mitgestaltet werden. Diese Menschen sind uns üblicherweise, wenn sie es denn können, ganz wohlgesinnt und mitfühlend. Eine Mutter spürt manchmal schon, wenn es ihrem Kind schlechtgeht, bevor das Kind etwas sagt, oder kann an dessen Körperhaltung oder Mimik erkennen, dass es kein guter Tag war. Dass Menschen diese Fähigkeit besitzen, ist für das Miteinander sehr wichtig. Besonders wichtig ist es aber für ein Baby, die Erfahrung zu machen, dass man sich liebend und wohlwollend um dessen Bedürfnisse und Belange kümmert. Dazu gehören auch die kindlichen Gefühle. Jedes Kind braucht Unterstützung dabei. *Zuwendung in der kindlichen Entwicklung bedeutet auch, dass es normal ist, dass Gefühle auftauchen, dass ein Kind etwas anderes empfindet, dass die Wahrnehmung des Kindes* stimmt und dass man lernen kann, seine Bedürfnisse und Gefühle ernst zu nehmen.

Menschen, die solche Zuwendung erfahren und oft Scham- und Schuldgefühle gespürt haben, sind gut darin, sich später auch anderen Menschen und Kindern zuwenden zu können. Sie können sehr schnell mitfühlen, wie es anderen Personen geht. Wir nennen diese Fähigkeit auch Empathie. Nun bedeutet Empathie, sich einfühlen zu können, und das geht auch einher mit der Bereitschaft, das tun zu wollen. Diese Bereitschaft bringen wir gern auch auf, wenn wir wissen, dass wir mit dem, was da zu fühlen ist, auch etwas anfangen können. *Das heißt, wir brauchen die Fähigkeit, die Gefühle und Gedanken, die uns entgegenkommen, auch verarbeiten und regulieren zu können. Das heißt wiederum: Man kann empathisch und einfühlsam sein, aber auch Angst haben vor den Gefühlen.* Das ist der Fall, wenn man durch die Eltern keine sogenannten Emotionsregulationsstrategien erlernt hat.

7.4.1 Emotionsregulationsstrategien

Das ist ein unglaublich langes Wort. Lesen Sie es ganz langsam, denn es ist ein bedeutsames Wort. Emotionen und Gefühle regulieren zu können, uns darum sorgen zu können, bis diese abklingen, ist wirklich wichtig. Mit solchen Strategien ausgerüstet, fällt das Zuwenden zu den Gefühlen, Emotionen und Bedürfnissen leichter. Es ist klar, was zu tun oder zu unterlassen ist. So gelingt es, sich anderen und sich selbst empathisch zuzuwenden, und manchmal bedeutet dies auch einfach nur zuhören und mitfühlen.

Was gute Emotionsregulationsstrategien für Sie sind, können Sie mit Ihrem Therapeut klären. Vor allem sollten diese aktiv ausprobiert werden. Eine Strategie reicht leider nie. Wir brauchen immer mehrere, die wir flexibel einsetzen können – dann geht es uns gut. Gefühle können kommen und gehen. Sie bereichern dann unser Leben.

7.4.2 Zuwendung

Zuwenden und mitfühlen kann man gut mit anderen Menschen, aber dasselbe Prinzip ist bei uns selbst genauso wirksam. Sie können sich den eigenen Gefühlen zuwenden, diese fühlen, wahrnehmen, versuchen, in Sprache zu fassen und mitzuteilen. In den besonderen Momenten, in denen Scham und Schuld aktiviert sind, gibt es immer wieder eine neue Chance. Sie können mit Zuwendung ein bisschen von früher ausgleichen und selbst korrigieren. So verändert sich auch das, was Sie im Alltag erleben, stückchenweise.

Anfangs unterstützt Sie Ihr Therapeut oder Ihre Therapeutin. Er oder sie wendet sich wohlwollend Ihnen und Ihren Gefühlen, auch Schamgefühlen und -erleben sowie Schuldgefühlen und -erleben zu. Sie dürfen erst einmal nur spüren, wie es sich anfühlt, wenn man sich Ihnen wohlwollend zuwendet. Natürlich spüren Sie auch andere Gefühle, und manchmal wird das alles ganz schön intensiv, oder es entsteht ein inneres emotionales Chaos. Bleiben Sie dran, versuchen Sie auch Scham und Schuld zuzulassen, denn nur darüber lassen sich Scham und Schuld verändern und gestalten.

Sobald Sie darin ein bisschen sicherer sind und Emotionsregulationsstrategien anwenden können, versuchen Sie sich gern an den eigenen Gefühlen. Diese werden es Ihnen danken und mit der nötigen wohlwollenden und empathischen Zuwendung abklingen und/oder sich verändern. Falls das eine zu große Herausforderung darstellt, dann versuchen Sie sich einfach erst einmal in zwei anderen Techniken.

Achtsam sein und alles unterlassen, was Öl ins Feuer gießt

Sie können das, was da in Ihnen spürbar ist, nur achtsam wahrnehmen. Es sind Gefühle und Emotionen, die durchaus eindrücklich sein können, aber Sie sind als Gesamtperson immer mehr als der emotionale Prozess, der in Ihnen stattfindet.

Falls auch das zu groß erscheint, unterlassen Sie einfach wirklich alles, was das Gefühl oder Erleben neu aufflackern und größer machen lässt. Stoppen Sie stattdessen die Zeit, in der der Prozess stattfindet. Sie lernen auch dabei etwas Wichtiges, nämlich wie lange Scham- und Schuldgefühle in Ihnen verbleiben, wenn diese nicht verändert werden.

7.5 Was macht stark für Scham und Schuld?

Was stark für Scham und Schuld macht, ist von vielen Faktoren abhängig, die Sie zum Teil vielleicht schon aus den vorherigen Zeilen herauslesen konnten.

Stark macht das Wissen darum, dass auch Scham und Schuld »nur Gefühle« sind, die grundsätzlich wieder abklingen können. Ein bisschen Wissen über Gefühle, Emotionen und Bedürfnisse hilft den meisten Menschen. Die meisten Emotionen halten in der höchsten Intensität etwa 15 Minuten an. Bei vielen Menschen ist es so, dass Scham- und Schuldgefühle etwas länger andauern, vermutlich weil es ursprünglich kindliche Gefühle sind. Nicht ganz, denn wenn wir uns für unser Schamerleben/-gefühl schämen, dann aktivieren wir es neu. Beispielsweise schämen wir uns für unser Schamerleben, oder wir fühlen uns ertappt darin. Manche Menschen beschimpfen sich selbst, wenn sie sich schämen, und aktivieren Schamerleben so immer wieder neu. Wenn wir Schulderleben und -gefühle »übertreiben« oder ganz wegdrücken wollen, bleibt es ein bisschen länger, um uns zu erinnern.

Gemeinsam sind wir stark

Die meisten Menschen kennen Scham und Schuld nur zu gut von sich. Sie können beide Emotionen mitfühlen, auch wenn andere Personen sie spüren. Das Mitfühlen-Können aktiviert fast immer den natürlichen Impuls, der anderen Person auch aus dem »emotionalen Desaster« helfen zu wollen. *So reichen uns mitfühlende und empathische Menschen, und das sind richtig viele Menschen, oft die Hand und unterstützen uns.* Das stärkt das Gemeinschafts- und Zugehörigkeitserleben und verbindet uns mit anderen Menschen. *Stark macht uns also auch der Mut, Scham und Schuld offen zu zeigen.* Kraft gibt uns zudem das Wissen, dass die Fähigkeit, Scham und Schuld überhaupt empfinden zu können, ganz schön empathisch und mitfühlend macht. Was wir erfahren, können wir so anderen entgegenbringen und bekommen es wieder zurück. *Menschen, die Scham und Schuld empfinden und nach außen sichtbar machen können, darüber sprechen, sind recht beliebt.* Die meisten Menschen fühlen sich in deren Gemeinschaft sicher und geborgen. Und wie sieht es in Ihrer Gemeinschaft aus? Kommen Sie aus anderen Kulturkreisen, lohnt es sich, mal darüber nachzudenken und sich auszutauschen.

7.5.1 Sich zuwenden

Scham- und Schuldgefühle aus kindlicher Zeit prägen unser Einfühlungsvermögen. Manchmal brauchen Personen ein paar mehr Emotionsregulationsstrategien, um mit dem, was da passiert, auch umgehen zu können. Natürlich dürfen Sie sich abgrenzen und auch mal »Nein« sagen. Wenn Sie Scham und Schuld empfinden können, werden Sie das vermutlich recht achtsam und respektvoll tun können. Erlauben Sie sich, dazu zu stehen. Mit empathischer Zuwendung sich abzugrenzen ist positiv für beide Seiten. Sprechen und kommunizieren können wir auch ohne Sprache. Sollten Ihnen mal die Worte fehlen, sind ein einfühlsamer Blickkontakt und eine liebevolle Geste (auch sich selbst gegenüber) mehr wert als viele Worte.

Stark machen auch die empathische Bereitschaft und die wohlwollende innere Haltung sich und den eigenen Gefühlen sowie anderen Menschen gegenüber. Kraft gibt uns, wenn wir grundsätzlich lernen, gut und gesundheitsförderlich mit uns umzugehen, und wenn wir ab und zu für Spaß und Freude sorgen, auch über das Scham- und Schuldgefühl gemeinsam lachen. Humor ist ein Freund, dem alle Menschen gern begegnen – selbst an schlechten Tagen.

7.6 Wohin kann die Reise gehen?

Erinnern Sie sich noch an das Gedankenexperiment, sich »unser Leben und soziales Miteinander als Rasen« vorzustellen? Wie geht es Ihnen mit dem englischen Rasen?

Was fällt Ihnen ein, wenn Sie an eine bunte Wiese denken? Genau, viele Gräser, Blüten, Farben, freie Natur usw. Scham und Schuld sind unsere Gänseblümchen und Butterblumen im sozialen Miteinander. Sie machen die Wiese lebendig und bunt, laden Insekten und Käfer ein (▸ Abb. 7-3). Was spricht Sie mehr und auf lange Sicht an?

Scham und Schuld sind durchaus auch gute und wichtige Gefühle. Es sind soziale Emotionen, die wir brauchen, um den Alltag in unserer Gemeinschaft leben und regeln zu können, um sich selbst weiterentwickeln zu können. Über sichtbare Scham- und Schuldemotionen signalisieren wir und andere, dass Grenzen verletzt worden sind. Jemand, der rot wird und den Blick senkt oder offen Reue und eine Entschuldigung bekundet, zeigt uns, dass die Grenzen klar und akzeptiert sind. Vielleicht ist das in Ihrem Bild der Mohn? Mögen Sie diesen vermissen wollen? Und Schuld, welche Pflanze und Farbe verbinden Sie mit Schulderleben?

Beide Emotionen zeigen sich, wenn wir beispielsweise die Werte, Normen, Regeln, Traditionen oder Gesetze unserer sozialen Gemeinschaft verletzt haben oder davor sind, diese zu verletzen. In Japan gehört es beispielsweise zum guten Ton, seine Scham öffentlich zu bekunden. Beide Gefühle schützen uns, aus der Gemeinschaft ausgestoßen zu werden. Heute scheint es einfach, da man sich eventuell einer neuen Gemeinschaft zuwenden kann. Aber früher war der Verstoß aus der Sippe ein echtes Todesurteil, denn alleine war es kaum möglich zu

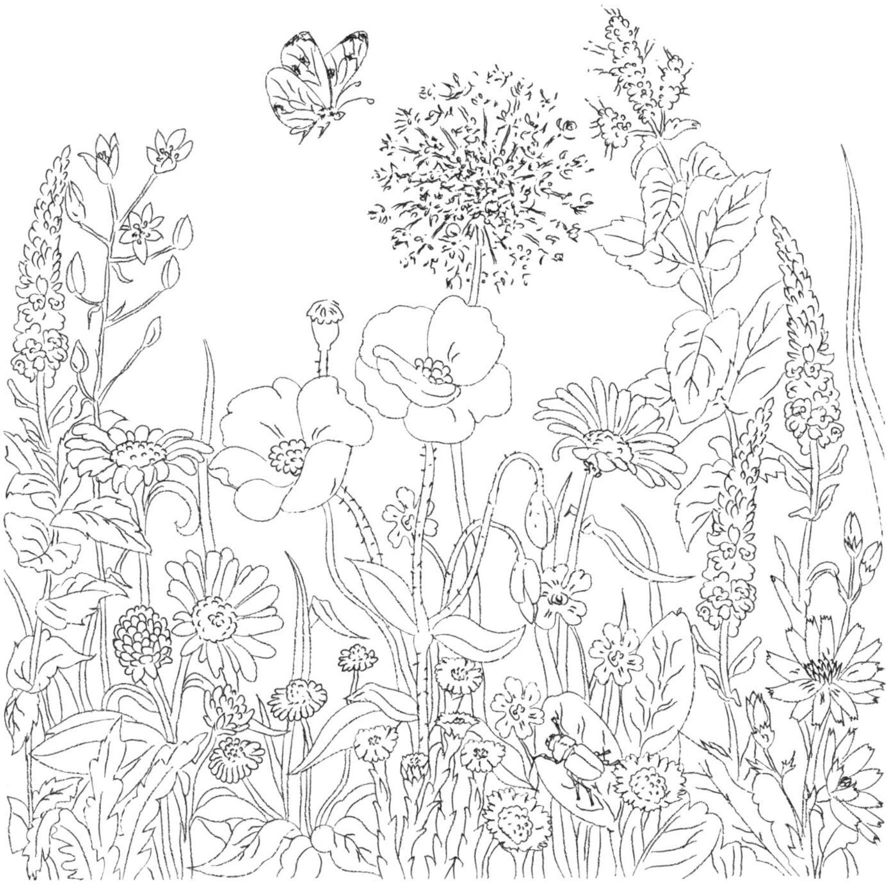

Abb. 7-3 Ein buntes Leben mit Scham und Schuld © Christine Lackner, 2019

überleben. Wir haben diese echte Gefahr, aus den eigenen Reihen verstoßen zu werden, immer noch tief verinnerlicht, und werden daran durch Scham und Schuld erinnert. Beide Gefühle sind mächtig und sinnvoll. *Wir Therapeuten möchten Sie einladen, mit beiden Gefühlen Freundschaft zu schließen, auch wenn Sie vielleicht beide Emotionen in einer wirklich schmerzhaften Intensität kennengelernt haben.* Scham und Schuld gehören auf eine lebendige Lebensweise.

Menschen, die uns zeigen, dass sie Scham und Schuld empfinden, mögen wir tatsächlich sehr gern. Wir können uns sicher sein, dass sie die Grenzen, Regeln, Normen, Werte, Traditionen kennen und respektieren. Diese Menschen versuchen grundsätzlich, sich daran zu orientieren. Wir verhalten uns diesen Menschen gegenüber wohlwollend und mit Zuwendung. Das sind bedeutsame Erfahrungen, die wir brauchen, um uns in einer Gemeinschaft geborgen und zugehörig zu fühlen.

Ein Mangel an Scham und Schuld macht immer auch Nähe-Distanz-Probleme im Miteinander. Oft geht damit einher, dass keine Verantwortung für andere

Menschen übernommen wird oder sich die Personen in den Mittelpunkt stellen. Unwillkürlich distanzieren sich andere Menschen mittel- und langfristig.

Scham- und Schulderleben bei anderen Personen zu entdecken weckt meist Sympathien (es sei denn, wir mögen die Person grundsätzlich gar nicht). Wir unterstützen unmittelbar Menschen, die wir sympathisch finden, wenn wir erkennen, dass diese sich schämen oder schuldig fühlen. Je mehr Scham- und Schuldempfinden wir haben, desto empathischer und mitfühlender sind wir. Das ist nicht immer ganz einfach, weil es schwerfällt, sich abzugrenzen oder »Nein« zu sagen – aber das kann man üben.

Wohin kann die Reise in Ihrer Behandlung und Auseinandersetzung mit Scham und Schuld also gehen? Wichtig ist für Sie, dass die folgenden Möglichkeiten keineswegs in der vorgegebenen Reihenfolge bearbeitet werden müssen. Sie selbst legen mit Ihrem Behandler den Weg und die Ziele fest. Es macht oft ganz viel Sinn, die Reihenfolge zu verändern und anzupassen, was überhaupt für Ihre Reise/auf Ihrer Wiese notwendig ist. Besprechen Sie das gerne gemeinsam in der Therapie.

Ziele können sein:

- Eigene Scham- und Schuldthemen kennenlernen
- Scham- und Schuldzustände, die sich in Ihrem Leben ausgebreitet haben, erkennen, rechtzeitig beenden oder zumindest eingrenzen
- Wieder eine angemessene Intensität von Scham und Schuld erleben
- Strategien im Umgang mit schmerzhaften Scham- und Schulderinnerungen lernen
- Scham- und Schulderleben zeigen und mit anderen Menschen besprechen können
- Sich dahinterliegende Bedürfnisse bewusst machen zu können und gut für sich zu sorgen
- Gemeinsame Anteile von und Verbindungen zwischen Scham und Schuld bei sich entdecken
- Innere Werte, Normen, Regeln, Traditionen bilanzieren und auf den Prüfstand stellen – vielleicht auch, weil Sie nun in einer anderen Kultur leben
- Persönliche Weiterentwicklungsziele festlegen
- Sich aus unliebsamen und unguten Abhängigkeiten lösen
- Toleranter mit sich und anderen Menschen werden
- Selbstfürsorge und Mitgefühl mit sich und den eigenen Besonderheiten zu entwickeln
- Besser »Nein« sagen und sich abgrenzen

7.7 Wichtig zu wissen

Alte Scham- und Schulderfahrungen aus der Kindheit und Jugend sind aus therapeutischer Sicht entwicklungsrelevant, manchmal waren diese sogar traumatisierend. Nun soll aber nicht immer alles gleich ein Trauma sein, denn das passt manchmal gar nicht zu Ihrer eigenen Einschätzung Ihrer Kindheit. Entwicklungsrelevant heißt, dass diese Erfahrungen unser Beziehungsmuster, unser Verhalten, unsere Gefühle und unsere Leben mitgeprägt haben. Traumatisch bedeutet: Die Erfahrungen haben Grenzen einer Person massiv verletzt, gar sein Leben und die Persönlichkeit bedroht.

Solche Erfahrungen sind oft ganz unverarbeitet im Hintergrund eines Menschen, aber noch heute wirksam. Sie steuern das eigene Verhalten, und schon fühlt sich alles wie immer und wie früher an. Es gibt aber gute Methoden und Möglichkeiten, aus diesem Kreislauf auszusteigen. Dazu gehören die Verarbeitung von entwicklungsrelevanten und/oder traumatisierenden Erfahrungen. Es gilt, diese aufzuspüren und bewusst zu machen, damit Sie wieder etwas mehr über Ihr Leben bestimmen können. *Manche Erfahrungen müssen gehört und thematisiert werden.* Es sind vielleicht Strategien nötig, um mit den »alten« und schmerzhaften Gefühlen umzugehen. Schauen Sie gern auf die Ziele, einige davon können Sie sicher auch für Ihr Anliegen nutzen.

Da ist noch etwas …

Behandlungsstillstand und fehlende Fortschritte kann es in jeder Therapie geben. Hier ist es wichtig, gemeinsam noch einmal auf die Ziele und Ideen für die Therapie zu schauen. Haben diese sich – auch in der Reihenfolge – geändert? Das kommt sehr häufig vor. Machen Sie mit ihrem Behandler oder auch selbst immer mal wieder eine kleine Bilanz und trauen Sie sich zu prüfen, ob Sie noch auf dem gemeinsamen Weg sind.

Viel Erfolg für Ihre mutige Reise und Ihren Weg!

Rückschritte sind normal und gehören zum Lernen dazu. Machen Sie gern einen Moment Pause auf Ihrer eigenen Wiese, erholen sich davon – und weiter geht es. Eine Reise besteht aus vielen Wegen und Weggabelungen. Falls Sie weitere hilfreiche Anleitungen, Methoden und Tipps für Ihre Reise benötigen, finden Sie diese außerdem im Selbsthilfebuch zu Scham und Schuld (Ohls und Lammers 2017).

Therapieansätze mit Arbeitsblättern

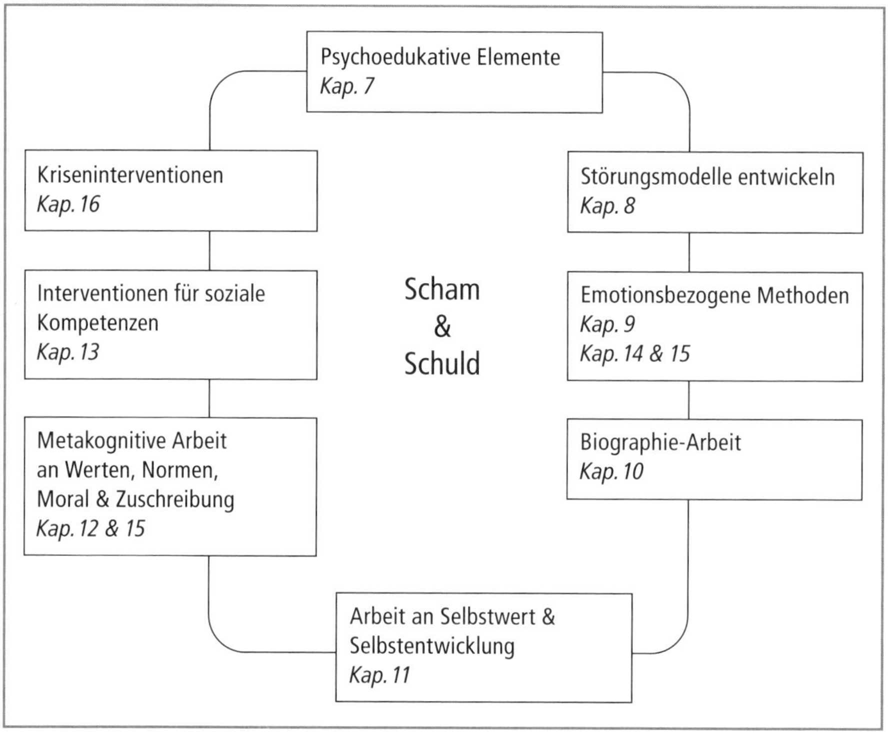

Grafische Übersicht der Therapiemodule

8 Störungsmodell und Ziele

Die Erarbeitung eines Störungsmodells und der Rückmeldung der Diagnose hat sich in der therapeutischen Behandlung als fester Bestandteil etabliert. Zum einen fördert das Störungsmodell die Krankheitseinsicht und die Veränderungsmotivation. Zum anderen lassen sich an einem individuellen Störungsmodell auch die Therapieziele klar ableiten. Für Patienten strukturiert diese Vorgehensweise den Behandlungsablauf und fördert seine Mitarbeit.

Dysfunktionales Scham- und Schulderleben stellt keine eigenständige Diagnose dar. Dennoch werden Scham- und Schuldgefühle sowie das Erleben von vielen Patienten als automatisiertes Geschehen mit einer ungewollten Eigendynamik wahrgenommen. Daher bietet es sich an, auch für dieses Geschehen eine Art Störungsmodell abzuleiten. Zugleich kann durch den Einbezug der Patienten wieder Hoffnung entstehen. Hoffnung und Veränderungsglaube sind wichtige Ressourcen in jeder Behandlung.

Ziele zugunsten des Aufbaus von förderlichen Prozessen können so individuell thematisiert und vereinbart werden. Sich aus der ungewollten Eigendynamik und dem automatisierten Geschehen lösen zu können ist ein wichtiger Bestandteil der emotionalen Selbstunterstützung (Berking 2014).

Wie bereits erwähnt, gilt es, gemeinsam mit dem Patienten zu thematisieren, ob das Scham- und Schulderleben Kern und Bestandteil der psychischen Erkrankung darstellen. Genauso ist es möglich, dass Scham- und Schulderleben infolge einer Erkrankung entstanden sind und diese aufrechterhalten. Auch kann die aktuelle Lebensphase vor dem Hintergrund der persönlichen Weiterentwicklung vermehrt mit Scham- und Schulderleben einhergehen. Die in ▶ Arbeitsblatt 2 aufgelisteten Fragen sollen helfen, Scham und Schuld gemeinsam mit den Patienten zu thematisieren und vertiefend zu explorieren.

Arbeitsblatt 2 – Leitüberlegungen/Explorationsfragen

Leitüberlegungen/Explorationsfragen für die Therapie und/oder bei fehlenden Behandlungsfortschritten:

- Sind Scham und Schuld im Kern der psychischen Erkrankung als Ursache zu erkennen, wie bei der sozialen Phobie oder bei Persönlichkeitsstörungen?
- Treten Scham- und Schulderleben in angemessener Intensität im Rahmen der (aktuellen) Lebensphase(n) und/oder Persönlichkeitsentwicklung auf?
- Sind Scham- und Schulderleben Bestandteile der Erkrankung, wie z.B. bei Depressionen oder Zwangsstörungen?
- Haben Scham- und Schulderleben einen aufrechterhaltenden Charakter für die Erkrankung? Beispielsweise durch mangelnde Verantwortungsübernahme oder Selbstfürsorge, fehlendes/wenig ausreichendes Gesundheitsverhalten?
- Tragen Scham- und Schulderleben zur Verschlechterung der eigentlichen Erkrankung bei? Beispielsweise bei fehlenden und/oder nicht angewendeten Emotionsregulationsstrategien oder Neigung zu sozialem Rückzug und Selbstabwertungen oder Selbstverletzungen.
- Verhindern Scham- und Schulderleben die Verantwortungsübernahme für sich und andere Personen? Beispielsweise bei der Selbstfürsorge und gesundheitsförderlichem Verhalten oder im Rahmen von Verantwortungen, etwa gegenüber den eigenen Kindern/oder Mitarbeitern im beruflichen Alltag?
- Überlagern Scham- und Schulderleben im Sinne eines Zustands die eigentliche Erkrankung und führen so beispielsweise zu innerem Rückzug, anhaltendem Grübeln über eigene Schuld?
- Gibt/gab es reale Schuld im Leben der Patienten und sind Scham- und/oder Schuldbewusstsein sowie -erleben angemessene Reaktionen?
- Aktivieren Scham- und Schulderleben andere intensive Emotionen, wie Einsamkeit, Ekel, Wut – und haben Patienten dafür Emotionsregulationsstrategien?
- Befindet sich der Patient in einer (gesundheitlichen) Krisensituation, für die er sich die Schuld gibt/für die er sich schämt? Beispiele: fehlende Therapiefortschritte, laufendes Insolvenzverfahren, Trennungen, neue/alte körperliche Erkrankungen.
- Kommt es im aktuellen Leben zu Beschämungen, Bloßstellungen oder Schuldvorwürfen? Beispiele: Mobbingsituation am Arbeitsplatz, laufende und drohende Gerichtsverfahren.
- Gibt es emotionale und soziale Abhängigkeiten, die mit Scham- und Schulderleben einhergehen?
- Gehen andere dysfunktionale Verhaltensweisen, wie Selbstabwertungen, Selbstverletzungen, Substanzkonsum, mit Scham- und Schulderleben einher?
- Gibt es kulturelle, religiöse oder gesellschaftliche Besonderheiten, die das aktuelle Scham- und Schulderleben beeinflussen, z.B. Migrationserfahrungen oder neue Zugehörigkeiten zu (beispielsweise) einer neuen religiösen Gemeinschaft?

- Welche Werte, Normen und Regeln stehen hinter Scham und Schuldgefühlen/-erleben des Patienten?
- Steht der Patient an einer Schwellensituation oder einem Rollenwechsel im Leben, z. B. Pflege der Eltern, werdende Elternschaft, Beförderung im Unternehmen?
- …
- …

Die vertiefende Exploration sollte frei von Wertungen und Deutungen stattfinden. Stattdessen legt der Therapeut Wert darauf, sich Erfahrungen, Erlebnisse und Situationen rund um Scham- und Schuldthemen des Patienten beschreiben und eindrücklich schildern zu lassen. Der ansteckende Charakter von Scham und Schuld dient dabei auch als Hinweis, ob Therapeuten ausreichend empathisch ein Verständnis für die Lage des Patienten entwickeln konnten. Statt zu vermeiden gilt es, im Austausch zu sein und über Scham und Schuld zu reden.

Praxistipp

Bei überbordenden und zu detaillierten Schilderungen und/oder zu intensivem Scham- und Schulderleben des Patienten gilt es, die Schilderungen zu begrenzen. Sie können beispielsweise gemeinsam »Überschriften« für die Erfahrungen finden und diese auf Karteikarten notieren. Dissoziiert ein Patient während der Exploration, sollten unmittelbar Skills und Antidissoziationsstrategien angewandt werden, z. B. Fragen zur aktuellen Realität im Hier und Jetzt oder Aufmerksamkeitslenkung. Wenn das häufiger passiert, heißt es, dass ein Skillstraining vor vertiefenden Explorationen eingeübt werden muss.

Eine zu detaillierte Beschreibung kann zu einem zu frühen Zeitpunkt vom Patienten und Therapeuten als anstrengend und belastend wahrgenommen werden. Patienten erfahren zwar kurzzeitig Entlastung, können aber Schulderleben gegenüber den Behandlern empfinden oder sehr früh eine Abhängigkeitsscham zum Therapeuten entwickeln. Nicht selten drängen sich weitere Erfahrungen rund um erlebte Scham und Schuld auf, der Effekt des stimmungsabhängigen Erinnerns sollte daher im Vorfeld erläutert werden. Das gilt auch, obwohl Schilderungen auf ein angemessenes Maß begrenzt werden. Als gute Orientierung dient, dass Scham und Schuld im therapeutischen Kontakt gut spürbar sein sollten.

8.1 Ein Störungsmodell

Das Störungsmodell, das gemeinsam mit den Patienten erarbeitet werden kann, enthält Zusammenhänge zwischen Scham- und Schuldgefühlen sowie den dazugehörigen Gedanken. Emotionale Prozesse und Erinnerungen sind in einer kreisähnlichen Form dargestellt, während die kognitiven Prozesse in eckigen Kästen eingeordnet sind. Das Ablaufschema kann in einzelnen Schritten mit dem Patienten besprochen werden (► Arbeitsblatt 3).

Arbeitsblatt 3 – Allgemeines Störungsmodell

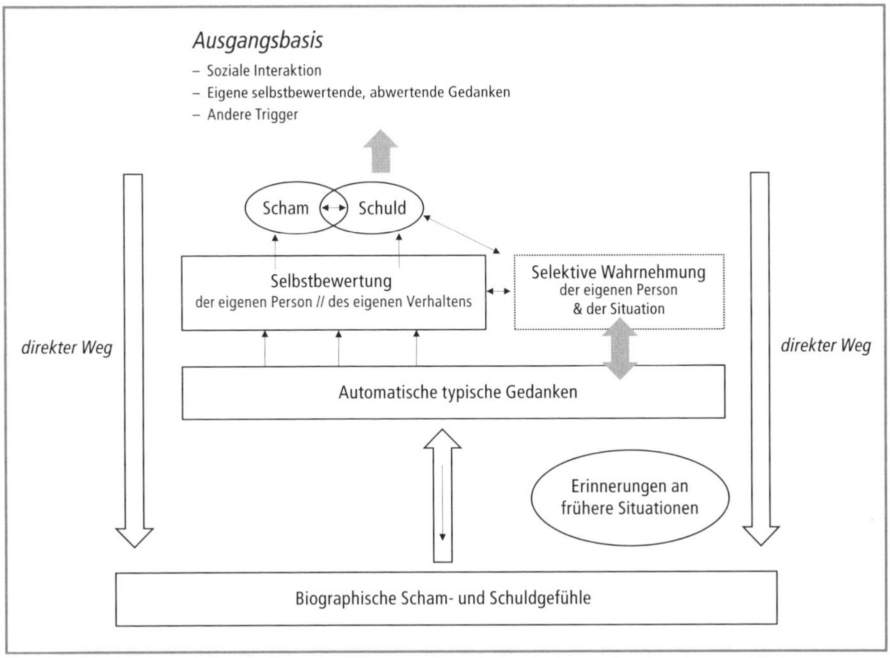

Erläuterung zur Grafik:

1. Die Ausgangsbasis stellt in den meisten Fällen eine soziale Interaktion dar. Dieser Kontakt kann auch antizipiert sein oder nachträglich durch Patienten bewertet werden. Daher sind Auslöser auch selbstbewertende/selbstabwertende Gedanken und/oder andere Trigger.
2. Diese aktivieren unmittelbar und sehr direkt die früh geprägten Scham- und Schuldgefühle sowie – zeitlich leicht versetzt – emotional eingefärbte selektive Erinnerungen.
3. Beide emotional geprägten Komponenten begünstigen nun Kognitionen, die zum emotionalen Erleben passen – als sogenannte »automatische/typische Gedanken«.
4. In der Folge kommt es zu Selbstbewertungsprozessen – in Bezug auf die eigene Person oder das eigene Verhalten –, was wiederum aktuelles Scham- und Schulderleben mit gemeinsamen Anteilen aktiviert.
5. Mit der Aktivierung kommt es auch zu den besonderen Momenten der erhöhten und sensibilisierten Aufmerksamkeit, in denen andere Personen und die Situation sehr selektiv und einseitig wahrgenommen werden.
   - Schamerleben hat keine Verbindung zur ursprünglichen Situation, sondern bleibt als isoliertes emotionales Erleben – die empfundene Blockade kennen die meisten Patienten genau wie den inneren Rückzug.
   - Schulderleben hat einen aktivierenden und motivierenden Charakter und ermöglicht zumindest, Einfluss durch eigenes Verhalten auf die (wenn vorhandene) reale Situation zu haben.

Ein weiteres Arbeitsblatt nutzen Sie gern als Material für Patienten. Sie finden es auf der folgenden Seite (► Arbeitsblatt 4).

Arbeitsblatt 4 – Persönliches Störungsmodell

Ein persönliches Erklärungsmodell können Sie hier für sich erarbeiten. In den Kästchen ist Platz für Ihre Erfahrungen, die Sie gern ergänzen.

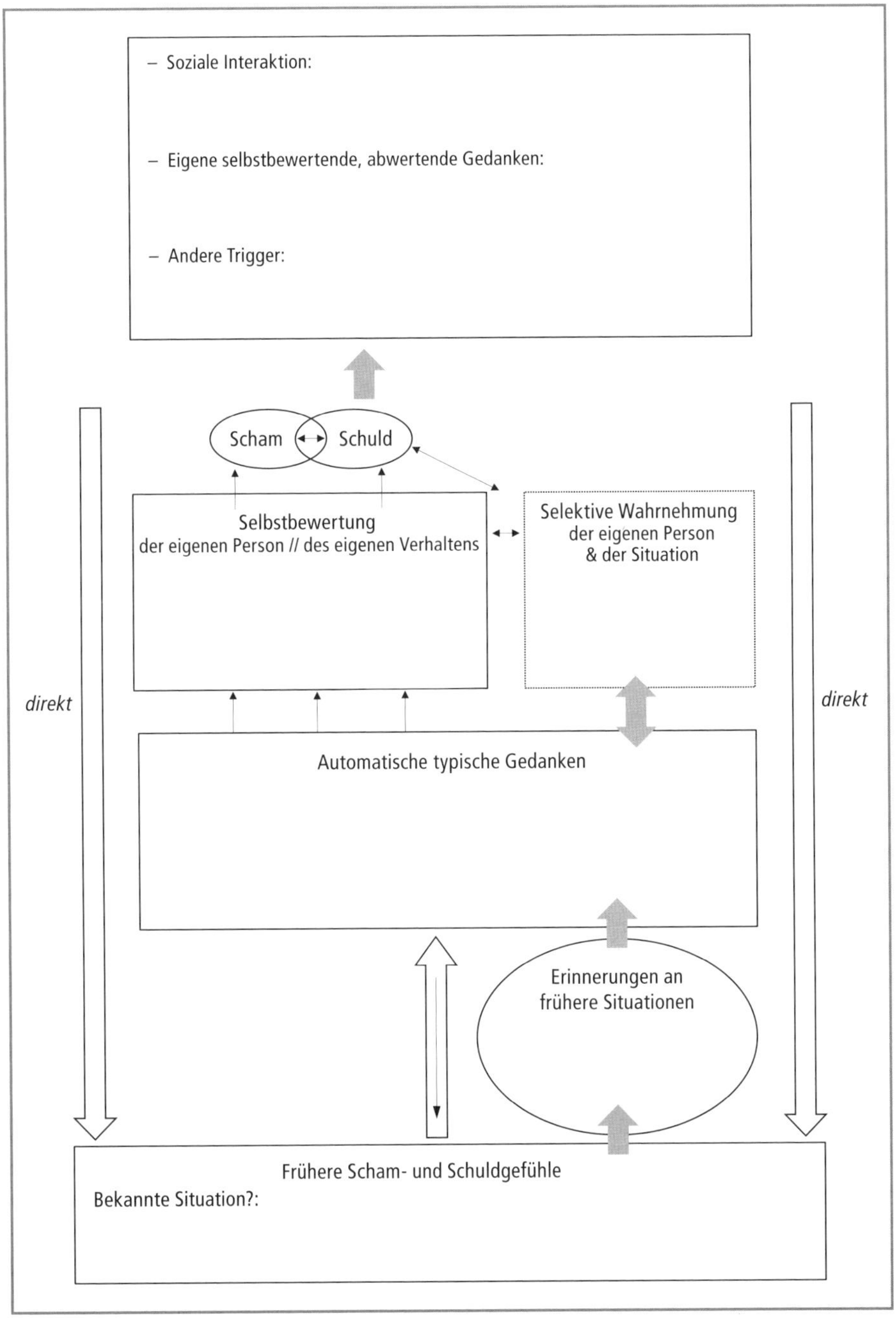

Ziel des Störungsmodells ist es, individuelle Zusammenhänge zu verdeutlichen und für den Patienten eine Einsicht zu ermöglichen in das, was für ihn meist automatisiert und in unkontrollierter Dynamik stattfindet.

So ist im Arbeitsblatt Platz für kleinere Eintragungen, wenn Patienten bereits zu den früheren Scham- und Schuldgefühlen eine Situation erinnern. Diese Situation als solche kann notiert werden, falls zusätzliche und einzelne Erinnerungen dazu auftauchen, was typischerweise etwas zeitversetzt geschieht. Erinnerungen können in Stichworten in der Abbildung oder separat ergänzt werden – schön und eindrücklich sind alte Fotos oder dazugehörige symbolische Gegenstände, die Patienten noch haben. Überleitend kann die Biographie-Arbeit noch einmal vertiefend exploriert werden. Beispielsweise können beschämende Momente oder andere entwicklungsrelevante Erinnerungen thematisiert werden (▸ Kap. 10).

Merke

Patienten sollte, falls diese es nicht selbst erkennen, die fehlende Verbindung zwischen Schamerleben und der realen Situation aufgezeigt werden. Genauso ist es wichtig, die gemeinsamen Schnittmengen zwischen Scham- und Schulderleben zu markieren und entsprechende Erfahrungen zu erfragen.

Elementar ist natürlich die Besonderheit, dass unter Scham- und Schuldgefühlen/-erleben einerseits eine besonders erhöhte Sensibilität für die Reaktionen anderer beteiligter Personen besteht, aber andererseits nur eine sehr eingeschränkte Wahrnehmung und Verarbeitung für alle Facetten und tatsächliche Fakten der sozialen Interaktion stattfindet. Stattdessen greifen Patienten – wie in ▸ Kap. 3.2 und in ▸ Kap. 9.1 ausgeführt – eher auf internalisierte Strukturen zurück.

Praxistipp

Für die Behandlung bedeutet dies eine gute Gelegenheit, anzusprechen, dass Sie während einzelner Emotionsexpositionen den Patienten beispielsweise explizit bitten werden, Blickkontakt zu Ihnen aufzunehmen oder ganz bewusst die Stimme wahrzunehmen und Gesagtes zu wiederholen.

Es sollte deutlich werden, dass die eingeschränkte selektive Wahrnehmung der anderen Person zwar vor möglichen weiteren Beschämungen/Verletzungen und Beschuldigungen schützen kann, aber dies auch verhindert, dass neue Informationen korrigierend wirken könnten. Im Weiteren können Sie mit Patienten individuelle Ziele vereinbaren. Vorschläge dazu finden Patienten bei den dazugehörigen Patientenmaterialien unter dem Punkt »Wohin kann die Reise gehen«. Genauso ist es möglich, sich mittels des Arbeitsblatts 1 aus ▸ Kap. 2 erst einmal an stabilisierende Ziele und den Aufbau von Ressourcen anzunähern.

Erste diskriminierende Einschätzungen

Nach einer psychoedukativen Einführung (▸ Kap. 7) und der gemeinsamen Bearbeitung des Störungsmodells sollten Patienten zeitnah beginnen, zu üben, Scham- und Schuldgefühle sowie Scham- und Schulderleben zu gewichten und einzuordnen (▸ Arbeitsblatt 5). Dies kann mithilfe eines einfachen Tortenmodells geschehen. *Der Anteil frühkindlicher Scham- und Schuldgefühle und aktuell angemessenen Scham- und Schulderlebens wird so entsprechend eingeordnet und die Gefühle bzw. das Erleben in ihrer emotionalen Bedeutung gewichtet.* Dafür ist es sinnvoll, im Vorfeld gemeinsam den Stimulus für frühkindliche Scham- und Schuldgefühle zu erarbeiten und einen emotionalen Bedeutungszusammenhang in Bezug auf die Biographie des Patienten herzustellen.

Arbeitsblatt 5 – Scham und Schuld einschätzen lernen

Auslösende Situation/Auslöser für aktuelles Scham- und Schulderleben:

Was hat mich (ohne, dass ich darüber nachdenken konnte) unmittelbar besonders emotional berührt?

Zeichnen Sie in den Kreis ein:

Wie groß ist der Anteil an kindlich, bekannten Schuld- und/oder Schamgefühlen?

Welchen Anteil hat aktuelles Scham- und Schulderleben?

Wie möchte ich jetzt oder später mich um meine kindlichen Scham- und/oder Schuldgefühle kümmern?

Was, welches Verhalten ist für die aktuelle Situation angemessen?

Was lerne ich aus dieser Situation für mich?

Wann kann ich das Gelernte wieder anwenden?

Entsprechend dieser Situationsanalyse lassen sich sowohl die diskriminierende Wahrnehmung der Patienten schulen als auch die Angemessenheit des eigenen emotionalen Erlebens in Frage stellen. Zeitgleich wird ein biographischer Bedeutungszusammenhang hergestellt, der auch selbstfürsorgliche Aktivitäten zugunsten korrigierender Erfahrungen im Umgang mit sich selbst anregt.

Dieses Arbeitsblatt sollte mit dem Patienten nach der Erarbeitung des Störungsmodells in den Therapiesitzungen eingeübt und später als Hausaufgabe genutzt werden.

9 Emotionsbezogenes Vorgehen

Das emotionsfokussierte Vorgehen hat sich in den letzten Jahren in der Psychotherapie in verschiedenen therapeutischen Konzepten durchgesetzt. So steht die emotionale Aktivierung und Prozessierung als positiver Prädiktor für den Behandlungserfolg (Pinheiro et al. 2018; Pos et al. 2009). Zunehmend unterstützen deshalb die therapeutischen Ansätze die Patienten darin, emotionales Erleben zu regulieren.

Merke
Neben den Ideen der Klärung und der Entwicklung eines individuellen Selbstverständnisses gilt es zu lernen, mit dem eigenen emotionalen Erleben umgehen zu können.

Es zeigt sich, dass im Rahmen korrigierender Beziehungserfahrung vor allem Emotionsregulationsstrategien und Bedürfnisversorgung im Vordergrund des therapeutischen Arbeitens stehen. *Entsprechend lernen Patienten bereits sehr früh, das eigene emotionale Erleben (besser) zu erkennen und zu regulieren.* Das Abgrenzen angemessenen emotionalen Erlebens von einem etablierten zustandsartigen und maladaptiven Scham- und Schulderleben verdeutlicht Patienten, dass die Behandlung keineswegs bedeutet, Scham- und Schuldemotionen grundsätzlich im Leben vermeiden zu müssen. *Stattdessen werden eine angemessene Ausprägung und ein funktionaler Umgang mit Scham und Schuld angestrebt.*

Nähe-Erfahrung in der therapeutischen Beziehung

Der therapeutischen Beziehung wird vor diesem Hintergrund wieder einmal mehr eine besondere Bedeutung eingeräumt. Während des emotionsfokussierten Vorgehens verdichtet sich partiell diese Beziehung. *Es entsteht eine Nähe-Erfahrung, auf die sich Therapeuten und Patienten parallel einlassen.* Vor dem Hintergrund des emotional ansteckenden Charakters von Scham und Schuld ist seitens des Behandlers eine Bereitschaft notwendig, eigenes Scham- und Schulderleben und/oder Erinnerungen zuzulassen und zu regulieren. *Der Therapeut ist Modell im Umgang mit diesen Emotionen.* Zeitgleich entsteht durch die Aktivierung von Scham- und Schulderleben/-gefühlen beim Patienten immer wieder ein sensibler Moment. *Eine besondere Reizoffenheit mit einer selektiven Wahrnehmung – ausgerichtet auf Bedrohungen und Verletzungen – ist ursächlich für die hohe Sensibilität* (ähnlich einem assoziierten Furchtnetzwerk – ► Kap. 1.9 sowie ► Kap. 3.2). In diesem Moment sind eine Vielzahl von Bedürftigkeiten und Ängsten in Bezug auf die Reaktionen des Gegenübers aktiviert.

Gemeinsam mit Frau M. konnte Schamerleben hinter dysfunktionalem Schulderleben erkannt und zugänglich gemacht werden. Es gelingt ihr, zu berichten, dass es ihr schwerfallen würde, die Therapeutin anzusehen. Zeitgleich sei sie jedoch dem eigenen inneren Blick ausgeliefert, der »sich irgendwie vernichtend und abwertend anfühlt«. Aus Angst, diese Reaktion auch bei der Therapeutin zu entdecken, fühle sie sich wie gelähmt und könne fast nur auf den Boden starren. Zeitgleich seien aber alle anderen Sinneseindrücke »auf vollen Empfang geschaltet«. Ganz wachsam und aufmerksam nehme Frau M. die Stimme der Therapeutin wahr und höre genau auf die Inhalte. Jedes Wort komme auf die »Goldwaage« und würde auf die angenommenen Abwertungen hin geprüft. Sie sei innerlich sehr angespannt und versuche, sich viel zu erklären und zu rechtfertigen, um zu verhindern, dass die Therapeutin einen schlechten Eindruck von ihr entwickle. Frau M. möchte verhindern, als dumm und schlecht dazustehen. Sie habe Sorge, dass die Therapeutin dann nicht mit ihr weiterarbeiten wolle.

Das Beispiel steht stellvertretend für viele Patienten. Im Fall von Frau M. ist es gelungen, die Befürchtungen, Ängste und Sorgen bereits zu thematisieren. Am Anfang des emotionsfokussierten Arbeitens ist dies oft noch nicht der Fall, da es über die innere Achtsamkeit erst einmal darum geht, die eigenen Prozesse wahrzunehmen. Dennoch ist bereits eine äußere Hypersensibilität in Bezug auf die Reaktionen des Gegenübers vorhanden. Diese geht mit einer Angst vor Abwertungen, Kritik und Invalidierungen einher und zeigt sich auch in einer ausgeprägten Kritiksensibilität. Zu frühes Intervenieren beim Wörterfinden, Unterstützen sowie Erklärungen oder Lösungen finden seitens der Therapeuten werden oft als Invalidierung verstanden.

Merke
Für das emotionsfokussierte Arbeiten an Scham- und Schulderleben ist ein hohes Maß an Zugeständnis für zeitliche Prozesse nötig. Um das eigene Erleben wahrnehmen und formulieren zu können, benötigen Patienten Raum und Zeit.

Natürlich ist es genau dieser Moment, in dem Therapeuten korrigierend wirksam sein können. *In diesem Augenblick besteht die Möglichkeit, bisher internalisierte und nun antizipierte Reaktionen des Gegenübers infrage zu stellen und im Hier und Jetzt durch neue Erfahrungen zu modifizieren und zu bereichern.* Patienten können neben der angeleiteten Wahrnehmung innerer Prozesse auch bewusst gebeten werden, sich auf die Reaktionen des Therapeuten zu fokussieren und diese für sich wahrzunehmen und mit verinnerlichten Erfahrungen abzugleichen.

Praxistipp

Korrigierend wirken können bereits ganz einfache Elemente:
- Warmherzige Stimmqualität
- Wohlwollender Blick
- Offene Fragen

- Ermutigende und wertfreie Formulierungen
- Bitte, die aktuellen Reaktionen mit früheren Erfahrungen zu vergleichen
- Inneren Prozessen zeitlich einen großen Raum geben
- Grundsätzlich validierende Äußerungen zur gesamten Person, wie zur Begrüßung: »Schön, dass Sie da sind«
- Gezielte Förderung von Selbstwirksamkeitserleben des Patienten

Der Patient kann gebeten und angeleitet werden, dies bewusst wahrzunehmen und zu versprachlichen.

Bevor es in die inhaltliche Auseinandersetzung des Scham- und Schulderlebens beim Patienten geht, sollte er die Erfahrung gemacht haben, dass die therapeutische Beziehung einen wertfreien und wohlwollenden Rahmen bietet. In dieser ist er als Mensch willkommen. Wertfreiheit und Ermutigung verhindern, dass beim Patienten der Eindruck entsteht, dass »etwas mit ihm nicht stimmen kann« oder gar »die eigene Wahrnehmung nicht stimmt«. Dieses Vorgehen steht auch symbolisch für spätere eigene selbstreflexive Prozesse.

9.1 Emotionsaktivierende Methoden

Die gemeinsame Arbeit an den schmerzhaften und problematischen Emotionen des Patienten fordert, dass diese im therapeutischen Kontakt aktiviert werden. *Über »schmerzhafte Emotionen« reden hat sich bisher nur dann als zielführend herausgestellt, wenn es eine »Art der kognitiven Vorbereitung« darstellt.* In diesem Zusammenhang können sowohl psychoedukative Elemente zu Emotionen als auch dahinterliegende Bedürfnisse sowie Vor- und Nachteile des bisherigen Umgangs mit Emotionen erhoben werden. So gelingt es durchaus, die Einsicht der Patienten zu fördern, sich dem problematischen Geschehen zuzuwenden und sich diesen zu stellen. *Die Angst vor der unangenehmen und belastenden Qualität von ungünstigen früheren Erfahrungen mit Scham- und Schulderleben verhindern oft, dass Menschen sich diesen Emotionen bewusst zuwenden.*

Bei dysfunktionalem Scham- und Schulderleben sollte den Therapeuten bewusst sein, dass diese samt Ängsten und Befürchtungen fast permanent im Hintergrund aktiviert sind und die Vermeidung des problematischen Geschehens eine Alltagsstrategie darstellt. *Keineswegs lässt sich mangelnde Motivation des Patienten daraus ableiten.* Stattdessen sind Überlegungen dazu notwendig, was Patienten benötigen, um sich bewusst diesem Geschehen zu stellen. Diese Überlegungen können gefördert werden, indem der Therapeut von Anfang an auch Möglichkeiten nutzt, um bereits aktiviertes emotionales Geschehen zu thematisieren. So ist der Übergang fließend, und die Botschaft, dass es sich auch bei *Scham- und Schulderleben »nur« um Emotionen handelt, auch auf der Metaebene eindeutig.* Es lässt sich vorbeugen, dass Scham und Schuld als Tabuthema in der Therapie gehandelt werden, obwohl diese bei emotionalen Entitäten alltäglich, in der Therapie unerlässlich und handlungsleitend sind.

Praxistipp

Das anhaltende und zustandsartige Erleben von Scham und/oder Schuld lässt sich für Patienten verständlich machen, indem der Vergleich zu Traurigkeit und (komplizierter) Trauer als Zustand durch den Therapeuten erläutert wird. Um an der Trauer zu arbeiten, sind, genau wie bei dysfunktionalem Scham- und/oder Schulderleben, zum Teil unterschiedliche Strategien und eine Prozessbegleitung durch den Therapeuten nötig.

Die Notwendigkeit, sich dem emotionalen Erleben von Scham und Schuld zu stellen, lässt sich aus den Wechselwirkungen zu anderen Erkrankungen oder als Kern psychischer Erkrankungen ableiten. Genau wie bei anderen Emotionen stehen hinter Scham und Schuld auch Grundbedürfnisse. *Die Vermeidung, sich mit Scham- und Schulderleben auseinanderzusetzen, führt dazu, dass die Bedürfnisse in diesem Kontext unerfüllt und das emotionale Geschehen aufrechterhalten bleibt.* Zu jedem Bedürfnis haben Menschen sehr unterschiedliche Erfahrungen gemacht. Das bedeutet, dass sich neben Scham- und Schuldgefühlen/-erleben über die Bedürfnisorientierung auch andere Erlebnisse zugänglich machen lassen. Diese Erlebnisse machen zugleich Ressourcen zugänglich, die oft jedoch von Scham- und Schulderleben überlagert werden. Solche Ressourcen sollten in die biographische Arbeit mit den Patienten eingebettet werden (▸ Kap. 10).

Merke
Die Vertiefung emotionalen Erlebens von Scham und Schuld geht immer einher mit anderen Emotionen, wie allgemeinen Ängsten, Trauer, Einsamkeit, Bestrafungs- und Ablehnungs- und/oder Kritikangst, Ekel, Ärger etc. Typischerweise überlagern diese das eigentlich problematische Geschehen und können entweder als kompensatorisch verstanden werden oder Bestandteil der früheren Erfahrungen mit Scham und Schuld sein.

Die folgende vereinfachte Grafik verdeutlicht die Gemeinsamkeit und Unterschiede zwischen sekundären Emotionen und Begleitemotionen (▸ Abb. 9-1).

Die Einordnung der anderen Emotionen als überlagernd und vermeidend versus als begleitende Erfahrungsemotionen sollte mit dem Patienten zusammen erfolgen. Emotionen, die Ausdruck und Bestandteil von Kompensationsstrategien sind, werden im emotionsbezogenen Ansatz als sekundäre Emotionen bezeichnet (Lammers 2007; Greenberg 2002, 2006). (Anmerkung: Die Einteilung in sekundäre und primäre Emotionen wird im DBT-Konzept umgekehrt praktiziert.)

Merke
Sekundäre Emotionen dienen der Distanzierung und Kompensation der dahinterliegenden primären Emotionen, die das ursächliche Problem darstellen. Bedingt durch den emotionsphobischen Konflikt, ist die Aktivierung und vertiefende Exploration für Patienten oft auch durch Ambivalenzen und innere Widerstände gekennzeichnet. Motivationale und validierende Interventionen sind daher ein fester Bestandteil des emotionsbezogenen Ansatzes.

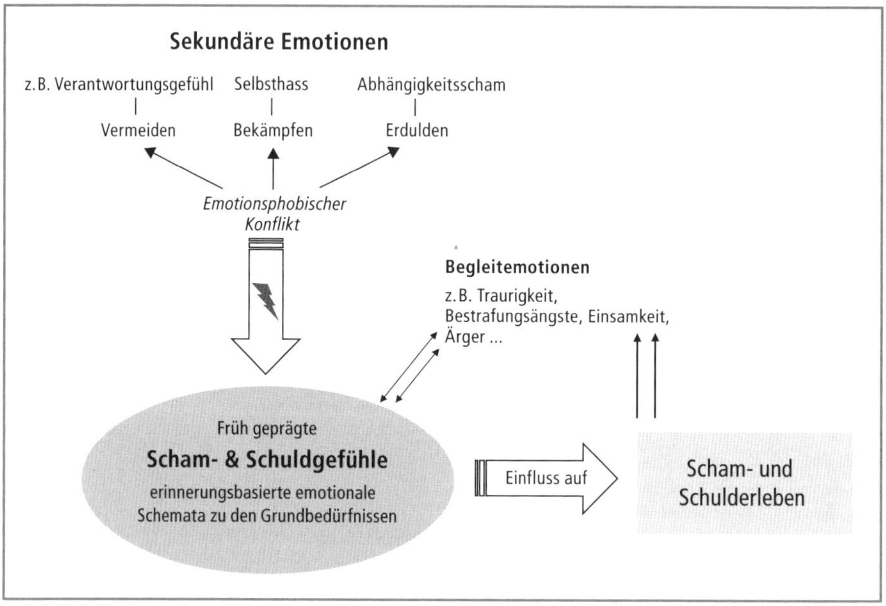

Abb. 9-1 Sekundäre Emotionen und Begleitemotionen

Scham- und schuldbegleitende Emotionen gehen oft fließend und ohne große Widerstände ineinander über. Hier ist es häufig die Vielfalt, die für Patienten sehr beeindruckend ist und zeitgleich einen heilsamen Aspekt birgt.

Die kompensatorischen Verhaltensweisen sind Ausdruck des emotionsphobischen Konfliktes (McCullough et al. 2003), der sich in diesem Verständnis auf Scham- und Schuldgefühle/-erleben richtet. *Auf eine gemeinsame Einteilung in die Art des Kompensationsmechanismus (Bekämpfen, Vermeiden, Erdulden) kann durchaus verzichtet werden, da dies oft lediglich der kognitiven Vermeidung dient.* Stattdessen sollten die sekundären Emotionen gemäß dem Vorgehen über emotionsaktivierende Techniken (Greenberg 2002, 2006) zugänglich gemacht und vertieft werden. Entsprechend diesem Basisvorgehen (s. Emotionsanalysen, z. B. Lammers 2007) lassen sich über die sekundären Emotionen auch die primären Scham- und Schuldgefühle zugänglich machen.

Praxistipp

Die Begleitemotionen als Ausdruck für erinnerungsbasierte emotionale Schemata sind grundsätzlich hilfreich und sollten zugänglich gemacht werden. Zum einen birgt dies den Vorteil, dass schmerzhaftes Scham- und Schulderleben einen anderen Stellenwert bekommt und darin eingebettet werden kann. Zum anderen lassen sich darüber auch Zugänge zu dahinterliegenden Bedürfnissen schaffen, deren Versorgung und Befriedigung auch damit einhergeht, dass Scham- und Schuldgefühle/-erleben abklingen können.

9.2 Emotionsaktivierende und -prozessierende Techniken

Die empathisch-validierende Grundhaltung zugunsten emotionaler Prozesse ist eine wichtige Voraussetzung, um sich emotionsaktivierend Scham- und Schuldgefühlen/-erleben widmen zu können (► Kap. 1.4). Folgende emotionsaktivierende Techniken haben sich im therapeutischen Kontext behauptet und bieten zeitgleich die Möglichkeit, Emotionsregulationsstrategien aufzubauen. *Das emotionsaktivierende und prozessierende Arbeiten bietet zeitgleich immer auch diagnostische Informationen, die Therapeuten durchaus aufgreifen und weiterführend berücksichtigen sollten.*

Je nach Zielsetzung können die Techniken jeweils aufeinander aufbauen und sich gegenseitig ergänzen:

1. **Behutsames Ansprechen von Scham- und Schuldgefühlen/-erleben**, wenn diese im Kontakt spürbar sind oder sich die kognitive Auseinandersetzung häufig darum kreist.
   Beispiel: »Ich habe den Eindruck, dass hier/bei den Schilderungen Scham und Schuldgefühle spürbar sind«; »Die/Unsere/Ihre Gedanken drehen sich häufig um Scham und Schuld, können Sie die Gefühle (auch) spüren?«; »So wie Sie Ihre Erkrankung schildern, ist es spürbar, dass es sich für Sie besonders unangenehm anfühlt.«

2. **Erlaubnis einholen, sich diesen emotionalen Prozessen gemeinsam zuwenden zu dürfen.**
   Beispiel: »Ich möchte Sie gern einladen, gemeinsam unsere Aufmerksamkeit auf Scham- und Schuldgefühle zu richten. Auch wenn sich dies durchaus erst einmal schmerzhaft anfühlen kann«; »Lassen Sie uns versuchen, gemeinsam zu spüren, wie sich Scham und Schuld für Sie anfühlen?«; »Ich habe verstanden, dass Sie Scham- und Schuldgefühle nicht gern spüren wollen, doch scheinen mir diese einen wichtigen Schlüssel für Ihr Thema/Problem darzustellen. Wollen wir uns dem zuwenden?«

3. **Imaginatives Vorgehen, um Situationen aus der früheren oder jüngsten Vergangenheit erlebnisorientiert in der therapeutischen Sitzung bearbeiten zu können.**
   Beispiel: »Ich möchte Sie einladen, sich noch einmal die Situation, in der Sie Scham oder Schuld gespürt haben, genau vorzustellen. Sie können dafür die Augen einen Moment schließen und in die Erinnerungen eintauchen und so vor dem inneren Auge diesen Augenblick noch einmal bewusst wahrnehmen und die Emotionen zu spüren. Machen Sie sich den Zeitpunkt bewusst, in dem es zu einer Veränderung bei Ihren Gefühlen oder in Ihrer Stimmung gekommen ist.«

   Nach der kurzen Imagination werden sowohl innere als auch interaktionelle Prozesse wertfrei exploriert. Der Patient kann dazu angeleitet werden, insbesondere im Rahmen der inneren Achtsamkeit die emotionellen Vorgänge auf allen

Ebenen (somatische Ebene, subjektiv empfundene motivationale Ebene sowie Verhaltensebene; Bedürfnisebene) wahrzunehmen und zu versprachlichen.

Beispiel: »Wenn die Gefühle und Emotionen gut spürbar sind, lassen Sie vorerst Ihre Aufmerksamkeit auf diesen Vorgängen.

- Wo spüren Sie Scham/Schuld/die Gefühle im Körper?
- Welche anderen Gefühle begleiten Scham- und Schuldgefühle/-erleben?
- Beschreiben Sie Scham und Schulderleben gern etwas genauer: Ist es eher ein ängstliches oder trauriges Schuld-/Schamgefühl?
- Welche Impulse spüren Sie?
- Wie möchten Sie sich verhalten? Wie haben Sie sich verhalten?
- Was brauchen Sie, wenn Sie dieses Scham- und Schuldgefühl/-erleben so spürbar haben?
- Welches Bedürfnis steht dahinter?«

4. Entscheiden Sie gemeinsam mit dem Patienten, ob dieser noch seine Aufmerksamkeit auf die interaktionellen Prozesse lenken kann/möchte. Analog dazu lassen Sie den Patienten beschreiben, wie er den therapeutischen Blick, die Stimmfarbe oder das Gesagte wahrnimmt. Wichtig ist, diese neuen Erfahrungen wiederum zu integrieren.

Beispiel: »Wenn Sie nun ganz bewusst noch einmal die freundliche Stimme hören und sich den angenehmen Blick vergegenwärtigen. Welchen Einfluss hat dies auf Ihr inneres Erleben?/Was verändert sich an Ihrem momentanen emotionalen Erleben?«

Erfragen Sie analog zum vorherigen Vorgehen alle Ebenen (somatische Ebene, subjektiv empfundene motivationale Ebene sowie die Verhaltensebene und die Bedürfnisebene) taktvoll und empathisch.

5. Rollenspiele haben durch die emotionsaktivierende Wirkung auch eine hohe diagnostische Relevanz und können helfen, den scham- und schuldauslösenden Stimulus zu identifizieren. Die **Präsentation des emotionsauslösenden Stimulus** ist dabei ein Kernelement des emotionsvertiefenden Vorgehens.

Beispiel: »Sie haben mir erzählt, dass es Ihnen im Gespräch mit ihren Kollegen schwerfällt, diese anzuschauen. Was glauben Sie, wie diese schauen?«

Antwort abwarten – »Lassen Sie uns solch eine Situation nachstellen, und zeigen Sie mir im ersten Schritt, wie der Blick der Kollegen aussieht. Im zweiten Schritt werde ich versuchen, so zu schauen. Bleiben Sie dabei gern bei sich und richten Ihre Aufmerksamkeit auf Ihre Gefühle/Emotionen. – Was verändert sich?«

Lassen Sie die emotionalen Prozesse analog zu Punkt 3 (diese Ausführungen) im Rahmen einer geleiteten inneren Achtsamkeit wahrnehmen und versprachlichen. Ergänzen Sie die Worte der Patienten vorsichtig, um differenzierte und passende Worte für das emotionale Geschehen zu finden und perspektivisch anwenden zu können.

6. Wiederholtes Repräsentieren der Äußerungen des Patienten als eine wichtige Intervention, die einleitend dazu dienen soll, dass der Patient seine Äußerungen nutzt/innerlich verfügbar macht. In der Folge gilt es, dazugehöriges emotionales Geschehen wahrzunehmen und Zusammenhänge herzustellen. Dieses Vorgehen hat sich insbesondere bei selbstbewertenden Emotionen als hilfreich erwiesen, da bekanntermaßen die eigenen Bewertungen viel häufiger als reale Interaktionen Scham- und Schulderleben auslösen.

Beispiel: »Sie fühlen sich gegenüber Ihrer Schwägerin klein und dumm …?« »Klein und dumm.« – »Darf ich Sie einladen, den Gedanken noch einmal in sich nachklingen zu lassen? Hören Sie sich noch einmal sagen: ›Klein und dumm‹, wie Sie es typischerweise/in diesem Fall zu sich sagen. Was fühlen Sie, wenn Sie sich diese Gedanken bewusst machen?«

Lassen Sie wiederum die emotionalen Prozesse analog zu Punkt 3 (dieser Ausführungen) im Rahmen einer geleiteten inneren Achtsamkeit wahrnehmen und versprachlichen. Ergänzen Sie auch bei diesem Vorgehen die Worte der Patienten vorsichtig, um differenzierte und passende Worte für das emotionale Geschehen zu finden und perspektivisch anwenden zu können.

Selbstabwertende Prozesse als scham- und schuldaufrechterhaltendes Vorgehen können so identifiziert werden. In der Folge bietet es sich an, diese durch selbstwertförderliche Gedanken zu ersetzen (▶ Kap. 11.4).

7. Stühlearbeit und Zwei-Stuhl-Technik haben sich insbesondere bei Patienten, die Scham- und Schuldgefühle/-erleben als besonders aversiv empfinden, als hilfreich erwiesen. Im Verständnis einer systematischen Desensibilisierung kann so dem emotionsphobischen Konflikt begegnet werden. Patienten sind angeleitet, sich währenddessen schrittweise dem problematischen Geschehen zuzuwenden. Das Vorgehen hat den Vorteil, dass der Start der Exposition mit dem schmerzhaften Erleben so gestaltet werden kann, wie es sich der Patient zutraut. Am ehesten sind Patienten in der Lage, die eigene Körperhaltung und Mimik zu Scham- und Schulderleben anzupassen und sich aus diesem Schritt wiederum den anderen Ebenen zu nähern.

Beispiel: »Wir haben hier einen zweiten Stuhl/Hocker, den wir nutzen können, um uns schrittweise dem Scham- und Schuldgefühl/-erleben zu nähern. Als Erstes möchte ich Sie bitten, sich so hinzusetzen, wie es am besten zum eigenen inneren Erleben passt. Verändern Sie Ihre Körperhaltung hin zum inneren Gefühl.« (Validierung!)

»Nun können Sie Ihren Gesichtsausdruck, die Mimik noch anpassen, sodass diese zu ihrem Gefühl passt. Probieren Sie sich gern ein bisschen aus – wie ist es am stimmigsten?«

Ziel der Arbeit am problematischen Scham- und Schulderleben des Patienten ist es perspektivisch, dass er dies zeigen und äußern kann. Er soll lernen, die kongruenten Informationen in sich wahrzunehmen, Körperhaltung, Mimik, Äußerungen anzugleichen und so für eine eindeutige soziale Kommunikation nutzbar zu machen. Diese Ziele werden über dieses Vorgehen bereits am Anfang unterstützt.

8. **Fokussierung auf Details und die sinnliche Wahrnehmung** ergänzt im Rahmen der emotionsvertiefenden Technik auch die hohe Sensibilität für die Bewertung des interaktionellen Geschehens. Mit der Aktivierung von Scham- und Schuldgefühlen/-erleben bei Patienten kommt es zu einem atmosphärisch veränderten Moment (▸ Kap. 1.5.1), der mit einer hohen Sensibilität, vielen Befürchtungen und Ängsten einhergeht.

Beispiel: »Wir haben nun einen guten Eindruck von Ihrem inneren Erleben von Scham- und Schulderleben (z. B. oder Schuld- und Schamgefühl des Kindes von damals) gewonnen. Was nehmen Sie in diesem Augenblick noch wahr? Beschreiben Sie mir gern viele, auch kleinste Details, die Sie irgendwie beschäftigen.«

Die Einführung von Achtsamkeit und Wertfreiheit kann in der Folge ein wichtiges Behandlungselement werden, wenn währenddessen auffällt, dass abwertende Formulierungen und/oder andere dysfunktionale Denk- und Verhaltensweisen dabei sichtbar werden.

9. **Gestalttherapeutisches Arbeiten** kann bei komplexem Scham- und Schulderleben sowie bei kindlichen Scham- und Schuldgefühlen ein wichtiges Behandlungselement darstellen. Neben der Aktivierung ist die Umsetzung mit gestalterischen Elementen eine gute Annährungsmethode – insbesondere vor dem Hintergrund, dass frühkindliche Gefühle erst einmal recht spracharm sind bzw. und/oder kindliche Kognitionen enthalten. Das, was man spürt, wahrnimmt, nach außen zu tragen kann bei dissoziativem Geschehen eine heilsame Wirkung entfalten.

Beispiel: »Manchmal ist es schwer, das, was man fühlt, auch schon in Worte zu fassen. Wenn Sie Lust haben, lassen Sie uns versuchen, das, was Sie spüren und wahrnehmen, darzustellen. Sie können malen oder zeichnen, wir können gemeinsam hier die Sitzung nutzen, um mit Knete oder anderen Gegenständen das darzustellen, was Sie erlebt/gespürt haben. Bei diesem Prozess tauschen wir uns aus.«

Manche Patienten nehmen diese Aufgabe gern als Hausaufgabe wahr. So können sie erst einmal für sich ausprobieren und sind durch den Behandler nicht abgelenkt.

Merke
Gibt es kein reales soziales Gegenüber, werden dafür sehr oft stellvertretend internalisierte Strukturen genutzt. Dazu gehören die verinnerlichten erinnerungsbasierten Erfahrungen – Patienten antizipieren also ein problematisches Geschehen, das innerlich genauso wieder ablaufen wird.

Alternativ ist der Ausgangspunkt die eigene etablierte Sicht auf das eigene Selbst. Diese Strukturen sind häufig verinnerlichte Erwartungen anderer Personen, die sich meist auf Regeln, Normen, perfektionistische Grundideen beziehen und wenige emotionale Anteile haben. Dem gegenüber steht, dass diese Anteile sehr intensive Emotionen auslösen. *Der sogenannte »innere Kritiker« dient als Aus-*

gangsbasis, um auch in Momenten des Alleinseins selbstbewertende Scham- und Schuldprozesse auszulösen. Dieser Prozess ist für viele Patienten kaum zugänglich oder bewusst, denn er findet automatisiert statt.

Innerhalb der Therapiesitzungen sollten Therapeuten aufmerksam auf emotionale Prozesse/Veränderungen reagieren. Manchmal ist es nur eine kurzfristig veränderte Stimmung, die spürbar ist. Stimmungen haben einen immensen Einfluss auf die Entwicklung aktuellen emotionalen Geschehens – sowohl in Bezug auf die subjektiv empfundene Qualität als auch bezüglich der emotionalen Intensität (▶ Kap. 1.3.7). Aktuelle Stimmungen zu erfragen sollte dabei zum therapeutischen Bestandteil emotionsfokussierten Vorgehens werden.

Praxistipp

Insbesondere das Anstoßen eines geleiteten assoziativen Denkens zu Scham und Schuld – wie im emotionsbezogenen Vorgehen praktiziert – lässt Patienten Zusammenhänge entdecken und emotionale Bedeutungszusammenhänge erschließen. Die Zusammenhänge fühlen sich für die Patienten stimmig und richtig an. Oft reicht die einfache »Einladung zum lauten Denken«.

9.3 Emotionsregulationsstrategien

Emotionsregulationsstrategien sind als Wort und als einzuübende Fertigkeiten bedeutsame Bestandteile fast aller psychotherapeutischer Ansätze. In ▶ Kap. 1.1.2 sind Emotionsregulationsstrategien ausgeführt. Da *emotionsbezogenes Arbeiten zeitlich auch immer den Aufbau von Emotionsregulationsstrategien fördert*, wird hier auf die bereits theoretisch dargestellten Elemente eingegangen.

9.3.1 Wissen und ein Bewusstsein über die eigenen Emotionen

Hier bieten sich allgemeine psychoedukative Informationen, Materialien und Selbsthilfeliteratur für Patienten an. Beispielsweise fördert der Emotions- und Bedürfniskompass (Larsson 2012) die Einsicht in emotionale Prozesse und Bedürfnisse sowie die Veränderungsmotivation zugunsten problematischen emotionalen Geschehens, aber auch den Ausdruck angenehmer Emotionen.

Weiterführend sind die *Arbeitsblätter in Kapitel 7* für Patienten speziell darauf ausgerichtet, vertiefend zu Scham und Schuld Wissen zu fördern und dies im therapeutischen Gespräch zu thematisieren und zu ergänzen. *Ziel ist es, die emotionalen Entitäten von Scham und Schuld, trotz ihrer Besonderheiten, in die Gesamtheit der emotionalen Vielfalt einzubetten.* Ebenso gilt es, die Notwendigkeit und Sinnhaftigkeit der sozialen und selbstreflexiven Emotionen deutlich zu machen und Bezüge zur eigenen Biographie herzustellen, die mit positiven Aspekten von Scham- und Schuldgefühlen/-erleben einhergehen.

Im Zuge des emotionsaktivierenden und bearbeitenden Vorgehens ist es sinnvoll, gemeinsam mit den Patienten deren Schamemotionen von Schuldemotionen zu unterscheiden. Beide emotionale Entitäten enthalten konstruktive und sinnstiftende Aspekte, die für die Behandlung nutzbar gemacht werden können. Somit stellen auch Scham- und Schuldgefühle/-erleben wichtige Ressourcen dar, die für das therapeutische Vorgehen bedeutsam sind.

Merke
Kindlich-biographische Scham- und Schuldgefühle sind immer ein fester Bestandteil dysfunktionalen Scham- und Schulderlebens.

Die Unterscheidung mit dem Patienten zu üben und auch das Wissen darüber in das auf der nächsten Seite ausgeführte Vierfelder-Schema einzuordnen ist besonders elementar, wenn Patienten und Behandler den Eindruck haben, dass sich das Erleben der Patienten zustandsartig im Alltag etabliert hat. Das angeleitete Wahrnehmen ist Bestandteil vieler manualisierter Konzepte (Angsttagebücher, Stimmungsprotokolle, Emotionsanalysen) und liefert die Grundlage, individuelle Zusammenhänge zu erkennen (► Arbeitsblatt 6). *Patienten sind anscheinend permanent mit den Aspekten der eigenen Scham und Schuld konfrontiert, sodass sich die Hinwendung mittels einer Metaebene oft als Distanzierungstechnik und Emotionsregulationsstrategie eignet.*

Arbeitsblatt 6 – Vierfelder-Schema

Aktuelles Schamerleben	Aktuelles Schulderleben
Auslöser:	Auslöser:
Welche Gedanken begleiten das Schamerleben?	Welche Gedanken begleiten das Schulderleben?
Welche Gedanken fördern das Schamerleben?	Welche Gedanken fördern das Schulderleben?
Welches Körperempfinden ist dafür typisch?	Welches Körperempfinden ist dafür typisch?
Welchen Impuls habe ich gespürt und/oder wozu bin ich motiviert?	Welchen Impuls habe ich gespürt und/oder wozu bin ich motiviert?
Ist es sinnvoll, dem Impuls oder meiner Motivation nachzugehen?	Ist es sinnvoll, dem Impuls oder meiner Motivation nachzugehen?
Gibt es etwas, was auch gut oder besser wäre im Umgang mit dem aktuellen Schamerleben?	Gibt es etwas, was auch gut oder besser wäre im Umgang mit dem aktuellen Schulderleben?
Das für mich wichtigste Merkmal für Schamerleben ist?	*Das für mich wichtigste Merkmal für Schulderleben ist?*

Schamgefühle (aus) meiner Kindheit	**Schuldgefühle (aus) meiner Kindheit**
Auslöser:	Auslöser:
Welches Körperempfinden ist für mein Schamgefühl typisch?	Welches Körperempfinden ist für mein Schuldgefühl typisch?
Welche Erinnerungen begleiten mein Schamgefühl, wenn ich sie zulasse?	Welche Erinnerungen begleiten mein Schuldgefühl, wenn ich sie zulasse?
Welche Gedanken begleiten die Schamgefühle?	Welche Gedanken begleiten die Schuldgefühle?
Welche Gedanken fördern die Schamgefühle?	Welche Gedanken fördern die Schuldgefühle?
Welche Impulse habe ich gespürt, und/oder wozu bin ich motiviert?	Welche Impulse habe ich gespürt, und/oder wozu bin ich motiviert?
Das für mich wichtigste Merkmal für die frühen Schamgefühle ist?	*Das für mich wichtigste Merkmal für die frühen Schuldgefühle ist?*
Was kann ich im Hier und Jetzt für mich tun, wenn die Schamgefühle von damals auftauchen?	*Was kann ich im Hier und Jetzt für mich tun, wenn die Schuldgefühle von damals auftauchen?*

Das Vierfelder-Schema kann in einzelnen Bestandteilen auch als Hausaufgabe für Situationsanalysen genutzt werden. Genauso dient es, ausgefüllt und bearbeitet, als Grundlage, sich vom aktuellen inneren Erleben ein wenig zu distanzieren und sich innerhalb des Erlebens zu orientieren.

9.3.2 Emotionale Kommunikation innerhalb von Beziehungen

In diesem Zusammenhang ist besonders die therapeutische Arbeit hilfreich. *Patienten lernen während der Therapie viel über sich und das eigene emotionale Erleben kennen.* Sie erfahren innerhalb der therapeutischen Beziehung auch, dass eine emotionale Kommunikation bedeutsam ist und eine regulierende Funktion zugunsten eigener Emotionen über den sprachlichen Austausch stattfindet. *Kongruent dazu sollte darauf geachtet werden, dass Körperhaltung und Mimik, Stimme sowie der Blickkontakt den emotionalen Ausdruck eindeutig unterstreichen.*

Praxistipp

Das Einüben einer verbalen und nonverbalen Kommunikation von Scham- und Schulderleben fördert die soziale Einbindung und korrigierende Erfahrungen im Alltag. Es erhöht die Wahrscheinlichkeit fürsorglichen Verhaltens von anderen Menschen in solchen Situationen. Erfahrene Empathie fördert Vertrauen und kann die dysfunktionale Sichtweise auf sich und andere Menschen positiv beeinflussen.

Die Äußerung von realer Schuld und Anerkennung des entstandenen Schadens beim Gegenüber reduziert zeitgleich die Intensität von eigenem Schulderleben. Unabdingbar ist es, mit Patienten zu üben, wie man sich richtig entschuldigt oder Reue bekundet. Scham ist oft eindeutiger und sichtbarer für andere Menschen erkennbar (▶ Kap. 9.3.1 und das dazugehörige Arbeitsblatt). In diesem Fall sind nicht viele Worte nötig, sondern eher weniger dysfunktionale Verhaltensweisen im Umgang mit den eigenen Schamgefühlen/-erleben. Selbstabwertende Prozesse gilt es bereits in den Therapiesitzungen im Rahmen des emotionsbezogenen Vorgehens deutlich zu begrenzen. Genauso sind andere ungünstige Verhaltensweisen wie Ärger und Provokation, die sich nach außen auf andere Personen richten, abzubauen.

Merke
Kränkungserleben kann als eine besondere Reaktion im Rahmen des inneren Rückzugs bei Schamerleben verstanden werden.
Eine validierende und motivierende Gesprächsführung zugunsten einer Hinwendung zum Gegenüber kann durchaus hilfreich sein. Der Skill des »entgegengesetzten Handelns« ist ein wirksames und korrigierendes Element in der Arbeit an Scham- und Schuldgefühlen/-erleben.

Im therapeutischen Alltag lässt sich bei einer guten bestehenden Beziehung eine wichtige Metaebene zur Selbstreflexion im und mit Scham- und Schulderleben betreten. Diese Übung ist auch für das Kapitel 9.3.3 eine gute Grundlage.

Praxistipp

»Wie bin ich, wenn ich so bin bzw. mich so fühle«, lässt sich anfangs als Wahrnehmungsübung für den Patienten gestalten, aber auch die Möglichkeit zu, dass Therapeuten Rückmeldungen geben können, die die Patienten vermutlich im sozialen Umfeld weder zulassen noch erhalten werden.

Dies kann aufgreifend als gestaltungs- oder körpertherapeutische Übung thematisiert werden (► Arbeitsblatt 7).

Arbeitsblatt 7 – Übung »Wie bin ich, wenn ich so bin bzw. mich so fühle«

Das **körpertherapeutische Vorgehen** ist für Patienten näher und spürbarer. Bitten Sie die Patienten – als Anleitung für die Übung –, sich in bewusst »übertriebenem Maße« in die Köperhaltung zu begeben, die sie während des eigenen Scham- und Schulderlebens/der eigenen Scham- und Schuldgefühle spüren. Dabei können Therapeut und Patient aufstehen oder sich nebeneinandersetzen.

1. Die Körperhaltung samt Mimik und Gestik dürfen übertrieben, aber nahe am eigentlichen Erleben ganz bewusst gezeigt werden.
2. Patienten sollten bewusst wahrnehmen und beschreiben, wie sie sich darin fühlen.
3. Im nächsten Schritt holt sich der Therapeut die Erlaubnis, entweder ein Foto vom Patienten zu machen – um dieses gemeinsam zu besprechen – oder ihm eine Rückmeldung zu geben.
4. Die Rückmeldungen dürfen und sollten vergleichende Hinweise zum typischen Scham- und Schulderleben in den therapeutischen Sitzungen enthalten.
5. Im nächsten Schritt kann der Patient versuchen, die bewusste »Übertreibung« zu reduzieren und in etwa so darzustellen, wie es sich wirklich anfühlt.

Das **gestaltungstherapeutische Vorgehen** beinhaltet die Möglichkeit, eine etwas größere Distanz zum eigenen emotionalen Erleben zu bewahren und sich Scham- und Schuldemotionen zu stellen, obwohl sich diese bisher als sehr automatisiert und intensiv darstellen. Analog zum körpertherapeutischen Vorgehen bitten Behandler die Patienten, das bewusst übertriebene Erleben entweder zu zeichnen oder durch Materialien zu modellieren oder andere symbolische Gegenstände zu nutzen. Die Gestaltung sollte innerhalb einer Sitzung stattfinden und die Möglichkeit des sprachlichen Austausches enthalten.

9.3.3 Die Fähigkeit und Bereitschaft zur Empathie

Die innerhalb des frühkindlichen Lebens und in der Behandlung gemachten Erfahrungen, dass Empathie eine wohltuende Wirkung hat, können die Bereitschaft fördern, diese auch anderen Menschen entgegenzubringen. Diese Erfahrungen können expliziert und zugänglich gemacht werden. Insbesondere der sensible Moment und die auf das Gegenüber ausgerichtete Bedürftigkeit im Rahmen der eigenen Emotionsexposition sind für viele Menschen sehr eindrücklich. Selbst angewiesen zu sein kann, nachdem etwaige Abhängigkeitsscham abgeklungen ist, auf andere Personen übertragen werden. Andere Menschen erleben auch Scham und Schuld und versuchen, die Emotionen in angemessener Weise im Alltag zu vermeiden.

So können im Rahmen der Therapie auch Wünsche erarbeitet werden, wie Patienten sich vorstellen, dass andere Menschen sich ihnen gegenüber verhalten (sollen). Im Kontext der emotionalen und Bedürfniskommunikation machen sie entsprechende Erfahrungen. Die Erfahrungen einzuordnen und einen Bezug dazu herzustellen, was für die eigene Situation hilfreich ist, kann durch Rollenspiele und Perspektivwechsel eingeübt werden. So können Patienten probieren, sich so zu verhalten, wie sie es sich selbst wünschen würden. Grenzen – auch eigene – werden dabei deutlich, und ein »Nein« von anderen Personen kann dabei auf empathisches Verständnis stoßen. Das fördert eine Toleranz sich selbst und anderen Menschen gegenüber. Weiterführend hat dieses Vorgehen natürlich auch den Vorteil, dass sich darüber eine wohlwollende Selbstwahrnehmung etablieren kann (▸ Kap. 11.2).

Kleine Empathieübungen im Alltag einplanen

Empathie aufzubringen und zu zeigen ist eine wichtige Fähigkeit, die im therapeutischen Kontext aktiv gefördert werden sollte. Erfahrungen, in denen sich andere Menschen empathisch gezeigt haben, lassen sich, wie eingangs erwähnt, in jeder Biographie finden. Die Exploration nach Menschen in der Vergangenheit, die gutgetan haben oder die für die Patienten da waren, eignen sich. Hilfreich sind sicher auch die aktuellen Erfahrungen, z. B. im Alltag und innerhalb der Behandlung. Jeder kann von anderen Menschen lernen, wie diese sich empathisch verhalten und bewusst wahrnehmen, wie sich diese Art der Zuwendung im Kontakt anfühlt.

Merke
Aktive Strategien von Empathie sind:

- Achtsam zugewandt sein
- Beobachten und mitfühlen
- Interesse am Gegenüber bekunden
- Perspektive zum Gegenüber wechseln
- Fürsorge äußern/zeigen

Alle Strategien brauchen Training und Trainingsmöglichkeiten.

Zumeist haben Patienten mit Scham- und Schuldgefühlen/-erleben bereits gute empathische Fähigkeiten. In intensiven Schammomenten können sie diese beispielsweise nicht zeigen. Das bedeutet jedoch keineswegs, dass diese nicht vorhanden sind. Dennoch lassen sich Empathie und die Bereitschaft dazu fördern. Hier gilt es, zunächst das eigene Erleben zu regulieren und sich dann erst anderen Menschen zuzuwenden. Kleine Empathieübungen können den Alltag bereichern und Anleitungen geben, wie es möglich ist, zwischenmenschliche Kontakte aktiv mitzugestalten (► Arbeitsblatt 8). Aus Reaktionen und schützendem Verhalten kann infolge solcher Verhaltensexperimente im Alltag zunehmend mehr Selbstwirksamkeitserleben zugunsten sozialer Kontakte entstehen. Damit wächst auch die Bereitschaft, empathisch zu sein.

Arbeitsblatt 8 – Empathie bekunden

In einem kleinen Rollenspiel kann folgendes Vorgehen gemeinsam geübt und als Hausaufgabe vorbereitet werden.

- Achtsamkeit inklusive Wertfreiheit, um offen in Situationen mit anderen Menschen zu sein
- Andere Menschen beobachten und deren Mimik und Körperhaltung wahrnehmen – wie fühlt sich das Gegenüber?
- Interesse bekunden, z. B. an Gesagtem, oder Nachfragen stellen
- Eigene kleinere Beiträge leisten, z. B. etwas zum vorherigen Punkt sagen
- In die Gefühle des anderen ein bisschen eintauchen/mitfühlen, Mitgefühl zeigen
- Verständnis und Fürsorge zeigen und wichtige Inhalte in den eigenen Worten zusammenfassen

Praxistipp

Kleinere, einfach durchgeführte »Rollenspiele« in den Sitzungen unterstützen Patienten, die bisher erlebte Überforderung in sozialen Situationen abzubauen. Zielgerichtetes Verhalten bietet Ideen und Möglichkeiten, sich angemessener zu verhalten und damit scham- und schuldbesetzten Situationen vorzubeugen.

Gemeinsam mit dem Patienten kann beispielsweise die Häufigkeit von Hausaufgaben analog zu den Rollenspielen vereinbart werden. Eine realistische Zielsetzung bezüglich der Häufigkeit und Durchführung (z. B. bei festgelegten Personen) verhindert Misserfolge und sollte daher besonders beachtet werden (▶ Kap. 11.4).

9.3.4 Emotionen anderer Personen

Mit dem Perspektivwechsel und der Ausrichtung auf emotionales Geschehen gilt es, Patienten anzuleiten, Scham- und Schuldgefühle/-erleben bei anderen Menschen zu beobachten. Weiterhin sollen eigene Empfindungen während der Beobachtung wahrgenommen und übertragen werden. *Scham und Schuld bei anderen Personen des Umfeldes zu beobachten löst sehr ähnliche Reaktionen und Empfindungen bei den meisten Menschen aus.* Insbesondere wenn eine Beziehung als erhaltenswert betrachtet wird, können so fürsorgliche Impulse und Reaktionen angestoßen werden.

Praxistipp

In Beobachtungsübungen werden Patienten gebeten, andere Personen mit Scham- und Schuldreaktionen wahrzunehmen. Das fördert erst einmal die Zuwendung zu anderen Personen. Die Aufmerksamkeit vom eigenen problematischen Erleben ist weggelenkt und unterbindet in diesem Zeitraum durchaus den dysfunktionalen Umgang mit sich selbst.

Reaktionen, Körperhaltung, Stimme sowie Verhalten sollten dafür dechiffriert sowie in den aktuell vorherrschenden sozialen Kontext eingebettet werden. Therapeutisches Nachfragen, etwa nach den Rahmenbedingungen der sozialen Interaktion, macht deutlich, dass es Unterschiede gibt und geben darf. Bei den meisten Menschen zeigen sich neben Scham- und Schuldgefühlen/-erleben auch andere unterschiedliche Emotionen. Ähnlich wie im konkreten emotionsbezogenen Vorgehen können Patienten üben, wahrzunehmen, welche weitere emotionale Einfärbung Scham und Schuld bei anderen Menschen haben. Zeigen diese eine traurige Scham und wirken resigniert, innerlich zurückgezogen? Oder ist die Reuebekundung eher ängstlich eingefärbt, als würde die Person eine Strafe erwarten?

Merke
Entsprechend der Wahrnehmung des emotionalen Erlebens anderer Menschen wird zudem die Mentalisierungsfähigkeit gesteigert. Der ansteckende Charakter von Scham- und Schulderleben führt während solcher Beobachtungen somit immer auch zu einer milden Form der Emotionsexposition.

Das Sprechen über die bewusste Wahrnehmung anderer Menschen und deren Emotionen innerhalb der therapeutischen Sitzungen sollte ein fester Bestandteil sein. Viele Menschen mit einer problematischen Scham- und Schuldthematik haben Befürchtungen, dass mit ihrer Person und der eigenen Wahrnehmung »etwas nicht stimmt«. Die eigenen Wahrnehmungen und beobachtende Erfahrungen können vor diesem Hintergrund abgeglichen und neu eingeordnet werden.

9.3.5 Förderung sprachlicher Fähigkeiten zugunsten von Scham und Schuld (und anderer Emotionen)

Viele therapeutische Verfahren haben gemeinsam, dass Patienten innerhalb dieser lernen, eigenes Geschehen, Gedanken und innere Prozesse zu versprachlichen. Sich im Rahmen einer Therapie zu äußern fördert immer auch die sprachlichen Fähigkeiten zugunsten der eigenen inneren Prozesse. Scham und Schuld sind entsprechend Emotionen, über die wir Menschen uns austauschen können. Der Austausch kann durch die Therapeuten unterstützt und gefördert werden.

Praxistipp

Elemente der »Gewaltfreien Kommunikation« (GFK, nach Rosenberg 2012) können das therapeutische Vorgehen um konkrete Übungen erweitern und helfen, dass Patienten emotionale und Bedürfniskommunikation praktisch einüben. Weiterführend kann die »Gewaltfreie Kommunikation« dysfunktionale Selbstabwertungsprozesse ersetzen.

Vor dem Hintergrund der Tatsache, dass frühe Scham- und Schuldgefühle oft nur durch wenige Kognitionen innerlich repräsentiert sind, eignen sich auch andere Arten der Ausdrucksmöglichkeiten. Den Patienten da abzuholen, wo er sich befindet – das ist ein geflügelter Satz. *Im Fall von Scham- und Schuldgefühlen/-erleben kann es sein, dass der Behandler den Mut braucht, sich einer Methodenvielfalt zu bedienen.* So können Übungen zur Körperhaltung unterstützen, sich Scham und Schuld anzunähern. Genauso ist es möglich, wie in ► Kap. 9.2 beschrieben, gestalttherapeutische Ausdrucksmöglichkeiten zu finden.

Das eigene innere Scham- und Schulderleben zu zeichnen oder mit Ton oder Knete darzustellen eröffnet das Gespräch zugunsten des problematischen emotionalen Geschehens. Nicht die künstlerische Qualität solcher »Gestalten« steht im Vordergrund des therapeutisch geleiteten Gespräches, vielmehr können sich Behandler die Figuren erklären lassen. Für den Patienten sind individuelle Bedeutungen und Assoziationen elementarer Bestandteil der weiterführenden Gespräche.

Praxistipp

Therapeuten können dabei durchaus das eigene aktivierte Scham- und Schulderleben als Indikator verstehen, dass auch beim Patienten Scham und Schuld aktiviert worden sind.

Lernen, sich angemessen zu entschuldigen

Vielen Menschen sind die reduzierten und flüchtigen Formulierungen wie »Entschuldigung« und »Tut mir leid« bekannt. Diese haben sich im Alltag behaupten können und reichen oft für die kleineren Alltagsverfehlungen oder als vorsorgliche Entschuldigungen. Wenn aber beispielsweise ein großer und/oder emotional belastender Schaden entstanden ist, sind andere Formen der Entschuldigung angemessen, ausführlichere vor allem. *Anhand kleiner Beispiele aus der Geschichte des Patienten kann gemeinsam das Thema einer angemessenen Entschuldigung aufgegriffen werden.* Gut eigenen sich auch Therapeuten als Modell, wenn diese beispielsweise vergessen haben, etwas für den Patienten vorzubereiten oder die Sitzung zu spät angefangen haben (▸ Arbeitsblatt 9).

Arbeitsblatt 9 – Sich angemessen entschuldigen

Passend zu einer sprachlichen Entschuldigung sollten Emotionsausdruck in der Intensität, Körperhaltung, Mimik und Gestik kongruent sein. Die folgenden Bausteine können aufeinander aufbauen und wirken umso deutlicher in der Entschuldigung:

- Bedauern ausdrücken über den Schaden
  Beispiel: »*Es tut mir leid, dass du warten musstest.*«
- Erklären der Intention und dessen, was anders als geplant verlaufen ist
  Beispiel: »*Ich wollte pünktlich kommen, habe aber vergessen, das Bügeleisen auszumachen, und musste deshalb nochmal umkehren.*«
- Verantwortung übernehmen
  Beispiel: »*Es war mein Fehler, ich war einfach zu unkonzentriert.*«
- Reue und Mitgefühl bekunden
  Beispiel: »*Es ist mir sehr unangenehm, da ich weiß, wie wichtig dir Verlässlichkeit ist. Ich fühle mich schuldig/Ich schäme mich dafür.*«
- Wiedergutmachungen und Schadensregulierung anbieten
  Beispiel: »*Ich werde mich in Zukunft bei unseren Verabredungen besser organisieren. Darf ich dich zum Ausgleich auf den Kaffee einladen?*«
- Explizit um Verzeihung bitten
  Beispiel: »*Verzeihst du mir bitte?*«

Die einzelnen Bausteine sollten vorbesprochen und durchaus jeweils alleine für sich und mit dem Therapeuten erprobt werden.

Eine angemessene Entschuldigung hat heilsamen Charakter und dient immer auch dem Erhalt und der Pflege einer sozialen Beziehung. Dies gilt es, mit dem Patienten zu besprechen und Erfahrungen des Patienten entsprechend zu würdigen. Sich zu entschuldigen reduziert die Intensität des eigenen Schuldgefühls/-erlebens.

Für viele Patienten hat die Thematisierung der Angemessenheit einer Entschuldigung eine hohe Relevanz. Bei intensivem Scham- und Schulderleben neigen Patienten dazu, sich entweder viel zu oft und/oder zu unangemessen oder gar nicht zu entschuldigen. Vor dem Hintergrund der erlebten Blockade von intensivem Schamerleben können sie jedoch auch verstummen. Eine unterlassene Entschuldigung bietet dann in Postüberlegungen erneut Anlass, sich selbst abzuwerten.

Merke
Sich wiederholende Entschuldigungen bezüglich derselben Sache sind als unangemessen einzuordnen. Genauso dürfen Patienten überlegen, ob sie sich bei fehlendem Bewusstsein von eigener Schuld (aber grundsätzlicher Fähigkeit), überhaupt entschuldigen (wollen). Mitunter ist das Anerkennen von Schaden und Äußern von Mitgefühl in diesem Zusammenhang viel wichtiger, um die Beziehung zu erhalten.

Ein weiterer bedeutsamer Aspekt ist der Umgang mit nicht angenommenen Entschuldigungen. Die Gründe und Konsequenzen einer nichtakzeptierten Entschuldigung führen oft zu einer Belastung der zwischenmenschlichen Beziehung. Häufig resultieren daraus der Kontaktabbruch und mangelnde Empathie füreinander. Stattdessen entstehen andere Emotionen wie Kränkung, Verbitterung, Enttäuschung, Trauer, mit denen beide Parteien umgehen müssen. Aktives Verzeihen braucht die Bereitschaft, Entschuldigungen anzunehmen. Das gilt auch in Bezug auf die eigene Person, denn Selbstverletzungen, Abwertungen, Sich-Gutes-Vorenthalten sind oft Verhaltensweisen, die innerhalb der Therapie noch einmal neu reflektiert werden.

Entsprechend ist es möglich, dass Patienten Entschuldigungen nicht annehmen mögen/können, weil z. B. der für sie entstandene Schaden so hoch und weitreichend ist. Im Umgang mit (beispielsweise) Täterkontakt sind einige Therapiekonzepte oft sehr eindeutig. Mit dem Abbruch des Kontaktes geht auch einher, dass etwaige Entschuldigungen keine Möglichkeit finden. *Eine Würdigung der Konsequenzen und der emotionalen Bedeutung sollte in jedem Fall innerhalb der Therapie stattfinden.* Therapeuten sind angehalten, einen Kontaktabbruch immer als Ausdruck eines Prozesses zu verdeutlichen, der – wenn es angemessen ist – durchaus überdacht werden darf.

In diesem Zusammenhang ist es wichtig, dass *Tabuthemen vermieden werden – oder zumindest als solche am Anfang einer Behandlung benannt werden.* Gemeinsam können Patient und Therapeut sich über die Vor- und Nachteile von individuellen Tabuthemen und das Nichtansprechen dieser austauschen. Als kleinster gemeinsamer Nenner ist zu betrachten, dass der Therapeut den Patienten in angemessenen Zeiträumen Angebote machen darf, sich doch diesen Themen zu widmen.

Lernen, Scham zum Ausdruck zu bringen

Schuld anzuerkennen und sich beispielsweise angemessen zu entschuldigen bedeutet auch, Verantwortung für sich und das emotionale Erleben und das eigene Verhalten zu übernehmen. Entsprechend gilt es, das Vorgehen auch auf Schamthemen und schambesetzte Momente zu übertragen und Schamerleben angemessen zum Ausdruck zu bringen.

Bezüglich der Schamemotionen besteht durchaus eine Besonderheit, denn Scham ist meist durch andere Personen gut zu erkennen. *Die rote Gesichtsfarbe, der gesenkte Blick und Spannungsabfall in der Schulter – all dies findet bei den meisten Menschen automatisch statt und wird durchaus sehr schnell wahrgenommen. Entsprechend empfinden andere Personen in der sozialen Situation meist bereits Mitgefühl, und dann sind häufig nur kurze Sätze der Ergänzung nötig.* Die Bestandteile des ▸ Arbeitsblattes 10 können aufeinander aufbauen und an die Intensität und Angemessenheit angepasst werden.

Arbeitsblatt 10 – Scham zum Ausdruck bringen

In der Vorbereitung ist es sinnvoll, gemeinsam zu thematisieren, dass Scham oft von anderen Menschen anhand des eindeutigen Ausdrucks bereits erkennbar ist. Das löst bereits eine empathische und mitfühlende Grundhaltung Menschen gegenüber aus, die sich schämen. Eine empathisch mitfühlende Haltung kann bei anderen Menschen durchaus im Voraus auch an dessen Mimik, Gestik und Zuwendung erkannt werden.

Dieses Wissen ist wichtig, um – darauf aufbauend – erlebte/gefühlte Scham auch äußern zu können.

Einfache Sätze:
- »Ich schäme mich.«
- »Ich schäme mich dafür, dass ich mich so verhalten habe.«
- »Das beschämt mich sehr.«

Möglich ist es auch, die körperlichen Aspekte oder Impulse der Scham, die ohnehin sichtbar sind, einfach anzusprechen:
- »Mir wird ganz heiß.«
- »Ich spüre, wie ich rot werde.«
- »Am liebsten möchte ich im Erdboden versinken.«
- »Es fällt mir schwer, dich anzusehen, so sehr schäme ich mich.«

Gründe für das eigene Schamgefühl/-erleben sollten angesprochen werden:
- »Ich schäme mich, weil ich dich im Moment nicht unterstützen kann.«
- »Rot werde ich, weil ich den Eindruck habe, bloßgestellt worden zu sein.«
- »Mich beschämt es, wenn ich sehe, was ich durch meine Bemerkung/mein Verhalten angerichtet habe.«

Meinung/Empfindungsbekunden des Gegenübers aktiv erbitten:
- »Wie fühlt sich das für dich/Sie an?«
- »Kannst du mich/können Sie mich verstehen?«

Verantwortung übernehmen:
- »Ich möchte, dass du meine Grenzen respektierst.«
- »Ich wünsche mir eine Entschuldigung und Erklärung für die Bloßstellung durch dich.«
- »Ich werde mich bemühen, mich in diesem Punkt weiterzuentwickeln.«

Bleibt eine empathisch mitfühlende Reaktion des Gegenübers aus, ist dies ein wichtiger Hinweis für den Patienten darüber. Gemeinsam gilt es zu überlegen, ob eine Selbstöffnung sinnvoll/-stiftend ist (▶ Kap. 9.3.2 und 9.3.5). Allgemeine Anforderungen der sozialen Kompetenz gilt es immer dann zu fördern, wenn diesbezüglich Defizite vorliegen (▶ Kap. 13).

Diskriminierende Fähigkeiten fördern

Den meisten Menschen ist das Wissen zu eigen, dass es Unterschiede zwischen den eigenen inneren, subjektiven emotionalen Prozessen und dem äußeren emotionalen Ausdruck gibt. (»Man zeigt eben nicht, was man denkt, und/oder trägt nicht das Herz auf der Zunge«). Die alltagssprachlichen Redewendungen haben natürlich auch in Bezug auf Scham- und Schuldgefühlen/-erleben eine bedeutsame Relevanz. *Es lässt sich häufig vor dem Hintergrund der Biographien von Menschen ableiten, dass nicht immer mit Wohlwollen und Fürsorge zu rechnen ist.* Diese Personen stellen das Wissen darüber in den Vordergrund und versuchen sich entsprechend zu schützen.

Häufig erkennen Patienten jedoch keine Unterschiede zwischen Grenzen von Wohlwollen und Fürsorge sowie wirklichen Ablehnungs- und Abwertungserfahrungen. Menschen, denen es nicht am Erhalt der Beziehung liegt, können Schadenfreude und Verachtung aufbringen. In dieser heftigen und schmerzhaften Form begegnet dies uns jedoch nicht sehr oft, bzw. ist diese Form nicht immer klar erkennbar. Das kleinste Anzeichen des Vorenthaltens oder Fernbleibens von wohlwollenden Reaktionen löst durchaus intensive Befürchtungen erneuter Beschämungen und Invalidierungen oder beispielsweise Kritikängste aus. *Die Fokussierung darauf überlagert das eigene problematische Scham- und Schulderleben. Patienten berichten mit viel Empörung oder Ärger zum Teil sehr detailliert.*

Manchmal entsteht die Frage bei Behandlern: »Worum geht es jetzt eigentlich wirklich?« Genau diese Frage ist – auf der Metaebene gestellt – wichtig, denn es ist oft die Validierung der Wahrnehmung der Patienten nötig (weniger die der Empörung oder Gereiztheit). Genauso kann sich eine starke Ekelreaktion als Emotion etablieren, wenn Patienten erkennen, dass andere Menschen ihnen nicht gutgetan haben. Ekel geht meist mit einer eindeutigen Mimik und abweisenden Impulsen in der Körperhaltung einher.

Allergie-Metapher

Die hohe Sensibilität für die Reaktionen des Gegenübers sind, metaphorisch gesprochen, als »allergische Reaktion« zu verstehen. Ein kleinster allergieauslösender Stimulus aktiviert eine Kaskade an allergischen Reaktionen, die in sozialen Interaktionen durchaus problematisch sind. Über solche gezeigten Reaktionen – wie Ärger auf andere Menschen im Sinne des Spruchs »Angriff ist die beste Verteidigung« gegen neue Beschuldigungen/Beschämungen, anhaltendes Kränkungserleben oder auch gegen Scham vor der eigenen emotionalen Scham-/Schuldreaktion – sind andere Menschen durchaus irritiert. Die Irritationen führen wiederum in Sinne eines Teufelskreislaufs dazu, dass das eigentlich wohlwollende und fürsorgliche Verhalten ausbleibt. Stattdessen kann es dazu führen, dass andere Menschen sich abwenden und im Sinne selbsterfüllender Prophezeiungen eine Ablehnungserfahrung Realität wird.

Praxistipp

Die Verwendung von Metaphern, beispielsweise der Allergie-Metapher, hilft, sich der eigenen Reaktion bewusst zu werden, ohne erneut von Scham- und Schulderleben überflutet zu werden. Mit ausreichender innerer Distanz kann die Veränderungsmotivation zugunsten des eigenen emotionalen Erlebens gefördert werden.

In diesem Kontext gilt es, mit Patienten unterschiedliche Strategien einzuüben und/oder ungünstige Erfahrungen kleinschrittig zu thematisieren. *Therapeuten beachten, dass Entwicklungsprozesse zumeist von neuem, eher adaptiven Scham- und Schulderleben begleitet werden.*

Zu den **einzuübenden Strategien** können gehören:

- Die empfundenen Emotionen durch entgegengesetztes Handeln unterbrechen und verändern
- Alltagstaugliche Skills für intensive Emotionen einüben
- Den eigenen Emotionen etwas entgegensetzen können, um beispielweise Interaktionen angemessener durch das eigene Verhalten beeinflussen zu können
- Für unterschiedliche soziale Kontexte und deren Rahmenbedingungen eine angemessene Emotions- und Bedürfniskommunikation erarbeiten und einüben
- Abgrenzen lernen, obwohl Patienten noch die »alten« Scham- und Schuldgefühle/-erleben spüren – Akzeptanz für innere emotionale Prozesse, weil das Wissen um deren Bedeutung für die eigene Geschichte vorliegt
- Angemessene Bedürfnisaufschub-Optionen zugunsten des Erhalts und der Festigung sozialer Beziehungen und späteres Nachversorgen frustrierter Bedürfnisse

Die Übungen des vorangegangenen Kapitels können in der Folge als Ausdrucksmöglichkeiten ergänzt werden. Die Förderung einer angemessenen Diskriminierung sollte dabei ein wichtiger Bestandteil sein (► Arbeitsblatt 2 in Kap. 8.1).

9.3.6 Angemessene und hilfreiche Bewältigung von unangenehmen und belastenden Emotionen

Da Scham- und Schuldgefühle sowie deren Erleben zumeist Ausdruck einer aktuellen oder früher erlebten Bedürfnisfrustration darstellen (► Kap. 1.1.1, 1.9 und 10), ist davon auszugehen, dass nicht nur das emotionale Erleben eine Belastung darstellt. *Für den unangenehmen, schmerzhaft anmutenden Charakter, insbeson-*

dere von Scham und maladaptiven Schuldgefühlen/-erleben, sind Kompetenzen aufseiten des Patienten nötig. Diese werden durch das emotionsfokussierte Vorgehen gefördert. Dennoch ist eine aktive Unterstützung darin notwendig, wie Patienten mit diesen Emotionen umgehen und diese regulieren können.

In den letzten Jahren haben im Rahmen der dritten Welle auch Achtsamkeitstechniken und radikale Akzeptanz-Strategien Einzug in den therapeutischen Alltag gehalten. In der Dialektisch-behavioralen Therapie (DBT nach Linehan 1992) sowie in den Mindfulness-Based-Stress-Reduction-Ansätzen (darunter die Mindfulness-Based Cognitive Therapy, kurz: MBCT; nach Segal et al. 2002) geht es vor allem darum, *den erlebten Stress von emotionalen Prozessen und von emotional belastenden Situationen durch Achtsamkeit zu reduzieren.* Während Patienten sich in innerer und äußerer Achtsamkeit üben, sind sie zeitgleich abgelenkt vom bisherigen problematischen Umgang mit Scham und Schuld.

Merke
Das wertfreie Wahrnehmen innerer Prozesse ermöglicht, Scham und Schuld in den Gesamtkontext eines angemessenen emotionalen Erlebens einzubetten.

Selbstfürsorgestrategien und kleinere Helfer für den Alltag beinhalten immer auch wohlwollendes, akzeptierendes und sich zuwendendes Handeln zugunsten der eigenen Person. Solche Verhaltensweisen und emotionale Haltungen sich selbst gegenüber sollten gefördert werden. So können Therapeuten Patienten anregen, einen Selbsthilfe-Notfallkoffer zu packen. Ein Notfallkoffer sollte zumeist sehr konkrete Ideen und praktisch sofort nutzbare Gegenstände beinhalten (▸ Arbeitsblatt 11).

Arbeitsblatt 11 – Persönlicher Notfallkoffer

Potenzielle Bestandteile eines Notfallkoffers sind vor allem aktive Selbstfürsorgestrategien. Hier finden Sie eine kleine Auswahl an Vorschlägen. Ergänzen Sie die Auswahl gern um eigene Erfahrungen und Ideen.

- Tröstende Gegenstände, z. B. ein Kuscheltier
- Düfte, Bilder, Symbole, die gute Erinnerungen entstehen lassen (können)
- Rezept für ein einfaches Lieblingsgericht – auch aus Kindertagen
- Gute und selbstberuhigende Sätze auf einer Postkarte
- Ein Brief an sich selbst mit einem kleinen Versprechen/einer Belohnung
- Foto und Telefonnummer einer Person, zu der eine innige Beziehung besteht
- Notfallnummer der telefonischen Seelsorge oder des Sektorkrankenhauses
- …
- …
- …

Notfallstrategien sollten ausprobiert und eingeübt werden. Je mehr Strategien Sie haben, desto wahrscheinlicher wird es, dass Sie Erfolg im Umgang mit sich selbst haben.

Der Einsatz solcher Strategien fördert zum einen die Anerkennung des eigenen emotionalen Erlebens und ist somit eine gute Selbstvalidierungsstrategie. Mittels solcher Strategien werden Fähigkeiten zur emotionalen Selbstwirksamkeit und Selbstfürsorge im Rahmen des emotionalen Erlebens unterstützt. Zum anderen sind dies erste Strukturen, die dem dysfunktionalen Scham- und Schulderleben entgegenstehen. Diese werden insbesondere dann benötigt, wenn Scham- und Schulderleben sich im Sinne eines dysfunktionalen Zustandes etabliert haben (► Kap. 15).

Behandler sollten diese Strategien und Fertigkeiten ganz gezielt ausführlich und wiederholend thematisieren. *Patienten mit problematischen Scham- und Schuldgefühlen/-erleben haben oft keine Vorstellung von emotionaler Selbstwirksamkeit oder Selbstfürsorge.* Zumeist haben sie dies nicht erfahren und waren stattdessen dem schmerzhaften, unangenehmen emotionalen Erleben von Scham und Schuld ganz für sich ausgesetzt. Im ungünstigsten Fall sind sie dafür invalidiert worden. *Daher gilt es, ganz bewusst am Aufbau solcher Fähigkeiten und Fertigkeiten systemisch zu arbeiten.* Über Hausaufgaben und Protokolle (beispielsweise: Gefühlsprotokoll »VEIN-AHA« aus dem Skillstraining von Bohus und Wolf-Arehult 2012) sollte man passende Übungen in den Sitzungen aufgreifen. Neue dazugehörige emotionale Empfindungen werden über emotionsvertiefende Techniken während der Nachbesprechung möglichst innerlich nachhaltig verankert.

10 Biographie-Arbeit und Bedürfnisse

Patienten mit dysfunktionalen Scham- und Schulderleben haben innerhalb ihrer Biographie und vornehmlich in der Kindheit und Jugend fast immer ungünstige Erfahrungen bezüglich der eigenen Grundbedürfnisse gemacht. Zu diesen Erfahrungen gehören wirklich traumatisierende Erfahrungen und einhergehende Grenzverletzungen, massiv bedrohliche Angst- und Furchtsituationen, beispielsweise sexueller, körperlicher und emotionaler Missbrauch, aber auch Vertreibungserfahrungen, bei denen Menschen um ihr Leben fürchten mussten. Ebenso sind entwicklungsrelevante Erfahrungen als prägend zu benennen. Diese erfüllen zwar nicht die Kriterien einer Traumatisierung, haben jedoch wegen ihres hohen emotionalen Gehaltes die Entwicklung maßgeblich (mit)geprägt.

Dazu gehören Invalidierungen über die eigene Person und das »So-Sein« oder Abwertungen und Vernachlässigungen sowie übergriffige Bezugspersonen und massive Einschränkungen der natürlichen Entwicklung. *Bedacht werden sollten auch ungünstige Erfahrungen in Bezug auf den eigenen Körper, z. B. Behandlungen und Therapien, die immer wieder lange Abwesenheiten aus dem sozialen Umfeld verursacht haben.* Relevant sind ebenso Abwertungen und Infragestellungen der eigenen Wahrnehmung, der eigenen Gedanken und Gefühle. Diese internalisieren Kinder schon früh und führen dazu, dass der eigenen Wahrnehmung, dem eigenen Urteil oder emotionalen Erleben nicht getraut wird bzw. diese permanent durch grüblerische Prozesse hinterfragt werden.

Merke
Der Therapeut sollte entwicklungsrelevante und traumatisierende Erfahrungen aufgreifen und in Bezug zu den Grundbedürfnissen setzen. Oft kommt es zu Wiederholungserfahrungen in der jüngeren Vergangenheit oder im Alltag im Rahmen dysfunktionaler Beziehungen. Daher sollten Therapeuten Wiederholungen und ähnliche Erfahrungen gezielt erfragen und vertiefend explorieren.

Inneres Kind und korrigierende Erfahrungen

Bereits zum Zeitpunkt der Erhebung kann es sehr sinnvoll sein, das Konzept des inneren Kindes (z. B. Stahl 2015; Peichl 2007; Chopich und Paul 2005) einzuführen. Das Konzept ist mittlerweile recht populär, und eine Vielzahl von Ratgebern unterstützen die eigentliche Behandlung. *In vielen therapeutischen Ausrichtungen ist die Arbeit mit dem inneren Kind anerkannt und wird im Alltag praktiziert.* Patienten mit dysfunktionalem Scham- und Schulderleben fürchten im Allgemeinen die Biographie-Arbeit. Metakognitive Ansätze wie das »Konzept des inneren Kindes« machen Patienten auch zum (besseren) Experten für sich selbst. *Biographie-Arbeit ist ein aufdeckendes Verfahren, das im Gegensatz zu den Ver-*

meidungstendenzen des Patienten mit viel Abneigung und Ängsten gekoppelt ist. Vor diesem Hintergrund ist es wichtig, dieses Vorgehen mit einem Sinn zu versehen und darüber eine Art Metaebene zu etablieren, die für Patienten verständlich ist und auf die im Rahmen der Therapie immer wieder Bezug genommen werden kann.

Patienten mit einem dysfunktionalen Scham- und Schulderleben sind meist sehr ungeübt in der wohlwollenden Selbstfürsorge. Dennoch haben sie Ideen darüber, was guttun würde und was das Kind von damals brauchen könnte. *Zur Förderung des ersten Selbstwirksamkeitserlebens in Bezug auf die Problematik sollten daher kleine selbstfürsorgliche, gesundheitsförderliche sowie validierende Strategien zwischen den Sitzungen eingeplant werden.* Die Innere-Kind-Arbeit hat den Vorteil, dass Patienten mit einem heilsamen und wohlwollenden Abstand lernen, sich selbst zu versorgen und einen korrigierenden Umgang zu ermöglichen.

Merke
Die frühe Einführung des Konzeptes »Arbeit mit dem inneren Kind« macht Patienten deutlich, unter welchen Aspekten die eigene Biographie-Arbeit stattfindet. Diese Sinngebung etabliert eine Art Metaebene und fördert selbstfürsorgliches Verhalten sowie Selbstmitgefühl.

Der wohlwollende und mitfühlende Blick auf sich selbst ist eine erste Modifikation der inneren Selbstbeschäftigung, die bisher vornehmlich aus grüblerischen und selbstabwertenden Prozessen besteht/bestand. Das Vorgehen knüpft nahtlos an diese bisherige Tendenz an und verhindert scham- und schuldaufrechterhaltende Verhaltensweisen.

10.1 Biographischen Bezug herstellen

Die Erhebung der Biographie ist für viele Therapeuten eine elementare Grundlage für die gemeinsame Arbeit mit dem Patienten. Die schriftliche Bearbeitung eines mittlerweile fast standardisierten Lebensfragebogens durch den Patienten dient oft als Grundlage für die gutachterlich anzufertigenden Berichte. In der Auseinandersetzung mit den Daten und der biographisch erhobenen Anamnese im therapeutischen Gespräch können erste Ideen abgeleitet werden. Zeitgleich entwickeln Behandler Hypothesen über die emotionale Entwicklung der Patienten und liefern Hinweise sowohl zu Scham- und Schuldthemen als auch zu dem individuellen Entwicklungsverlauf im Rahmen prozessbegleitenden Scham- und Schulderlebens.

Merke
Die Biograpie-Arbeit des Patienten ist ein fester Bestandteil für die Arbeit an dysfunktionalem Scham- und Schulderleben des Patienten. Die Implementierung eines metakognitiven Ansatzes, wie »das innere Kind«, hilft, sich der eigenen Biographie zuwenden zu können.

Bei Patienten, deren Biographie von entwicklungsrelevanten Erfahrungen und Traumata geprägt ist, hat sich das Erstellen einer sogenannten Lebenslinie als sehr hilfreich erwiesen. Diese kann unter verschiedenen Ausrichtungen exploriert werden. So ist es möglich, anhand biographisch bedeutsamer Ereignisse, z. B. die Aufnahme in den Kindergarten, der Übertritt an die Schule etc., beispielweise die psychische Verfassung und erste Symptome zu erheben.

Praxistipp

Anknüpfend an den emotionsbezogenen Ansatz und das erarbeitete Störungsmodell, bei dem biographisch frühe Scham- und Schuldgefühle eine besondere Rolle spielen, kann die Erfragung des Alters des »Kindes von damals« ein fester Bestandteil der Exploration auch aktuellen Scham- und Schulderlebens werden. Vor diesem Hintergrund werden erste wohlwollende Strukturen zugunsten der eigenen Person und des Verhaltens gefördert.

Lebenslinie als narratives Expositionsverfahren

In Anlehnung an das Vorgehen der Erhebung einer »Lifeline« im Rahmen der Narrativen Expositionstherapie (nach Schauer und Ruf-Leuschner 2014) ist es möglich, eine chronologische Erfassung emotional bedeutsamer Lebensereignisse sowie deren Integration in den damaligen räumlich-zeitlichen Lebenskontext vertiefend zu explorieren. *Ziel ist es, mit dem Patienten besonders prägende emotionale Ereignisse sowie das dazugehörige emotionale Erleben sich selbsterklärend, wohlwollend und möglichst sinnstiftend einzuordnen.* Um eine kontextuelle Elaboration zu ermöglichen, sollte der Patient durch dieses Vorgehen entwicklungsrelevante und prägende Erfahrungen sowie Traumata zeitlich neu in der eigenen Vergangenheit verorten.

Praxistipp

Die Lebenslinie wird in den therapeutischen Sitzungen gemeinsam angefertigt. Emotionale und kognitive Gedächtnisinhalte des Patienten können mithilfe explorativer Verständnisfragen des Therapeuten abgeglichen werden. Metakognitive Ideen/Ansätze vermitteln und unterstützen eine gesunde Distanz, die auch neue Strukturen und Sichtweisen auf sich selbst fördern.

Insbesondere die frühen emotionalen Gedächtnisinhalte sind in den impliziten Erinnerungen gespeichert. *Implizite Erinnerungen haben einen hohen emotionalen Charakter, sind nicht bewusst abrufbar, sondern finden als automatisierte Prozesse statt. Diese emotionalen Prozesse werden durch aktuelle situative Reize getriggert, laufen unbewusst ab und sind handlungsleitend* (▶ Kap. 1.5 und 1.6). Biographisch verankerte Scham- und Schuldgefühle haben einen impliziten Erinnerungscharakter.

Merke

Die Aktivierung biographisch verankerter Scham- und Schuldgefühle durch das narrative Vorgehen hat viele Vorteile, z. B.:

- Möglichkeit, über eigene biographische Erfahrungen angeleitet sprechen zu können und Unsicherheiten diesbezüglich abzubauen
- Korrigierende Erfahrungen durch entsprechende therapeutische Angebote und Interventionen
- Eine bessere emotionale Verarbeitung der Erfahrungen samt emotionaler Prozesse
- Die Verortung der Erfahrungen innerhalb des Lebens des Patienten
- Sinnstiftende Einordnung der Erfahrungen
- Aufbau von ersten und zusätzlichen Emotionsregulationsstrategien
- Validierung der Wahrnehmung des Patienten sowie dessen emotionales Erleben
- Herstellung eines Bezugsrahmens zu den (kindlichen) Grundbedürfnissen und Fokussierung dieser

Entsprechend den biographischen Erfahrungen des Patienten ist eine angemessene Zeitplanung notwendig. *Die Erhebung der Lebenslinie im narrativen Vorgehen benötigt mehrere Sitzungen.* Doppelsitzungen sind durchaus hilfreich, sofern diese für den Patienten im Rahmen des symptomatischen Geschehens möglich sind. Die Rahmenbedingungen sollten mit dem Patienten gemeinsam besprochen werden.

Praxistipp

Um die Arbeit in den Sitzungen zu unterstützen und zeitgleich den Verarbeitungsprozess zwischen den Sitzungen aufrechtzuerhalten, können Patienten gebeten werden, Fotos oder emotional bedeutsame Symbole mitzubringen. Die mitgebrachten Gegenstände sollten auf der Lebenslinie befestigt werden. Die Lebenslinie können Patienten auch nach der Therapie weiterführen.

Der Verbleib der angefertigten Lebenslinie sollte mit dem Patienten sehr konkret thematisiert werden. Zeitweise wollen Patienten diese beim Therapeuten lassen. Im Sinne einer Distanzierungshilfe kann dies durchaus sinnvoll sein. In diesem Zusammenhang sollten Patient und Therapeut gemeinsam ein Ritual zum jeweiligen Ende der Sitzungen entwickeln und praktizieren. Analog zur mentalen Tresortechnik (Reddemann 2014) ist dieses Vorgehen zeitgleich eine exemplarische Möglichkeit, diese Technik in den Alltag zu übertragen. Ein nächster Schritt in Richtung Exposition kann sein, dass der Patient auch Fotos seiner Lebenslinie anfertigt. Mit den Bildern kann er sich zwischen den Sitzungen entsprechend selbst exponieren. Am Ende einer Therapie sollten Patienten in der Lage sein, diese mit nach Hause zu nehmen.

Reduktion der Lebenslinie auf der Metaebene

In einem weiteren Schritt wird nach erfolgreicher Beendigung der Exposition mit den emotional bedeutsamen und prägenden Lebensereignissen die Lebenslinie entsprechend reduziert und vereinfacht (▶ Arbeitsblatt 12). *Dieses Vorgehen entspricht den natürlichen Denkstrukturen und -prozessen, wenn Menschen an biographische Ereignisse retrospektiv denken. Im praktischen Vorgehen kann eine reduzierte Lebenslinie sich an Lebenskapitel orientieren.* In der weiterführenden Behandlung sind die Bezugnahme sowie die Orientierung an den Grundbedürfnissen des Patienten äußerst sinnvoll (▶ Kap. 1.1.1). Entsprechende biographische Lebensabschnitte und besondere Erfahrungen erhalten daher übergeordnete Überschriften. In diesen Überschriften können Bezüge zu den Grundbedürfnissen zu finden sein.

Merke
Die Reduzierung der Lebenslinie erfolgt mittels gemeinsam erarbeiteter Überschriften. Diese Überschriften haben einen Bezug zu den Grundbedürfnissen und fassen biographische Abschnitte zusammen. Die Zusammenfassung kann auch mit entsprechenden emotional bedeutsamen Symbolen erfolgen.

Eine gestalttherapeutische Ausrichtung ist für viele Patienten sehr hilfreich und eine gute Möglichkeit, sich neben der gedanklichen Auseinandersetzung auch aktiv zu betätigen. Dafür sollten Behandler beispielsweise mehrere farbige Bänder oder Fäden aus unterschiedlichen Materialien bereithalten. Hilfreich sind andere kleine Materialien, wie Holzperlen, andere kurze Bänder, bunte Klebestreifen etc.

Arbeitsblatt 12 – Reduktion der Lebenslinie

Vorgehen:

- Der Therapeut bittet den Patienten, sich aus einer Kiste mit unterschiedlich farbigen Bändern und Fäden einen Faden bzw. ein Band auszusuchen. Das Band bzw. der Faden steht symbolisch für die Lebenslinie des Patienten, und seine Wahl wird entsprechend besprochen.
- Der Faden/das Band wird in der Mitte des Raums neben die ausführliche Lebenslinie gelegt.
- In einzelnen Schritten werden unterschiedliche biographische Abschnitte sichtbar gemacht. Dazu kann entweder ein Knoten in das Band/den Faden oder mithilfe eines anderen Materials, beispielweise Perlen, diese Abschnitte kenntlich gemacht werden.
- Jeder biographische Abschnitt erhält eine Überschrift und/oder diesem wird ein emotional bedeutsames Symbol mit Bezug zu den Grundbedürfnissen zugeordnet (► Arbeitsblatt 13). Diese Überschriften können auf ein Blatt Papier notiert und zur entsprechenden Linie gelegt werden.
- Das Vorgehen wird bis zum aktuellen Sitzungsdatum durchgeführt. Die Überschrift für die aktuelle Lebensphase kann ein »Arbeitsmotto« oder ein Ziel enthalten.

Der Therapeut kann für die eigene Dokumentation ein Foto anfertigen. *Im Sinne einer Nacharbeitung kann der Patient seine Lebenslinie mit nach Hause nehmen und entsprechend reale Symbole gestalten/organisieren oder aus Erinnerungen, Fotos zusammensuchen.* Das folgende Beispiel einer reduzierten Lebenslinie soll das Vorgehen verdeutlichen (► Abb. 10-1).

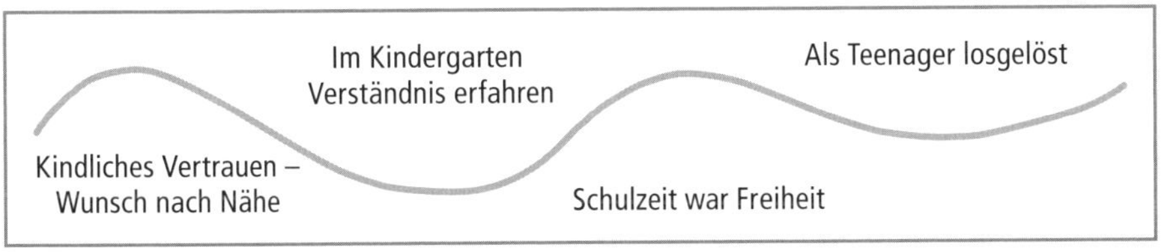

Abb. 10-1 Beispiel für eine Lebenslinie – ein Auszug

Arbeitsblatt 13 – Symbole für Grundbedürfnisse

Vorschläge für mögliche Symbole zu den Grundbedürfnissen:

Die Vorschläge sind allgemein gehalten. Emotionalen Assoziationen der Patienten ist in der Auswahl von Symbolen natürlich Vorrang zu gewähren. Ein neutraleres Symbol kann gleichzeitig aber auch helfen, sich innerlich zu distanzieren. Das kann bei einer intensiven Emotionalität durchaus sinnvoll sein. Die Symbole sollten Bezug zur Biographie und den Wünschen des Patienten beinhalten und möglichst viele angenehme Assoziationen enthalten.

Grundbedürfnis	Mögliche Symbole
Bindung	Band; Brücke; sich umarmende Menschen, verschlungene Zeichen, Knoten, Dreieck, religiöse Zeichen …
Selbstwerterhalt/-schutz/-erhöhung	Ying/Yang-Symbol; Foto von sich selbst (als Kind); Karte mit positiver Affirmation; kleiner Taschenspiegel; Herz; Muschel vom Strand, Geldschein/Münze aus dem Urlaub (der, egal wie er aussieht, immer denselben Wert behält) …
Orientierung/Grenzen/Kontrolle	Lupe; kleiner Zaun aus dem Spielzeugbedarf; Bild eines sicheren Ortes; schützendes Wesen, z. B. kleiner Drache; Stein; kleines Stoppschild …
Autonomie	Rucksack; Werkzeug aus dem Spielzeugladen; Reiseführer; Vogel …
Lustgewinn/Unlustvermeidung	Kinderspielzeug, Sonne; Foto mit vor der Brust verschränkten Armen; Symbole eines Hobbys, z. B. Kamera; kleines Stoppschild aus dem Spielzeugladen; Reisebild …

10.1.1 Umgang mit frühkindlichen Scham- und/oder Schuldgefühlen

Die Arbeit an der Lebenslinie mit den exponierenden Anteilen führt immer wieder zur Aktivierung kindlicher Scham und Schuldgefühle. Die frühen Emotionen sind oft mit wenigen kognitiven Inhalten ausgestattet (▸ Kap. 1.5). Für Patienten ist es daher eine besondere Herausforderung, über diese kindlichen Emotionen Dritten gegenüber zu kommunizieren.

Die atmosphärisch emotionale Veränderung innerhalb der Therapie oder der Scham- und Schuldgefühle, die der Therapeut stellvertretend spürt, ist ein guter Hinweis dafür. (Eine aktive Unterscheidung von eigenen Scham- und Schuldgefühlen/-erleben des Therapeuten im Zuge von Selbsterfahrungsthemen sollte gewährleistet sein; vgl. Kap. 9.6 dazu in Lammers 2016.) Behandler können diese Veränderung ansprechen und den Patienten bitten, für sich zu prüfen, ob kindliche Scham- und Schuldgefühle aktiviert sind. Entsprechend dem emotionsfokussierten Vorgehen in Kap. 9.2 wird die Arbeit an der Lebenslinie kurz unterbrochen und sich diesem Erleben zugewendet.

Merke
Therapeuten unterstützen Patienten vornehmlich in der Versprachlichung und bieten Möglichkeiten sowie Strategien zur Regulation der Intensität der kindlichen Gefühle an.
Das Herausarbeiten und Zugänglich-Machen kindlicher Bedürfnisse als grundlegende Rechte eines Kindes/Menschen ist für viele Patienten bedeutsam.

Kindliche Gefühle und Wahrnehmungen sowie dahinterliegende Bedürfnisse werden im ersten Schritt immer validiert. Im zweiten Schritt gilt es, den Kontext der kindlichen Möglichkeiten im Rahmen der entwicklungspsychologischen Vorgänge deutlich zu machen. Beispielsweise können Beschämungen und Beschuldigungen durch nahe Bezugspersonen kindliche Scham- und Schuldgefühle aktivieren. Die Rückschlüsse auf die eigene Person/das Kind/das eigene Verhalten sind jedoch »mit Vorsicht zu genießen« – sie enthalten immer nur die Möglichkeiten der jeweiligen (kindlichen) Entwicklungsphase. Kindliche Kognitionen und Denkprozesse gilt es seitens der Therapeuten taktvoll und mit Mitgefühl zu korrigieren. Scham- und Schulderleben der nahen Bezugspersonen wären durchaus angemessen und wichtig. Stellvertretend kann sich daher der Behandler für diese entschuldigen (▸ Arbeitsblatt in Kap. 9.3.5).

Merke
Kindliche Scham- und Schuldgefühle gilt es immer zu validieren, und die Möglichkeit der Versprachlichung sowie der Vermittlung von Emotionsregulationsstrategien sollten aktiv genutzt werden. Kognitive Anteile und/oder kindliche Rückschlüsse auf die eigene Person/das eigene Verhalten sollten in Verbindung mit den entsprechenden entwicklungstheoretischen Möglichkeiten gesetzt werden.

Das Konzept des »inneren Kindes« aufgreifend, kann der Patient die erfahrene Zuwendung auch während der Sitzungen in Eigenregie wiederholen. Sich dem inneren Kind und dessen kindlichen Gefühlen zuwenden zu können, dafür Worte und anderen Ausdruck zu finden, fördert das Selbstwirksamkeitserleben zugunsten eigener innerer Prozesse und stellt eine wichtige Selbstfürsorgestrategie dar (► Kap. 11.3 und 11.4).

11 Selbstwertarbeit – Selbstentwicklung

Dysfunktionales Scham- und Schulderleben baut in der Regel auf kindlichen Scham- und Schuldgefühlen auf bzw. beinhaltet diese. *Die kindliche Wahrnehmung von sich selbst und auf das eigene Verhalten entspricht den entwicklungstheoretischen Möglichkeiten der damaligen Zeit.* Diese Grundannahme über sich selbst und das eigene Verhalten ist fest im impliziten Gedächtnis verankert und kann vor dem Hintergrund des dysfunktionalen Scham- und Schulderlebens kaum korrigiert werden. *Die Arbeit am Selbstwert ist zum einen eine Notwendigkeit, um dysfunktionalem Erleben in der Zukunft vorzubeugen.* Zum anderen setzt die Selbstwertarbeit genau an dem Thema an, das Patienten selbst fokussieren und für das sie selbst im Rahmen des emotionalen Erlebens keine Veränderungsmöglichkeiten finden.

Patienten sollten deshalb im Rahmen die Möglichkeit erhalten, auszusprechen, was sie an sich ablehnen und nicht mögen. Es ist wichtig, dies gegenüber dem Behandler auszusprechen und sich selbst dabei zu hören. *Während der Thematisierung sollten Patienten gebeten werden, angemessenen Blickkontakt zu halten. Oft kommt es neben einer Scham- und Schuldaktivierung bereits zu einer Relativierung des Gesagten.*

Praxistipp

Therapeuten können das Sprechen über das, was Patienten an sich ablehnen/nicht mögen, aktiv einleiten, indem sie vor dem Hintergrund des eigenen Expertenwissens berichten, dass die Auseinandersetzung um Scham und Schuld immer auch grundlegende Fragen zur eigenen Person und Hinterfragungen aufwerfen. Die aufgeworfenen Fragen beinhalten als Besonderheit zumeist einen besonders kritischen Blick auf sich selbst.

Die folgenden Fragen können zur Orientierung dienen (▶ Arbeitsblatt 14). *Patienten sollten die Fragen nur zusammen mit den behandelnden Therapeuten bearbeiten.* Die Beantwortung der Fragen als Hausaufgabe kann wiederum mit der Aktivierung von dysfunktionalem Erleben einhergehen, da sich Patienten dann, alleine gelassen, wie ausgeliefert wahrnehmen.

Arbeitsblatt 14 – Explorationsfragen zur eigenen Person/zum eigenen Verhalten

Die folgenden Fragen sind Beispielfragen und sollten vor dem Hintergrund des Sprachgebrauchs des Patienten modifiziert werden.

- Was sind Ihre größten Schwächen?
- Was kritisieren Sie am meisten an sich?
- Womit sind Sie mit sich unzufrieden?
- Was mögen Sie an sich nicht, z. B. an Ihrem Körper, Ihrem Verhalten?
- Über welche Aspekte Ihrer Person denken Sie am meisten nach?
- Was an Ihnen ist falsch?
- Was haben Sie bisher falsch gemacht?
- Was bereuen Sie in Ihrem Leben?
- Worin erleben Sie sich anders als andere Menschen?
- Was an Ihnen ist anders als an anderen Menschen?
- Welche Gründe gibt es für Ihre Andersartigkeit?
- Wie fühlen Sie sich, wenn Sie an sich denken?
- Was möchten Sie an sich verändern?
- Was glauben Sie, dass andere Menschen von Ihnen denken?
- Wie sind Sie eigentlich, und wie möchten Sie sein?
- Wofür schämen Sie sich?
- …
- …
- …

Gemeinsam gilt es, in den Antworten den Informationscharakter von Scham- und Schulderleben zu erkennen und als Ressource nutzbar zu machen. Die erlebte Diskrepanz zwischen dem kognitiven Wissen, wie die eigene »Person zu sein hat« und wie man als »Mensch tatsächlich ist«, triggert sehr häufig Scham- und Schulderleben. Es ist eine Art innerer Vergleich mit der imaginierten und idealisierten Vorstellung von sich und dem realen Selbst. Statt jedoch in der Folge selbstabwertende Gedanken immer wieder zu wiederholen, können Patienten lernen, sich Fragen zu stellen und versuchen, Antworten zu finden. Innerhalb dieser Antworten gilt es gemeinsam abzuwägen, ob es einer *Realitätsüberprüfung im Sinne von Nachfragen oder zumindest kleinen Verhaltensexperimenten* bedarf.

Scham- und Schulderleben beinhaltet immer auch konstruktive Aspekte, die für die Persönlichkeitsentwicklung sinnvoll genutzt werden können. Aus den Antworten dieser Fragen können Ziele für die Persönlichkeitsentwicklung formuliert werden. *Ziele der Persönlichkeitsentwicklung sind immer Bestandteile eines Reifungsprozesses.* Diese Prozesse benötigen Zeit und passende Rahmenbedingungen. Die zeitlichen Besonderheiten und Rahmenbedingungen gilt es zu konkretisieren.

Praxistipp

Ziele für die Persönlichkeitsentwicklung gilt es immer nach dem Prinzip »Minimalziel und Maximalziel« festzulegen. Jedes einzelne Ziel sollte entsprechend in den zwei Dimensionen formuliert werden.

Die Ziele können jeweils in einem Stufenmodell (► Kap. 2 und 11.2) zur Verdeutlichung des Prozesses eingetragen werden. Am Ende der Stufen/Treppen kann wiederum ein Symbol oder ein Foto des Patienten, das symbolisch für die gemachte Entwicklung gilt, angebracht werden.

Zur Förderung der Motivation eignen sich neben Belohnungsmechanismen auch Imaginationsübungen, die zukunftsorientiert ausgerichtet sind. Während der Imaginationsübungen (► Arbeitsblatt 15) können Therapeuten die neu ausgearbeiteten Ziele des Patienten auch emotional für die intrinsische Motivation nutzbar machen.

Arbeitsblatt 15 – Imaginationsübung »Mein Zukunfts-Ich«

Anleitung:

- Beginnen Sie die Übung mit einer kurzen Einleitung, wie sie für die Entspannung üblich ist, z. B. bequemes Hinsetzen und sich noch einmal der eigenen Person bewusst werden.
  »Erlauben Sie sich, mit zwei oder drei tiefen Atemzügen bei sich anzukommen. Wenn Sie mögen, können Sie Ihre Augen schließen und innerlich offen sein oder mit geöffneten Augen ganz bei sich sein. In der folgenden Übung möchte ich Sie zu einer Zeitreise einladen.«
- Je nach Zielen des Patienten wird ein angemessener Zeitraum für den nächsten Abschnitt gewählt. Für diesen Schritt wählen Sie die Minimalziele des Patienten.
  »Erlauben Sie sich, Sie könnten sich vorstellen, in die Zeit zu reisen, in der Sie es geschafft haben, so … und so … und auch so … zu sein. Tun Sie in Gedanken gerne einfach so, als wären Sie schon so, wie sie es sich für sich vorstellen, und spüren Sie in sich hinein.«
- Fokussierung auf die Emotionen und körperliche Verankerung
  »Nehmen Sie die Veränderungen wahr und erlauben Sie sich, einfach nur ganz für sich zu spüren, wie Sie sich unter der Weiterentwicklung fühlen. Wo im Körper spüren Sie die Veränderungen am ehesten? Was verändert sich in Mimik … Gestik … und Körperhaltung …? Wie werden Sie sich verhalten …?«
- Lenkung der Aufmerksamkeit auf andere Personen
  »Erlauben Sie sich im nächsten Schritt, sich vorzustellen, wie andere Menschen auf Sie reagieren. … Woran werden diese Menschen die Veränderungen in Ihnen erkennen können? … Nehmen Sie dies ganz bewusst wahr? Wie verhalten sich andere Menschen Ihnen gegenüber? … Erlauben Sie sich probehalber ein paar Überlegungen dazu …«
- Rückführung in die reale Therapiesituation und Zukunftsorientierung
  »Nehmen Sie zum Ende dieser Übungen die Veränderungen einen Moment ganz bewusst wahr und lassen diese nachklingen. – Mit dieser gemachten inneren Erfahrung ist es durchaus manchmal auch möglich, sich bereits ein bisschen so zu verhalten, als wäre die Veränderung schon eingetreten. Kommen Sie mit zwei oder drei tiefen Atemzügen nun wieder zurück hier in den Raum.«

Diese Übung können Sie auch mit den Maximalzielen des Patienten wiederholen. Für viele Patienten hat sich das Vorgehen als sinnvoll erwiesen, um für sich zu überprüfen, wie sie sich fühlen würden, wenn die Maximalziele erreicht wären. *Oft sind die Maximalziele »zu hoch« formuliert, d.h. zu anspruchsvoll. Das emotionale Erleben innerhalb der Imaginationsübung fühlt sich dann weniger identisch und sinnvoll an.* Hypnotherapeutisch ausgebildete Therapeuten können sich während der Übung Antworten geben lassen. Das Wiederholen und Einbauen der Antworten des Patienten macht die Übung manchmal noch effektiver und intensiver für Patienten.

Gut eignet sich auch die bekannte Wunderfrage (de Shazer und Dolan 2018). Mit den Patienten wird der Tag nach dem Wunder imaginiert. Das Vorgehen unterstützt jedoch bei eher passiven Patienten deren Vorstellung nach »Rettung und Heilung«, weshalb die Konkretisierung einzelner Ziele und Ableitungen von Verhaltensänderungen in diesem Fall durch den Therapeuten als Thema aufgegriffen werden sollte.

Arbeit an dysfunktionalen Grundannahmen und Zuschreibungen

Grundannahmen über sich und die eigene Person sowie internalisierte Zuschreibungen naher Bezugspersonen haben über die begleitende vielfache emotionale Aktivierung immer auch emotionale Anteile – beispielsweise Scham- und Schuldgefühle. Diese lassen sich nur selten schlicht kognitiv umstrukturieren. Diesen emotionalen Anteilen können selbst neu gefundene Sätze, die im Rahmen von Affirmationen oder anderen positiven Formulierungen für den Alltag immer wieder durch den Patienten geübt werden, nur selten etwas entgegensetzen.

Im therapeutischen Alltag gilt es, im Rahmen des emotionsfokussierten Vorgehens, an diesen emotionalen Bestandteilen anzuknüpfen und diese für die gemeinsame Arbeit nutzbar zu machen. Vor diesem Hintergrund lassen sich die Grundannahmen und internalisierten Zuschreibungen jedoch gut ergänzen (► Arbeitsblatt 16). Durch eine Ergänzung verlieren sie an »emotionaler Macht« und lassen sich im zweiten Schritt gut modifizieren.

Arbeitsblatt 16 – Grundannahmen, Zuschreibungen »emotional entmachten« und nutzbar machen

Vorgehen:

- Sammeln Sie gemeinsam die Grundannahmen und internalisierten Zuschreibungen des Patienten über sich/die eigene Person.
- Explorieren Sie die emotionale Bedeutung und die biographischen Entstehungsbedingungen.
- »Ich«-Formulierungen werden in »Du«-Formulierungen umgewandelt, wenn es sich um Zuschreibungen durch andere Personen handelt.
- Mittels eines Brainstormings werden diese »alten« Sätze nun um Ergänzungen bereichert.
- Prüfen Sie gemeinsam, wie sich der ergänzte Satz nun für den Patienten anfühlt.

Beispiele für Grundannahmen und deren *Ergänzungen*:

Ich bin falsch … *für die Arbeit als Versicherungsvertreter, wie sie meine Eltern machen.*

Ich bin falsch …, *wenn ich Versicherungsmaklerin werden soll.*

Ich bin nicht liebenswert … *in dem Moment, wenn ich mich richtig über andere ärgere. Dann bin ich besser kurz alleine.*

Ich verhalte mich ungeschickt und dumm …, *weil ich bisher bestimmte Sachen noch nicht üben konnte.*

»Du bist hässlich« …, *würde ich so nie jemandem sagen, weil es verletzend ist und es nicht stimmt.*

Typischerweise treten Grundannahmen und Zuschreibungen wegen der impliziten und emotionalen Gedächtnisinhalte scheinbar automatisiert auf. Die Ergänzung der Sätze kann eine ähnliche Routine annehmen und beinhaltet immer auch eine Distanzierung von diesen Sätzen. Im Zusammenhang mit diesen Distanzierungsprozessen gelingt es Patienten durchaus auch, einen kritischen Blick auf andere Personen zu entwickeln. Das ist wichtig, um in aktuellen sozialen Situationen auch alternative Denk- und Handlungsoptionen verfügbar zu haben.

11.1 Förderung der Identitätsentwicklung und der Individuationsprozesse

Ein sehr elementarer Bestandteil der Arbeit an Scham- und Schulderleben ist die Förderung der Identitäts- und die Individuationsentwicklung. Patienten mit frühen Scham- und Schuldgefühlen sowie dysfunktionalem Scham- und Schulderleben erleben sich oft anhaltend nicht als dazugehörig und ausgeschlossen. Die innere Orientierung an Werten, Normen, Regeln und Gesetzen dient im Wesentlichen dem Dazugehörigkeitserleben zur sozialen Gemeinschaft, erfüllt dieses aber oft nur auf oberflächlicher Ebene. Der soziale Rückzug ist in der Folge ein Anerkenntnis dessen, es nicht geschafft zu haben. *Sich eine eigene Identität und damit Einzigartigkeit zuzugestehen schafft neben einer inneren Verankerung auch Selbstsicherheit.* Diese Entwicklung geht keineswegs einher mit einem Isolationserleben, sondern mit einer aktiven Auseinandersetzung über die eigene Person, andere Menschen und grundlegende Rechte als Mensch. Auf einer sicheren inneren Basis gelingt es besser, sich der Komplexität sozialer Interaktionen angemessen stellen zu können.

Merke
Die Arbeit am eigenen Selbstwert und der Persönlichkeitsentwicklung fördert bereits die Identitätsentwicklung und Individuationsprozesse.

Vor dem Hintergrund der Bedürfnisorientierung ist es möglich, eine große Gemeinsamkeit zu anderen Menschen zu entdecken. Bedürfnisse sind der kleinste gemeinsame Nenner aller Menschen. Sich daran zu orientieren und eigene Bedürfnisse zu berücksichtigen bietet die bessere innere Orientierung. Darüber hinaus können Patienten lernen, dass es Unterschiede geben darf und dass dies eine soziale Gemeinschaft durchaus toleriert, in vielen Fällen sogar gutheißt.

> Herr I. berichtet während der Arbeit am Selbstwert und einhergehenden biographischen Bezügen, dass für ihn Grenzen, Orientierung und Kontrolle in sozialen Situationen eine besondere Bedeutung haben. Im Zuge schnell aktivierten Schulderlebens habe er früher versucht, sich an äußeren Vorgaben, Erwartungen anderer Menschen und Regeln Orientierungshilfe zu holen. Dazu gehörten lange Vorbereitungen für nicht vermeidbare soziale

Situationen. Herr I. informierte sich, wenn eine Person für ihn unbekannt war, über diese recht ausführlich. In Gedanken ging er mögliche Dialoge mit dieser Person durch. Dadurch glaubte er gut vorbereitet zu sein. Dennoch kam es in den realen sozialen Situationen immer wieder zu massiven Irritationen und Überforderungen, die zeitgleich wiederum Scham- und Schulderleben aktivierten. So konnte er nicht reden, obwohl er sich ausreichend vorbereitet hatte. Teilweise machte er Zugeständnisse, die eigene Grenzen nicht berücksichtigten, und für diese stand er dann in der Verantwortung. Sich dann aktiv dafür einbringen zu müssen verursachte neben Ärger auf sich selbst auch Selbstabwertungen und neues Scham- und Schulderleben. Postgrübeleien sollten Erkenntnisse darüber erbringen, was Herr I. in der Situation wieder falsch gemacht hatte. Innerhalb dieser Grübeleien verglich er sich mit den anderen Personen, die in seiner Wahrnehmung deutlich besser abschnitten. Herr I. reduzierte soziale Kontakte und Aktivitäten auf ein Minimum, da es ihm nicht möglich war, dem inneren Dilemma zu entkommen. Das wiederum führte zu anderen Konflikten mit seiner Familie. Seine Frau und die Kinder hatten dafür wenig Verständnis und formulierten gern: »Papa ist eben ein bisschen komisch und anders.« Das gefiel Herrn I. auch nicht, war aber »das geringere Übel«, da er sich ansonsten in seiner Familie sicher fühlte.

Das Beispiel von Herrn I. verdeutlicht, wie trotz sozialen Rückzugs Scham- und Schulderleben zumeist in einer Dauerintensität aktiviert sind. Zeitweise hatten Scham- und Schulderleben zustandsartigen Charakter angenommen (▶ Kap. 3.2). Unsicherheiten und Selbstzweifel, die mit Scham- und Schulderleben einhergingen, führten zu typischen Handlungsblockaden und Kontaktabbrüchen in sozialen Interaktionen. Herr I. zog sich in sich selbst zurück und war teilweise für andere Personen kaum ansprechbar. Seine Partnerin, die ihn begleitete, entschuldigte sich oft stellvertretend mit Ausreden für ihn, was erneute Beschämungen und Schuldgefühle in ihm auslöste.

Merke

Für die therapeutische Arbeit an maladaptivem Scham- und Schulderleben ergeben sich folgende wichtige Elemente für die Identitätsentwicklung und Förderung von Individuation:

- Bedürfnisorientierung als kleinste Gemeinsamkeit, verbindendes Element zu anderen Menschen und damit grundlegendes Recht
- Sich Wünsche zugestehen und äußern dürfen
- Optionen des Bedürfnisaufschubes zugunsten des Erhalts sozialer Beziehungen thematisieren
- Übungen, bei anderen Menschen deren Bedürfnisse und Emotionen zu erkennen – verbunden mit Aufmerksamkeitslenkungsstrategien
- Abbau der mentalen Überidealisierung anderer, »kompetenterer« Personen
- Reduktion des »inneren Kritikers« – Entwicklung und Förderung eines inneren »wohlwollenden Begleiters« und positive Selbstverbalisationen
- Verbesserte Handlungsorientierung in sozialen Situationen, die beispielweise in konkreten Rollenspielen vorbereitet werden
- Förderung einer realistischen Selbsteinschätzung – angeleitete Nachbesprechung von sozialen Interaktionen – Erfolgsanalysen und Ableitung möglicher neuer Entwicklungsziele

- Bereiche, Eigenschaften, Hobbys, Besonderheiten erarbeiten, in denen Patienten sich konkret von anderen Menschen unterscheiden wollen – Blick auf die Wertearbeit
- Übungen zur Grenzsetzungen, Nein-Sagen, Bedürfnisaufschub
- Übung von innerer Toleranz sich selbst gegenüber – Selbstmitgefühl und -akzeptanz

Diese Elemente können seitens der Therapeuten während der gesamten Therapie immer wieder berücksichtigt und thematisiert werden. Genauso ist es möglich, im Rahmen von gezielten Rollenspielen, die beispielsweise aufgezeichnet werden, Prozesse und Gedanken anzustoßen. Das Training einzelner Elemente innerhalb der therapeutischen Beziehung bietet eine Erfahrung unter größtmöglicher Sicherheit und Zugewandtheit. Einzelne Sequenzen aufgezeichneter Rollenspiele schauen sich Patienten und Therapeuten an.

Insbesondere die innere Erlaubnis, eigene Besonderheiten, individuelle Stärken und Schwächen haben zu dürfen und Bereiche der Abgrenzung für sich zu finden, ist dabei für Patienten mit einer elementaren Erkenntnis verbunden – einem gewissen Maß an Andersartigkeit wird zumeist mit Toleranz begegnet, statt mit eigener oder sozialer Ausgrenzung. *Gerade die Toleranz anderer Menschen steht oft im Widerspruch zu einer kaum ausgeprägten inneren Toleranz für Abweichungen und Identität.* Die Tatsache, dass man sich grundsätzlich von anderen Menschen unterscheidet, wird den Patienten bewusst, wenn man mit ihnen einzelne Bereiche verdeutlicht (► Arbeitsblatt 17). Darin gibt es Bereiche, bei denen sich Patienten automatisch Unterschiede zugestehen, sich dessen jedoch nicht bewusst sind.

Arbeitsblatt 17 – Sich unterscheiden dürfen

Die aufgeführten Aspekte bieten Platz für Überlegungen dazu, in welchen Bereichen Sie Stärken, Schwächen oder sich selbst eine Erlaubnis geben, sich von anderen Menschen unterscheiden zu dürfen. Ergänzen Sie gerne noch Bereiche, die Ihnen wichtig sind.

Merkmale/Lebensbereiche	Was darf bei mir anders sein?	Was heißt das konkret im Alltag? Was mache ich anders als andere Personen?
Körper		
Gesundheit		
Kleidung		
Frisur		
Denken		
Handeln/Verhalten		
Hobbys		
Gefühle/Emotionen		
Selbstbewusstsein		
Eigene Biographie/Geschichte		
Umgang mit Menschen		
Umgang mit Kindern		
Umgang mit Tieren		
…		
…		
…		
…		

Viele Patienten fürchten sich davor, sich eigene Schwächen bewusst zu machen, obwohl sie dies über die eigenen selbstkritischen Anteile eigentlich fast immer tun. Die Auseinandersetzung mit Unterschieden außerhalb der Dimensionen »Stärken« und »Schwächen« hat zudem den Vorteil, dass deutlich gemacht werden kann, dass Stärken auch Schwächen und umgekehrt Schwächen durchaus auch Stärken sein können.

Praxistipp

Individuations- und Identitätsentwicklungen sind lange Prozesse, die im Rahmen langer Behandlungen zum Teil begleitet werden können. Am Ende einer Therapie können diese auch als konkrete Lebensthemen benannt werden, die Patienten für sich im Zuge der eigenen Weiterentwicklung berücksichtigen.

Die Arbeit an den Themen der folgenden Kapitel hat immer auch einen Einfluss auf die Weiterentwicklung und ist daher Bestandteil der Behandlung.

11.2 Selbstmitgefühl und Selbstakzeptanz

Die meisten Patienten gehen trotz dysfunktionalem Scham- und Schulderleben mit sich selbst sehr streng, abwertend und besonders kritisch um. Der innere Umgang mit sich selbst orientiert sich zumeist an der Frage, wie nahe Bezugspersonen mit ihnen umgegangen sind. Oft berichten Patienten auch, dass sie sich irgendwann vorgenommen haben, »nicht so enden zu wollen/sein, wie der Vater oder die Mutter«. Und deshalb haben sie sich selbst diszipliniert. Die Überlebensstrategie hat zum einen oft Erfolge eingebracht, zum anderen aber auch eine sehr strenge und dysfunktionale Sichtweise auf sich und andere Menschen.

Invalidierende Erfahrungen gehören zum Alltag der Patienten, und fernab der frühen Bezugspersonen invalidieren sich Patienten zumeist selbst. Oberstes Ziel ist es daher, Invalidierungen jeglicher Art zu reduzieren. *Ein liebevoller, achtsamer Umgang, der sich selbst gegenüber Großzügigkeit und Toleranz sowie Mitgefühl entgegenbringt, ist daher ein Weg, den es zu beschreiten gilt, wenn das Scham- und Schulderleben auf ein angemessenes Niveau sinken soll.* Das regelmäßige Praktizieren von kleinen Alltagsübungen, diese beispielsweise in Tagebüchern zu bilanzieren, sich zu belohnen und sich der eigenen Denkprozesse bewusst zu sein, lernen, diese auf ein funktionales Denken auszurichten, sind nur einige Vorschläge.

Alle therapeutischen Schulen arbeiten mit diesen Ansätzen und orientieren sich in einem ersten Schritt am Achtsamkeitsprinzip. Dysfunktionale und selbstabwertende Selbsteinschätzungen und Handlungen werden deshalb als solche thematisiert, und deren scham- und schuldaufrechterhaltender Charakter wird aufgezeigt. Im sokratischen Dialog kann der negative Teufelskreislauf mit der Negativspirale gemeinsam erarbeitet und später als Übersicht für Patienten zusammengefasst werden. Die folgende Grafik (▶ Arbeitsblatt 18) liefert dafür eine Möglichkeit und kann zugleich als Arbeitsblatt verwendet werden.

Arbeitsblatt 18 – Teufelskreislauf mit Negativspirale und Ausstiegsmöglichkeit

Invalidierung/
Selbstabwertung

Welche Impulse & welches Verhalten wird aktiviert?

–

–

–

Wie fühle ich mich dabei?

–

–

–

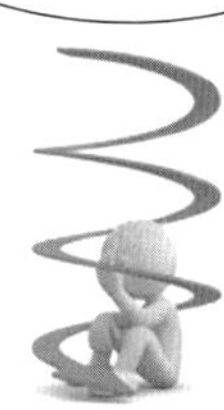

Achtsames
Wahrnehmen

Welche Impulse & welches Verhalten wird aktiviert?

–

–

–

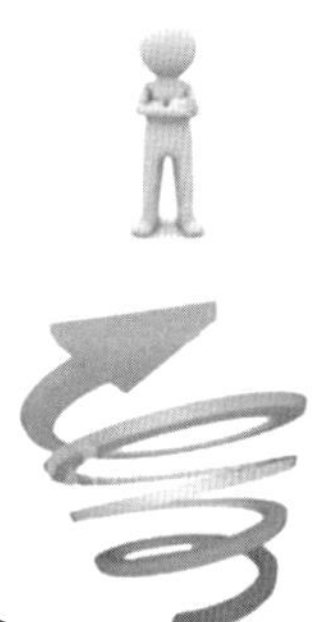

Wie fühle ich mich dabei?

–

–

–

Entsprechend dem erarbeiteten Negativkreislauf kann die Spirale nun auch gewendet werden und eine gegensätzliche Richtung einnehmen. Eine Positivspirale lässt sich theoretisch gut ableiten und als persönliches Ziel definieren.

Für viele Patienten stellen positive Selbstzuwendungen einen zu großen Widerspruch zum eigenen inneren Denken dar. *Das achtsame Wahrnehmen und Bewerten ist deshalb ein guter Zwischenschritt zum positiven Denken.* Die Berücksichtigung des eigenen emotionalen Erlebens und der eigenen Bedürfnisse stellt in diesem Kontext einen wichtigen Entwicklungsschritt dar.

Positive Selbstzuwendung kann im folgenden Schritt über den »wohlwollenden Begleiter« als eine neue innere Distanz eingeübt werden. Der wohlwollende Begleiter übernimmt daher in Stellvertreterfunktion den Platz des inneren Kritikers ein, dessen Intention bereits thematisiert wurde, z. B. im Rahmen der Stuhlarbeit. »Gut gemeint ist nicht gut gemacht« ist ein Alltagsprichwort, das jeder kennt und in diesem Fall nutzbringende Überlegungen fördert. *Der »wohlwollende Begleiter« hat sowohl die Intention als auch das Wohlergehen im Blick und verhält sich entsprechend mitfühlend und tolerant.*

Merke

Die Aufgaben des wohlwollenden inneren Begleiters in Bezug auf maladaptives Scham- und Schulderleben sind in Anlehnung an positive Selbstinstruktionen (Meichenbaum 1977) zu verstehen. Dazu gehören:

- Zugunsten des eigenen emotionalen Erlebens und der Regulierung der Intensität von Scham- und Schulderleben/-gefühlen
- Überlegung von Bewältigungsstrategien zugunsten des emotionalen Erlebens und sozialer Überforderungssituationen
- Ermutigende und selbstberuhigende Sätze finden und nutzbar machen, z. B. sich mit dem emotionalen Erleben auseinanderzusetzen und soziale Kompetenzen zu üben
- Sich die Erlaubnis geben, z. B. Wünsche und Bedürfnisse zu äußern

Stühle-Arbeit

Die Selbstabwertungen und der dysfunktionale Umgang mit sich selbst können auch über das Konzept des »inneren Kritikers« und anschließender Stuhlarbeit emotional zugänglich gemacht werden. Der abwertende und kritische Anteil des Patienten bekommt einen eigenen Platz zugewiesen und darf sich äußern. Der Patient nimmt auf dem gegenüberliegenden Stuhl Platz und darf in sich hineinspüren, die Äußerungen in sich nachklingen lassen. Ein Ziel besteht darin, spürbar und bewusst zu machen, was ein dysfunktionaler Umgang mit sich selbst bewirkt. Im zweiten Schritt kann die Intention des inneren Kritikers erarbeitet und zugänglich gemacht werden (► Abb. 11-1).

Die folgende Grafik kann wieder für Patienten mittels Fotos oder persönlichen Symbolen individualisiert werden.

In einem nächsten Schritt können positive Selbstinstruktionen (Meichenbaum 1977) und/oder Affirmationen eingeübt werden.

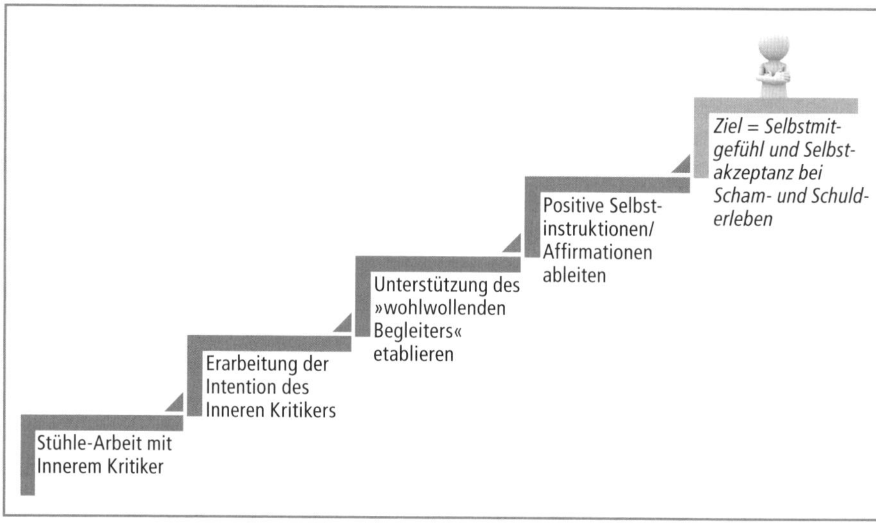

Abb. 11-1 Stufenmodell 2 – Vom inneren Kritiker zu Selbstmitgefühl

Zwischenschritt

Dabei übernimmt der Patient die Unterstützung des »wohlwollenden Begleiters«. Dieser Zwischenschritt gibt neben einer konkreten Handlungsorientierung auch Ideen zu dem Thema, dass Wohlwollen durchaus recht unterschiedlich aussehen und gestaltet werden kann. Ein Nebeneffekt ist daher die Auseinandersetzung mit unterschiedlichen Ideen der Selbstzuwendung, Achtsamkeit und -akzeptanz sowie der Förderung von Toleranz. Bei auftretendem Scham- und Schulderleben reagieren der »wohlwollende Begleiter« und auch der Patient sich selbst mitfühlend gegenüber, und beide bringen Strategien und Zuwendung vor.

Merke
Ziel ist, das eigene emotionale Wohlergehen im Sinne von Annährungsemotionen des Patienten zu fördern. Die (ausschließliche) Orientierung an der Vermeidung von Scham- und Schulderleben sollte daher nur zweitranging, im Sinne einer Prophylaxe, beachtet werden. Stattdessen gilt es, bei auftretendem Scham- und Schulderleben diesem mit Selbstmitgefühl und -akzeptanz zu begegnen.

11.3 Selbstfürsorge und gesundheitsförderliches Verhalten

Selbstmitgefühl und Selbstakzeptanz stellen als emotionale innere Bereitschaft und Haltung die Grundlage dar, um Selbstfürsorge angemessen praktizieren zu können. Erst mit dieser wohlwollenden inneren und emotionalen Zugewandtheit können aktive Selbstfürsorgestrategien auch einen entsprechenden Rückkopplungseffekt auf das eigene Wohlergehen haben. Patienten mit dysfunktionalem Scham- und

Schulderleben versuchen sich oft, ohne diese innere Veränderung der eigenen Haltung gegenüber, an Selbstfürsorgestrategien. Zum einen bieten die selbstfürsorglichen Ideen des Therapeuten eine Hoffnung. *Die fehlende emotionale Rückkopplung und Veränderung des eigenen Wohlergehens verorten Patienten zumeist bei sich und der eigenen Unfähigkeit – was wiederum eine neue Quelle für Scham- und Schulderleben darstellt.*

Wieder lässt sich ein kleiner Zwischenschritt über gesundheitsförderliches Verhalten machen. *Gesundheitsförderliches Verhalten ist eine Gemeinsamkeit und ein verbindendes Element in einer sozialen Gemeinschaft.* An diesem Punkt kann die eigene Gesundheit als innerer Wert und Orientierungspunkt therapeutisch genutzt werden. Die folgende Tabelle (▶ Arbeitsblatt 19) bietet Anhaltspunkte und eine Art Checkliste. Ergänzt werden sollten konkrete Übungen und Strategien des Patienten.

Arbeitsblatt 19 – Gesundheitsförderliches Verhalten

Gesundheit ist für jeden Menschen ein wichtiges Gut und trägt einen großen Teil zum eigenen Wohlergehen bei. Gesundheitsfürsorge hilft, einen Schutzmantel gegen Einflüsse von außen aufzubauen, und unterstützt somit die eigene Resilienz. Anhand der folgenden Liste können Sie für sich prüfen, in welchen Bereichen Sie sich schon gesundheitsförderlich verhalten und welche Bereiche durchaus noch gefördert werden können. In jedem Kästchen ist außerdem Platz für Ihre eigenen, für Sie wichtigen Eintragungen vorhanden.

Aspekte gesundheitsförderlichen Verhaltens	**Bereiche, die gut funktionieren, können Sie mit einem Häkchen versehen**	**Konkrete Möglichkeiten der Umsetzung**
Versorgung mit Schlaf • regelmäßig • Anzahl der Stunden • gute Schlafbedingungen •		z. B. regelmäßiger Schlafrhythmus
Versorgung mit Nahrung • drei Mahlzeiten am Tag • vorwiegend gesundes Essen • warme Mahlzeiten •		z. B. sich eine Mahlzeit am Tag selbst kochen
Versorgung mit Bewegung • aktive Alltagsbewegungen • regelmäßig Sport machen • Spaziergänge an der frischen Luft •		z. B. gerne die Treppenstufen nehmen
Soziale Kontakte • Freunde und Bekannte regelmäßig treffen • gemeinsame Unternehmungen planen • im Sportverein aktiv sein • Ehrenamt bekleiden •		z. B. Kinotag in der Woche mit dem Freund
Interessen und Neugier fördern • neue Hobbys ausprobieren • Zeitungen und Bücher lesen • sich in Themen vertiefen • anderen Menschen zuhören •		z. B. ein neues Buch lesen, das mir empfohlen wurde

Aspekte gesundheitsförderlichen Verhaltens	Bereiche, die gut funktionieren, können Sie mit einem Häkchen versehen	Konkrete Möglichkeiten der Umsetzung
Achtsam mit sich und dem Körper sein • Körperpflege betreiben • eigene Gefühle und Bedürfnisse bewusst wahrnehmen • eigene Grenzen akzeptieren • Vorsorgeuntersuchungen wahrnehmen • Erkrankungen ernst nehmen • Auszeiten und Urlaub planen • genetische Veranlagungen in der Familie bewusst haben •		z. B. nach dem Duschen bewusst eincremen
Spiritualität • sich einer Religion zugehörig fühlen • Tagträume und/oder Meditationen im Alltag • wohltuende Rituale praktizieren •		z. B. 10 Min. am Tag für Tagträume
Toleranz üben • sich und anderen Menschen Ausnahmen erlauben • andere Menschen, deren Emotionen und Bedürfnisse gelten lassen • sich Wünsche zugestehen, auch wenn diese nicht passend erscheinen • Perspektivwechsel einnehmen •		z. B. Zuhören, ohne zu unterbrechen

Gesundheitsfördliches Verhalten ist immer auch selbstfürsorgliches Verhalten. Wichtig ist, dass destruktiven und selbstabwertenden Gedanken und Verhalten konkrete Strategien entgegengesetzt werden. Selbstfürsorgestrategien bauen auf gesundheitsförderlichem Verhalten auf. Sie haben noch stärker das eigene Wohlergehen im Fokus und sind darauf ausgerichtet, das Grundbedürfnis – Lustgewinn, Spaß, Freude und Genuss – zu fördern. Man soll sich selbst etwas wert sein können, ohne etwas dafür zu leisten. Den eigenen (grundsätzlichen) Wert zu fördern und zu unterstützen, anzuerkennen ist daher das übergeordnete Ziel. In diesem Kontext kann auch der Aufbau von angenehmen Aktivitäten zur Steigerung des Wohlergehens und der Stabilisierung verstanden werden.

Merke
Selbstfürsorge und gesundheitsförderliches Verhalten brauchen als Grundlage eine wohlwollende innere Haltung sich selbst gegenüber, die sich durch Selbstmitgefühl und Selbstakzeptanz auszeichnet.

11.4 Selbstwirksamkeitserleben fördern

Selbstwirksamkeitserleben ist etwas, das vielen Patienten mit Scham- und Schuldthemen sehr häufig fehlt. Das hat vielfältige Gründe. Misserfolge und Fehlschläge werden immer zugunsten der eigenen Person und als typisch attribuiert. Erfolge dagegen sind, wenn überhaupt, entweder nicht ausreichend oder vom Schicksal abhängig. Selbstwirksamkeit erleben Patienten vor dem Hintergrund der ungünstigen Attributionen und des eigenen Scham- und Schulderlebens bzw. der Scham- und Schuldgefühle selten. Gleichzeitig ist das Bedürfnis nach Erfolgen und Anerkennung groß. Oft so groß, dass eigene Ziele unrealistisch und kaum erreichbar sind.

Das therapeutische Bestreben sollte sich daher sehr klar an der Förderung von Selbstwirksamkeitserleben orientieren. Alle bisherigen Arbeitsblätter und Interventionen haben dies im Blick. Die folgende Zusammenfassung soll daher lediglich dem Überblick dienen und einzelne Aspekte verdeutlichen.

Selbstwirksamkeitserleben fördern durch:

- Realistische Ziele und vor allem individuelle Annährungsziele des Patienten aufnehmen und im Blick haben – Zwischenziele konkretisieren
- Ziele individualisieren und durch konkrete Symbole/Fotos die Identifikation damit fördern
- Kleinschrittiges Vorgehen mit Zwischenschritten – kleinste Veränderungen
- Regelmäßige Zwischenbilanzen machen, um sicherzustellen, dass die bisherigen Ziele für Patienten aktuell noch geltend sind
- Erfolge fokussieren und diese emotional zugänglich machen (▸ Kap. 9.2)
- Kleine Hausaufgaben an Übungen und Themen aus den Sitzungen knüpfen

- Emotionales Erleben des Patienten validieren und Zugang zu den Bedürfnissen ermöglichen
- Über die Arbeit mit inneren Bildern und Metaphern eine gesunde Distanz schaffen
- Abbau von Scham- und Schulderleben fördert vor allem auch Reifungsprozesse, die eine lange Zeit brauchen – realistische Zeitangaben für Entwicklungen vermitteln
- Therapeut als Modell im Umgang mit eigenen Grenzen, Fehlern und Misserfolgen
- Empathische Zugewandtheit und Ausrichtung auf Erfolge
- Misserfolge selbstwertdienlich einordnen

Insbesondere die therapeutische Ausrichtung auf Erfolge ist ein wesentlicher Bestandteil der Förderung des Selbstwirksamkeitserlebens. Patienten, die Scham- und Schulderleben vermeiden wollen, trauen sich oft nicht, sich zuzugestehen, dass sie etwas nicht verstanden haben oder für sie so nicht umsetzbar ist. Je konkreter und kleinschrittiger geplant wird, desto wahrscheinlicher geschieht dies in der Umsetzung. Dazu gehören auch die Auseinandersetzung mit Lob und Anerkennung von anderen Menschen sowie die Annahme dieser.

Praxistipp

Ein wirklich kleinschrittiges Vorgehen braucht sowohl seitens der Therapeuten als auch seitens des Patienten etwas Mut. Zu häufig werden Kompetenzen überschätzt und bieten die Grundlage für neue Selbstabwertungen.

12 Verinnerlichte Regeln, Normen und Moralvorstellungen

Patienten mit früh entwickelten Scham- und Schuldgefühlen haben bereits entsprechend früh Werte, Normen und Regeln des nahen sozialen Umfeldes als innere Orientierung verinnerlicht. Das schnelle Erlernen dient als Schutz vor erneut unangenehmen und belastenden Emotionen. Dieser schnelle Schutzmechanismus verhilft im Weiteren oft, sich im sozialen Umfeld zu orientieren. *Statt der eigenen Bedürfnisorientierung fokussieren Patienten mit maladaptivem Scham- und Schulderleben Werte, Normen, Moralvorstellungen und Regeln.* Bedürfnisse haben nur selten eine Bedeutung. Somit fehlt die Option der inneren Orientierung an diesen. Stattdessen dienen die verinnerlichten Werte, Regeln etc. als Orientierung und sind zugleich Ausgangsbasis für eigene Bewertungsprozesse. Diese Bewertungen richten sich vornehmlich auf die eigene Person und verursachen oft neues Scham- und Schulderleben. Zeitweise haben Patienten regelrecht eine innere Distanz und Abneigung zu diesen Werten, Regeln und Normen entwickelt, denn diese dienen nicht mehr der Orientierung im sozialen Umfeld, sondern sind oft völlig überholt. Selbstabwertungsprozesse werden aus diesen inneren und zumeist eher kognitiv geprägten Instanzen dennoch immer wieder angestoßen und triggern Scham, Schuld, Einsamkeit und Trauer.

Daher ist es elementar, sich im Rahmen der Therapie auch mit den verinnerlichten Strukturen auseinanderzusetzen. *Patienten sollten angehalten werden, die früh verinnerlichten Regeln, Werten, Normen und Moralvorstellungen zu bilanzieren und für sich im heutigen Alltag zu überprüfen oder zu modifizieren.* Über emotionsaktivierendes Vorgehen werden immer auch die kognitiven Strukturen zugänglich gemacht. Der Therapeut kann explizit danach fragen, ob dem Patienten Regeln oder automatische Sätze einfallen, und diese notieren.

Eigene Bedürfnisse beachten lernen

Neben der Bilanzierung von Werten, Normen und Regeln ist für Patienten oft eine weitere Möglichkeit der Orientierung notwendig. *Bedürfnisse sind eine gute Möglichkeit, eine innere und nachhaltige Orientierung zu finden.* Bedürfnisorientierung und das Erkennen, wann ein Bedürfnisaufschub sinnvoll ist, sollten daher wichtige Werte und innere Normen werden. Ausreichend befriedigte Bedürfnisse lassen sich daran erkennen, dass angenehmes emotionales Erleben steht. Für Patienten sind daher neben der Bedürfnisorientierung auch die Erarbeitung von konkreten Strategien, die der Bedürfnisbefriedigung dienen, wichtig (vgl. dazu Lammers 2016). Sehr hilfreich im therapeutischen Alltag sind Materialien wie Gefühls- und Bedürfnisfinder (Cremer und Schumacher 2017) als praktische Karten für die Therapiesitzung.

Praxistipp

Grundsätzlich ist es sinnvoll, zu klären, wie die Herkunftsfamilie Bedürfnissen und Wünschen einzelner Personen gegenüber eingestellt war und welche der Einstellungen Patienten übernommen haben.
Bedürfnisse können weiterführend in den Zusammenhang mit verinnerlichten und neuen Werten gestellt werden. ▶ Arbeitsblatt 20 zu allgemeinen Werten bietet die Möglichkeit, individuelle Einträge mit dem Patienten vorzunehmen. Freie Zeilen lassen auch Ergänzungen bei den Werten zu.

Arbeitsblatt 20 – Werte und Bedürfnisse

Werte, Normen, Regeln und Moralvorstellungen bedürfen regelmäßig einer Überprüfung. So viele Dinge im Leben verändern sich, sodass die Überprüfung und Anpassung von Werten, Normen und Regeln das eigene Wohlergehen fördert.

Mögliche Wertebereiche eines Menschen	Wie wichtig sind Ihnen diese im aktuellen Alltag?	Zu welchem Bedürfnis gehört dieser Wert für Sie persönlich?
Gesundheit		
Freizeit, Urlaub, Pausen		
Arbeit, Schule, Ausbildung, Studium		
Familie		
Freunde, Bekannte und andere soziale Einbindung, z. B. Ehrenamt		
Interessen und Hobbys		
Geld und materieller Erfolg		
Erfolge, Anerkennung		
Spiritualität, Glaube und Religion		
Natur und Ernährung		
Liebe und Sexualität		
Ehrenamt, Politik und soziale Aktivitäten		
Ästhetik und Geschmack		
Lebenssinn und persönliche Weiterentwicklungsziele		
Grenzen, Alter und Tod		
Umgang mit sich selbst		

Die Wertebilanzierung hilft, überalterte und nicht mehr gültige Normen und Regeln oder auch Moralvorstellungen zu verabschieden. Unterstrichen werden kann das nach entsprechender Würdigung mit einem konkreten Abschiedsritual. Neue Werte aus dem aktuellen Alltag können entsprechend zusammengetragen und gemeinsam thematisiert werden. *Bedeutsam ist auch, dass Patienten lernen, dass Werte, Regeln, Gesetze und Normen sich immer wieder auch wandeln und verändern. Demgegenüber bleibt die Orientierung an den Bedürfnissen ein fester Bestandteil im Leben.* Lediglich die notwendige Versorgung und Aktualität von Bedürfnissen unterliegen Veränderungen. Somit bietet die innere Orientierung mehr Sicherheit. *Eine neu aufgestellte Werteorientierung reduziert immer auch Selbstabwertungen und andere dysfunktionale sowie scham- und schuldaufrechterhaltenden Verhaltensweisen.*

Merke
Patienten sollten lernen, die äußeren, früh internalisierten Werte, Normen und Regeln vom heutigen Alltag abgrenzen zu können. Stattdessen gilt es, eigene innere Werte, Normen und Regeln zu entwickeln.
Zu den inneren Werten gehören immer die eigenen Bedürfnisse sowie der Umgang mit sich selbst auf allen Ebenen. Innere Werte, die mit den Bedürfnissen assoziiert sind, sollten zugänglich gemacht werden, z. B. durch die Biographie-Arbeit oder emotionsaktivierende Methoden. Daran anknüpfend brauchen Patienten konkrete Strategien zu deren Umsetzung. Neue äußere Werte orientieren sich an den Vorgaben, Regeln, Normen und Gesetzen des sozialen Umfeldes.

Weiterführend sind Techniken aus der Akzeptanz- und Commitment-Therapie (z. B. Hayes und Smith 2007; Wengenroth 2012) für eine lebendige und ideenreiche Auseinandersetzung mit Werten, Normen und Regeln sehr sinnvoll. Der neuartige Therapieansatz der sogenannten »dritten Welle« greift hypnotherapeutische, metakognitive und systemische Ansätze auf. Im Vordergrund des Therapieansatzes stehen die individuellen Werte, Normen und persönlichen Lebensziele. Gerade der akzeptierende Grundgedanke kann auf die emotionalen Entitäten Scham und Schuld übertragen werden, denn auch diese gilt es einzubetten in den Bezugsrahmen des Lebens.

13 Soziale Kompetenzen fördern

Einsamkeit, suizidale Krisen und Trauer sind häufige Begleiter von Menschen mit maladaptivem Scham- und Schulderleben. Sie fühlen sich häufig mit anderen Menschen nicht verbunden und als nichtbeachtetes Mitglied einer Gesellschaft. Sehr oft ist die innere Einsamkeit die scheinbar bessere Wahl, um sich vor neuen Beschämungen, Beschuldigungen und Verletzungen zu schützen. Maladaptives Scham- und Schulderleben besteht meist aus früher Kindheit und Jugend. Es ist daher sinnvoll, davon auszugehen, dass vor diesem Hintergrund soziale Kompetenzen nicht bzw. nicht ausreichend erlernt sind. Invalidierende Bezugspersonen aus dem sozialen Umfeld der frühen Biographie stellen ein sehr dysfunktionales Modell dar, die viele Verletzungen verursacht haben. Die Angst vor Bestrafungen sitzt oft sehr tief. Das Dilemma aus dem Nicht-verletzt-werden-Wollen und dem Selbst-nicht-verletzen-Wollen findet zumeist nur auf der Dimension »Verletzungen« statt. Soziale Beziehungsgestaltung außerhalb dieser Dimension ist nur bedingt vorstellbar, jedoch eine tiefe Sehnsucht. Entsprechend findet eine sehr selektive Wahrnehmung sozialer Interaktionen statt (► Kap. 8.1).

Korrigierende Erfahrungen im Alltag und besonders intensiv im therapeutischen Setting gehen zumeist mit intensiver Abhängigkeitsscham, Insuffizienz- und Schulderleben einher. Die eigene Bedürftigkeit, sich anderen Personen »ausgeliefert« zu erleben, geht wiederum mit einer großen Vulnerabilität und Verletzlichkeit einher. Dieses Dilemma gilt es gemeinsam in der Behandlung zu verstehen und zu überstehen sowie die selektive Wahrnehmung abzubauen und um andere Dimensionen zu erweitern.

Praxistipp

Wesentliche Elemente des sozialen Kompetenztrainings sind vor einer Teilnahme an einer Gruppe bereits im Einzelsetting zu üben, um die Grundvoraussetzung für die Teilnahme an der Gruppe zu schaffen.

Diese Übungen des sozialen Kompetenztrainings beziehen sich vor allem auf Basiskompetenzen, z. B.:

- Ich-Botschaften
- Wünsche äußern
- Smalltalk führen
- Um Gefallen bitten

Beobachtungsaufgaben, die sich auf diese Elemente der Kommunikation anderer Personen richten, können einen guten Zwischenschritt darstellen und die Auseinandersetzung mit anderen Modellen fördern.

Viele Menschen mit maladaptivem Scham- und Schulderleben wirken in sich sehr zurückgezogen, sodass andere Personen nur selten auf sie zugehen. Ein erster Schritt kann daher sein, Patienten zu ermutigen, sich überhaupt erst einmal da aufzuhalten, wo andere Menschen sind. Im zweiten Schritt können Patienten andere Menschen beobachten, z. B. ihre Mimik, Gestik, Gefühle, Verhalten, Sprache und gemeinsam mit dem Therapeuten Beobachtungen besprechen. Menschen haben unterschiedliche Intentionen, Bedürfnisse und Wünsche. Vieles lässt sich bereits entdecken, ohne direkt zu kommunizieren.

Merke
Außerhalb der Dimension »Verletzung und Bestrafung« gibt es für Patienten mit maladaptivem Scham- und Schulderleben viel Neues zu entdecken. Therapeuten können anleiten, trotz selektiver Wahrnehmung neue und andere Informationen nutzbar zu machen.

Die eingeschränkte Funktionalität im Alltag oder bestimmte Rollen nur unter dem Aspekt des Funktionierens zu erfüllen, ist Teil der inneren Erlebniswelten bei sozialen Interaktionen. Ein solches Funktionieren – den äußeren Erwartungen entsprechend – gilt es aufspüren und nach ersten Veränderungsmöglichkeiten zu suchen. Dazu gehören Lebensbereiche oder Hobbys, in denen Patienten ganz sie selbst sein können (► Kap. 11.1). Man selbst sein zu können in sozialen Kontakten ist der Wunsch eines jeden Menschen. Es darf aber auch Unterschiede zu anderen Menschen geben, und eine soziale Gemeinschaft hat dafür oft viel Toleranz. Sich die eigene Identität bewusst zu machen, z. B. anhand des Arbeitsblattes (► Kap. 11.1), kann hilfreich sein. Im zweiten Schritt sind wiederum die verbindenden Elemente zu anderen Menschen einzuüben – das hilft, mit anderen in Kontakt zu treten.

Die innere und äußere Zurückgezogenheit verhindert oft, dass andere Menschen aktiv auf Personen mit maladaptivem Scham- und Schulderleben zugehen. *Deshalb ist es wichtig, dass erste Schritte der Kontaktaufnahme in den Einzeltherapien in Rollenspielen geübt werden* (► Arbeitsblatt 21).

Arbeitsblatt 21 – Erste Schritte zur Kontaktaufnahme

Es gibt verschiedene Möglichkeiten, Kontakt zu anderen Menschen aufzunehmen. Was gelingt bereits gut, und für welche Vorschläge brauchen Sie noch Unterstützung?

- Blickkontakt aufnehmen
- Wie und womit spricht man eine fremde Person an?
- Wie und worüber führt man Smalltalk?
- Welche Fragen eignen sich im ersten Kontakt?
- Achtsames und interessiertes Zuhören (ohne Kontaktabbrüche)
- Ich-Botschaften formulieren
- Erhaltende Informationen wieder aufgreifen
- Nach Gemeinsamkeiten suchen
- Angemessene Komplimente machen
- Um Sympathien werben
- Umgang mit eigener und entgegengebrachter Empathie/Zuwendung
- Verbindlichkeiten herstellen
- Sich abgrenzen können, Nein-Sagen
- Ein Gespräch/einen Kontakt gut beenden

Soziale Kompetenz fördert auch immer die eigene Selbstsicherheit und das Selbstwirksamkeitserleben. Neben ermutigenden Selbstverbalisationen und Differenzierungsübungen haben insbesondere die emotionale und Bedürfniskommunikation eine besondere Bedeutung. Die »Gewaltfreie Kommunikation« (Rosenberg 2012) bietet einen sehr guten Ansatz und lässt sich auch auf die Kommunikation mit sich selbst übertragen.

Gemeinsam gilt es, Verbundenheitserleben zu fördern. Wichtig ist dafür, die Toleranz und innere Großzügigkeit des Patienten auf den Prüfstand zu stellen. Mit sich selbst sind Patienten oft kaum tolerant. Wie sieht es bei anderen Menschen aus? Oft haben Patienten selbst wenig Großzügigkeit und Verständnis erfahren. Daher gilt es, diese Bereiche gut zu explorieren, nach Ausnahmen zu suchen. Defizite in diesen Bereichen sollten in kleinen Alltagsübungen gefördert werden (► Kap. 9.3.1 ff.).

Praxistipp

Ist das Konzept des »inneren Kindes« bereits von Patienten akzeptiert und angenommen, bildet es eine gute Voraussetzung, um Patienten zu ermöglichen, kleinschrittig soziale Kompetenzen zu erlernen. In diesem Bedeutungszusammenhang profitieren die Patienten sehr gut vom sozialen Kompetenztraining aus dem kinder- und jugendtherapeutischen Bereich. Das Kind von damals kann kleinschrittig lernen, und der Erwachsene unterstützt, motiviert (und lernt mit).

14 Scham und Schuld bei anderen, zugrunde liegenden Erkrankungen

Scham- und Schulderleben bei anderen Erkrankungen sind zumeist sekundäres emotionales Erleben. Grundsätzlich gilt es, zu prüfen, ob Scham- und Schuld angemessen und für Veränderungs- und Anpassungsprozesse hilfreich sind. Genauso kann ein Übermaß an Scham- und Schulderleben im Zusammenhang mit einer anderen Erkrankung diese notwendige Anpassungsleistung verhindern und stattdessen neue psychische Symptome verursachen.

> Die neu diagnostizierte Autoimmunerkrankung von Frau S. (42 Jahre) führt dazu, dass diese sich Vorwürfe macht. Diese Vorwürfe und Selbstbeschuldigungen reichen von »Zu wenig Sport getrieben«, »Die familiäre Neigung ignoriert«, »Durch das Rauchen einen zusätzlich großen Schaden angerichtet« bis hin zu dem Selbstvorwurf, es verpasst zu haben, eine Familie gegründet und ein Kind bekommen zu haben. Frau S. grübelte sehr viel über die Ursachen und die verpasste Einflussnahme nach. Zeitweise erlebte sie sich der Erkrankung »einsam und alleine ausgeliefert, da diese so selten ist«, und hatte immer wieder intensive Stimmungseinbrüche. Im Rahmen einer suizidalen Krise, die zu einem stationären Aufenthalt führte, wurde auch deutlich, dass Frau S. sich nicht um weitere notwendige Untersuchungen bemüht hatte. Die Medikamente, die den schleichenden Verlauf der Autoimmunerkrankung deutlich verzögern konnten, lagen unberührt zu Hause. Stattdessen kam es zu einer stationären Aufnahme im Zuge der entstandenen schweren depressiven Symptomatik. Die Fokussierung auf die Stimmungseinbrüche und depressiven Symptome verhindert in der Folge ebenso die notwendige Auseinandersetzung mit der zugrunde liegenden Erkrankung.

Die Abgrenzung zu einer angemessenen Reaktion und veränderten Stimmung im Zuge anderer Erkrankungen ist wichtig. Entwickelt sich ein sehr intensives und maladaptives Scham- und/oder Schulderleben kann immer davon ausgegangen werden, dass es multikausale Ursachen für die Scham- und Schulddynamik gibt. Diese lassen sich beispielsweise im Selbstbild und Selbstverständnis, in mangelndem gesundheits- und selbstfürsorglichen Verhalten oder den biographischen Erfahrungen der Patienten verorten. Die Gründe sollten in der Therapie anfangs genau exploriert und bearbeit werden. Ziel ist es, das Scham- und Schulderleben in einer angemessenen Ausprägung nutzbar zu machen, um die eigentlich notwendige Anpassungsleistung bezüglich einer (neuen) Erkrankung aufbringen zu können.

Merke
Angemessenes Scham- und Schulderleben im Zuge anderer Erkrankungen können für die notwendige Auseinandersetzung und Anpassungsleistungen hilfreich genutzt werden. Scham- und Schulderleben fördern notwendige Veränderungen im Umgang mit einer anderen Erkrankung.
Maladaptives Scham- und Schulderleben verhindert hingegen die Auseinandersetzung und hält diese oft sogar aufrecht. Oft werden dadurch neue und andere Symptome verursacht, die die eigentliche Erkrankung überlagern.

Adaptives Scham- und Schulderleben fördert die Motivation, sich im Verhalten und als Person zu verändern, anzupassen sowie prosoziales Verhalten. Das sind durchaus sehr konstruktive Aspekte, die helfen, einen sorgsamen Umgang mit sich und einer Erkrankung zu entwickeln. Anpassungsleistungen sind immer wieder neu zu erbringen, und daher gilt es, auch die Bereitschaft und die innere Haltung zu fördern sowie sich selbst in zeitlich angemessenen Abständen zu überprüfen (▶ Kap. 2 und 14).

Die auf dem ▶ Arbeitsblatt 22 aufgeführten Fragen lassen sich in Bezug auf Patienten mit anderen Erkrankungen sinnstiftend in der Therapie aufgreifen.

Arbeitsblatt 22 – Sinnstiftende Frage für den Umgang mit Erkrankungen

Nicht immer können wir Erkrankungen verändern oder heilen. Krankheiten und Beschwerden zu akzeptieren, diese in das Leben zu integrieren ist manchmal sehr wichtig.

Die folgenden Fragen können Anhaltspunkte geben und Gedanken anregen, um einen sinnstiften Umgang mit der eigenen Erkrankung zu finden.

- Was verändert die Erkrankung für mich?

  ____

- Was verändert sich dadurch konkret in meinem Alltag?

  ____

- Wie belastbar erlebe ich mich im Alltag?

  ____

- Unterliegt meine Belastbarkeit jetzt Veränderungen/Schwankungen?

  ____

- Welche Auswirkungen hat die Erkrankung im Bereich Hobbys, Interessen, Menschenbild?

  ____

- Was macht die Erkrankung mit meiner Selbstwahrnehmung, meinem Selbstbild, Selbstverständnis?

  ____

- Welche Auswirkungen hat die Erkrankung auf mein Gesundheitsverständnis?

  ____

- Wie fühle ich mich, wenn ich an meine Erkrankung denke?

  ____

- Was verändert sich durch die Erkrankung in meiner Partnerschaft, in der Sexualität?

  ____

- Was verändert sich durch die Erkrankung in meiner Familie?

  ____

- Was verändert sich durch die Erkrankung in meinen freundschaftlichen Beziehungen?

  ____

- Was verändert sich durch die Erkrankung in Bezug auf meine berufliche Tätigkeit?

  ____

- Was verändert sich an meiner Zukunftsplanung?

  ____

Die Antworten des Patienten gilt es in den Alltag zu transferieren und konkrete Verhaltensänderungen einzuplanen. Im Zuge solcher Auseinandersetzungen werden immer wieder auch die eigenen Werte, Normen und Regeln überprüft (► Kap. 12). Ebenso entwickelt sich die Persönlichkeit eines Menschen unter den Anforderungen und dem Umgang mit der eigenen Erkrankung weiter. Hier gilt es, immer wieder den Prozesscharakter im Blick zu haben; Entwicklungsprozesse benötigen ausreichend Zeit und angemessene Rahmenbedingungen.

Mit einer Erkrankung beginnt auch auf einer übergeordneten Ebene, dass sich das Gesundheitsverständnis verändert. Gesundheitsförderliches Verhalten ist durchaus sehr anfällig, und Störungen sowie dysfunktionale Veränderungen lassen sich gut aufspüren. Das ► Arbeitsblatt 15 in Kap. 11.3 kann sowohl für die Auseinandersetzung als auch zum Aufspüren von Störungen und Ablehnungen gut genutzt werden.

15 Scham und Schuld als Zustand – Strategien

Maladaptives Scham- und Schulderleben kann bei Patienten ein sehr intensives Ausmaß annehmen und einen zustandsartigen Charakter entwickeln (▸ Kap. 3.2). Die Auseinandersetzung mit den eigenen Defiziten überwiegt oft bei diesen Patienten. So kreist innerhalb einer emotionalen Aktivierung die kognitive Auseinandersetzung zumeist um diese Defizite, die sowohl auf der Verhaltens- als auch auf der Persönlichkeitsebene verortet werden. *Die einhergehende Fokussierung auf die eigene Person und Defizite beim Schamerleben sowie das Verhalten der Person beim Schulderleben können wechselseitig zusätzlich Scham- und Schulderleben neu triggern.*

Eine ausgeprägte Fähigkeit, Scham und Schuld empfinden zu können, stellt eine grundsätzliche Vulnerabilität dar, die durch Rückmeldungen des Therapeuten auch während der Behandlungen zu dissoziativen Prozessen führen kann. *Emotionaler Betäubung, innerer Leere oder der aktiven Vermeidung von Scham- und Schulderleben gilt es seitens der Therapeuten entgegenzuwirken.* Diese zu bemerken stellt oft eine Herausforderung dar. Stattdessen berichten Therapeuten häufig von Beobachtungen, die einer mangelnden Motivation zugeschrieben werden. Die Tabelle auf dem ▸ Arbeitsblatt 23 bietet einen Überblick über solche Beobachtungen und mögliche Interventionen.

Arbeitsblatt 23 – Beobachtungen und mögliche Interventionen

1) Patient dissoziiert stark	Zu hohe emotionale Intensität von Scham- und Schulderleben	• Skills anwenden • Emotionsmanagement aufbauen • Förderung von Emotionsregulationsstrategien • Therapiefähigkeit überprüfen
2) Patient dissoziiert leicht	Zu hohe emotionale Intensität von Scham- und Schulderleben	• Kleinere Bewegungseinheiten • Therapeutisches Gespräch beim Spaziergang führen • Gesprächssetting durch erlebnisorientierte Methoden auflockern
3) Patient merkt sich nichts aus den Sitzungen	Zu hohe emotionale Intensität von Scham- und Schulderleben	• Sprachaufzeichnen der Therapiesitzungen, die Patienten zwischen den Sitzungen alleine anhören • Veränderungen der Sitzpositionen ausprobieren
4) Patient macht keine Hausaufgaben	Aufgaben nicht richtig verstanden, Kompetenzen wurden überschätzt, Angst vor Bestrafungen bei Fehlern	• Kleinschrittiger und konkreter Planen • Hausaufgaben innerhalb der Sitzungen ausprobieren • Konsequenzen gemeinsam überlegen • Fehlerquote gezielt einplanen • Vorerfahrungen zum Thema »Bestrafungen« thematisieren
5) Patient ist auf Scham- und Schulderinnerungen fokussiert	Postüberlegungen sollen von Scham- und Schuld befreien	• Emotionsaktivierende Methoden, um kognitive und emotionale Aspekte des Erlebens in Einklang zu bringen
6) Patient ist empört über andere Menschen	Wunsch nach Validierung, dass beispielsweise die eigene Wahrnehmung stimmt Reaktion des Therapeuten prüfen, z. B. in Bezug auf Fehlhandlungen	• Achtsames Zuhören und wertfreies Nachfragen • Beziehungskommunikation ansprechen: »Was wünschen Sie sich von mir«, »Was brauchen Sie dafür von mir«
7) Intensive Selbstabwertungen innerhalb der Sitzungen und danach	Kompensationsversuch von maladaptivem Scham- und Schulderleben	• Aufbau von Emotionsregulationsstrategien zugunsten von Scham- und Schulderleben • Aufrechterhaltenden Charakter thematisieren

8) Kreisen um Scham- und Schulderleben und ständige Versuche, es zu vermeiden	Patienten haben tatsächlich und sehr real an etwas Schuld/müssen sich im Sinne ihres Selbstkonzeptes schämen Patienten glauben für etwas verantwortlich zu sein/Schuld zu haben	• Ausdrucksmöglichkeiten erarbeiten, um mit Schuld und Scham leben zu können – Funktionalität und sinngebende Selbstverbalisationen erarbeiten • Klärung von Verantwortung – manchmal auch so tun, als ob Patienten wirklich verantwortlich waren/sind – ableiten; was wäre dann im Leben anders? Sind die Veränderungen notwendig?
9) Nach den Sitzungen intensive Scham- und Schulderinnerungen	Scham- und Schulderleben wurde in der Sitzung aktiviert, oder Erkenntnisse über sich selbst verursachen Scham- und Schulderleben	• Effekt des stimmungsabhängigen Erinnerns erläutern und möglichen Umgang mit Erinnerungen erarbeiten • Tresortechnik für Erinnerungen einüben • Emotionale Bedeutung für Patienten durch biographische Bezugnahme herstellen • Kontakt zu anderen Personen suchen
10) Intensives Scham- und Schulderleben in der Therapie aktiviert	Prozessbegleitendes emotionales Erleben, Auseinandersetzung mit Biographie, Selbsterkenntnis und Veränderungswünsche	• Scham- und Schuldgefühle von Scham- und Schulderleben differenzieren lernen (► Arbeitsblatt 5) • Nutzung der Aktivierung und Förderung von Ausdrucksmöglichkeiten • Herausarbeiten von notwendigen Veränderungen
11)		
12)		

Dem alleinigen Auftreten von intensivem Scham- und Schulderleben kann keineswegs ein zustandsartiger Charakter zugeschrieben werden. Stattdessen wenden sich Therapeuten und Patienten diesem emotionalen Erleben zu und fördern einen angemessenen Umgang damit.

Merke
Wichtig ist es, »schädliche Momente im Alltag« des Patienten zu thematisieren. Mit »schädlichen Momenten« sind Zeiten gemeint, in denen der Patient mit sich und dem Scham- und Schulderleben alleine ist und grübelnd immer wieder neu Scham- und Schulderleben auslöst. Diese Momente sind oft von Einsamkeit und Aussichtslosigkeit geprägt und können suizidale Krisen oder Selbstverletzungen begünstigen.

Typischerweise sind solche Phasen/Zustände auch im Rahmen von Ein- und Durchschlafphasen zu finden. Manche Menschen ziehen sich bewusst aus sozialen Kontakten zurück, da sie soziale Interaktionen als Überforderung erleben. In diesen Phasen des Alleinseins bearbeiten sie Kontakte und Gesagtes nach und beurteilen das eigene Verhalten oder werten sich ab.

Herr L. berichtet, im Rahmen seiner Depression insbesondere morgens im Bett über die eigene Wertlosigkeit nachzugrübeln. Er liegt seit 5 Uhr morgens wach und möchte seine Familie nicht stören. So ist er mit seinen Gedanken alleine und macht sich selbst Vorwürfe, als Versorger der Familie ein absoluter Versager zu sein. Er habe eigentlich keine Familie verdient und warte nur darauf, dass diese ihn vor die Tür setzt.

Scham- und schuldassoziiertes Netzwerk bewusst machen

Im Zuge des anhaltenden Zustandes von maladaptivem Scham- und Schulderleben ist immer auch das dazugehörige assoziierte Netzwerk aktiviert. Diese Aktivierung kann gut genutzt werden, um die Vernetzungen transparent und für den Patienten deutlich zu machen. Ähnlich dem »Furchtnetzwerk« können assoziierte Begrifflichkeiten notiert und in einen individuellen Bedeutungszusammenhang gesetzt werden. Scham- und Schulderleben sollten in einer Intensität ausgeprägt sein, die es (noch) möglich macht, sich damit auf kognitiver Ebene zu beschäftigen (▶ Arbeitsblatt 24). Zu intensives Erleben braucht im Vorfeld Skills und ausreichend wirksame Emotionsregulationsstrategien.

Arbeitsblatt 24 – Scham- und schuldassoziiertes Netzwerk explorieren

Ziel dieser Aufgabe ist es, die emotionalen Bedeutungen und Assoziationen von Scham- und Schulderleben zugänglich zu machen.

1. Prüfen Sie im Vorfeld die aktuelle Stärke/Anspannung Ihres Scham- und/oder Schulderlebens in einem Bereich von 0 bis 100 und tragen diese auf dem unteren Pfeil ein:

   0 ├———30———————————70———▶ 100

   Falls Sie die Anspannung/das Scham- und/oder Schulderleben über 70 liegt, vertagen Sie die Aufgabe und wenden Skills für die Stresstoleranz an.

2. Handelt es sich um Scham- oder Schulderleben oder beides gemeinsam?

3. Notieren Sie einfach alle Begriffe, die Ihnen zum aktuellen Erleben einfallen – in beliebiger Reihenfolge.

4. Gemeinsam mit dem Therapeuten werden die Begriffe entweder an der Flipchart oder auf einem anderen Blatt geordnet und Verbindungen verdeutlicht; Vorschlag:

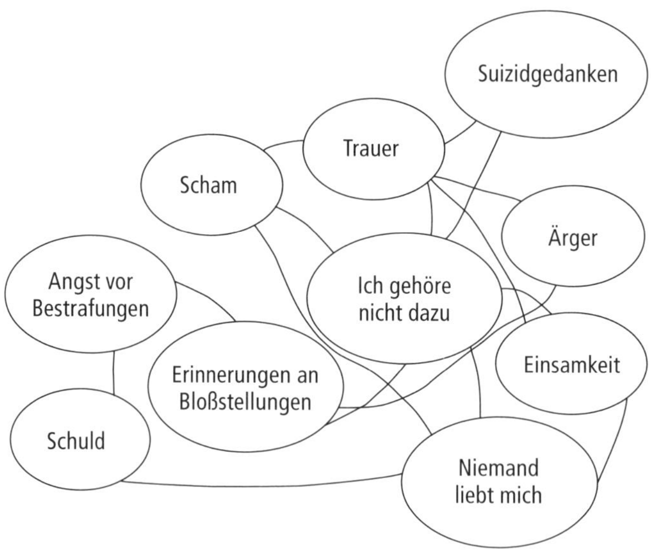

5. Prüfen Sie die Übersicht und Begriffe für sich. Um welche Begriffe, Themen können und wollen Sie sich jetzt kümmern? Was ist wirklich wichtig? Notieren Sie maximal drei Begriffe.

   …

6. Was brauchen Sie dazu?

   …

7. Wie kann Ihnen Ihr Therapeut helfen?

   …

8. Prüfen Sie erneut die aktuelle Stärke/Anspannung Ihres Scham- und/oder Schulderlebens in einem Bereich von 0 bis 100 und tragen diese auf dem unteren Pfeil ein:

   0 ├——— 30 ——————————— 70 ———→ 100

   Falls Sie die Anspannung/das Scham- und/oder Schulderleben über 70 liegt, wenden Sie Skills für die Stresstoleranz an.

9. Falls die Intensität des Scham- und Schulderlebens angestiegen ist, prüfen Sie bitte, welche Gedanken und Verhaltensweisen dies verursacht haben. Notieren Sie bitte die Gedanken/das Verhalten:

   …

Innerhalb von therapeutischen Sitzungen kann der Therapeut mit dem Patienten einzelne Themenbereiche aufgreifen. Wichtig ist, dass Patienten lernen, sich nur mit den Themen/Bereichen zu beschäftigen, die derzeit relevant sind und auf die sie selbst Einfluss haben. Die drei Bereiche können ihrer Wichtigkeit und Relevanz entsprechend geordnet und konkrete Maßnahmen abgeleitet werden.

Dysfunktionale Denk- und Verhaltensweisen, die maladaptives Scham- und Schulderleben triggern und aufrechterhalten, sollten sorgsam identifiziert werden. Der aufrechterhaltende Charakter sollte Patienten verständlich verdeutlicht werden (▸ Kap. 11.2). Neben dem Skillstraining und einer geförderten Stresstoleranz gilt es, konkrete Notfallstrategien für Krisensituationen zu erarbeiten (▸ Kap. 9.3.6 und 16).

Eine weitere Besonderheit lässt sich bei maladaptivem Scham- und Schulderleben feststellen. Lange Momente der Einsamkeit, die von Pre-/Postanalysen und Grübeln über die eigene Person geprägt sind, finden zumeist am frühen Morgen und am Abend statt. Das Fehlen einer sozialen Ansprache und Ablenkung erklärt dies recht gut. Manche Patienten räumen sich für die Postüberlegungen und Grübeleien auch tagsüber Zeit ein, mit der Idee, sich entweder auf eine soziale Interaktion vorzubereiten oder sie nachträglich verarbeiten zu müssen. Besprechen Sie solche Momente vor und arbeiten diese in den Notfall-/Krisenplan ein. Die Idee ist, weitere aufrechterhaltende Strukturen zu begrenzen und so zu verhindern, dass sich über die Zeit solche Scham- und Schuldgrübeleien noch stärker etablieren und gar ein fester Bestandteil des Alltags werden.

Praxistipp

Hilfreich ist es in diesem Kontext, die Art von Denkprozessen zu verdeutlichen. Statt das Gehirn in diesen Momenten frei assoziieren zu lassen, sind Effekte wie die des »Denken, wie wir fühlen« psychoedukativ zu vermitteln. Weiterführend eignet sich die Metapher aus der ACT (Akzeptanz- und Commitment-Therapie), das Gehirn mit einer »unerzogenen Horde Affen« zu vergleichen (mündl. Überlieferung). Je nach Stimmungslage wird die Horde Affen eine Menge anstellen und verursachen.

Das Ziel ist, dass Patienten lernen, ihr eigenes »Denken zu lenken« und Gedankenprozesse mit einer gesunden Skepsis zu hinterfragen. Vor dem Hintergrund einer inneren Distanz, die sowohl das Denken lenken kann als auch wohlwollend Denkprozesse hinterfragt, wird eine angemessene Haltung mit Selbstverantwortung gefördert. Wichtig ist, dass Patienten lernen, dem scheinbar anhaltenden Zustand etwas entgegensetzen zu können.

Reale Schuld tragen – Scham darüber nutzen

Die Tatsache, dass wir nicht schuldfrei und/oder ohne Scham durch das gesamte Leben gehen können, macht bewusst, dass Mechanismen nötig sind, um damit umgehen zu können. Allzu oft etablieren sich Scham- und Schulderleben zustandsartig, wenn diese untereinander eng vernetzt sind und einander bedingen. Meist fehlt es an Möglichkeiten, dem Zustand/der realen Schuld etwas entgegensetzen zu können, an Emotionsregulationsstrategien oder Möglichkeiten, die reale Schuld/Scham im Leben auszudrücken und zu integrieren.

Nun gibt es Schuld, die sich leicht durch Wiedergutmachungen und Entschuldigungen beenden lässt. Die Arbeitsblätter 9 und 10 aus dem Kap. 9.3.5 unterstützen darin, Schuld und Scham angemessen zu formulieren. *Diese Fertigkeiten sind eine unabdingbare Notwendigkeit für die Gestaltung sozialer Beziehungen.* Natürlich sind Menschen immer auch darauf angewiesen, dass das Gegenüber die Entschuldigung annimmt und dem Schamausdruck wohlwollend begegnet. Eine »nichtangenommene Entschuldigung« oder eine abweisende Reaktion beim Ausdruck von Scham sagt etwas über die Art der sozialen Beziehung aus. Neben der Information darüber gilt es im zweiten Schritt, sich selbst zu verzeihen, weil man »alles getan hat«, um Verantwortung für den entstandenen Schaden zu übernehmen und/oder die soziale Beziehung zu erhalten (▶ Arbeitsblatt 25).

Arbeitsblatt 25 – Reale Schuld und angemessene Scham?

Dieses Arbeitsblatt soll Ihnen helfen, einen besseren Umgang mit realer Schuld zu finden.

Ich fühle mich schuldig für:

Mein bisheriger Umgang damit war?

Wie geht es mir damit?

Löst die Schuld Scham aus? Wenn ja, worin liegt die Verbindung?

Wofür möchte ich Verantwortung übernehmen?
Machen Sie gern ein paar Stichpunkte zu Ihren Überlegungen:

Wofür kann ich wirklich Verantwortung übernehmen?

Welche Unterstützung brauche ich dafür? –
Wer kann mich unterstützen?

Was lerne ich aus meiner Schuld?

Wie kann ich mir selbst verzeihen?

Wie kann ich mich daraus persönlich weiterentwickeln?

Schuld- und Schamerleben, die weiterhin aktiviert bleiben, sind Ausdruck für den »unverzeihlichen Umgang mit sich selbst«. An diesem Punkt ist die Selbstwertarbeit mit der Förderung von Selbstmitgefühl/-akzeptanz ein wichtiger Bestandteil der Therapie (▶ Kap. 11.2). Scham kann in diesem Zusammenhang als motivierender Faktor für die persönliche Weiterentwicklung genutzt werden.

Trauern lernen

Reale Schuld, deren Schaden sich nicht wiedergutmachen lässt, kann sowohl anderen Personen als auch sich selbst gegenüber stattfinden/stattgefunden haben. In Bezug auf die eigene Person sind hier als Beispiele selbstschädigende Handlungen oder Substanzkonsum, der zu einer Abhängigkeit geführt hat, zu nennen. Der gesundheitliche und auch sichtbare Schaden, z. B. Verlust der Familie oder Narben auf der Haut, verursachen häufig neues Scham- und Schulderleben. Die Arbeit an diesen Themen verursacht oft tiefe Trauer, die als angemessener Prozess in einer Therapie begleitet werden sollte. Wesentliche Bestandteile eines solchen Trauerprozesses sind selbstfürsorgliches Handeln sowie Selbstmitgefühl/-akzeptanz (▶ Kap. 11.2).

Merke

Bei real begangener Schuld kann maladaptives Schamerleben die Verantwortungsübernahme und persönliche Weiterentwicklung verhindern. Das Schamerleben hat maladaptiven Charakter und verhindert die angemessene Auseinandersetzung.
Ein Festhalten an realer Schuld kann ebenso maladaptiven Charakter annehmen, wenn angemessenes Schamerleben darüber vermieden wird. Auch in diesem Fall werden die Verantwortungsübernahme und die persönliche Weiterentwicklung verhindert.

Das Ziel innerhalb der Therapie sollte immer sein, alle emotionalen Erlebensanteile, insbesondere Scham und Schuld, zugänglich und spürbar zu machen. *Neben der Trauer gilt es die persönliche Weiterentwicklung zu fördern, die es möglich macht, Verantwortung zu übernehmen und sich selbst zu verzeihen. Das Leben sollte perspektivisch wohlwollend und bedürfnisorientiert ausgerichtet sein. Das Bewusstmachen eigener Grenzen und Grenzen anderer Menschen sind in diesem Kontext besonders wichtig* – genau wie das Finden von Ritualen/Strategien, mit denen Schuld und Scham ins Leben integriert werden können.

Praxistipp

Alle Menschen haben bereits Schaden durch andere Personen erfahren. Sich diesem Aspekt bewusst zu widmen und herauszuarbeiten, wie man selbst damit umgeht/umgegangen ist, kann Ressourcen zugunsten des (Sich-selbst-)Verzeihens aktivieren.

16 Erste-Hilfe-Ideen für Krisen

Viele Krisensituationen der Patienten, die mit Scham- und Schulderleben einhergehen, haben etwas mit Einsamkeit und deren Bewusstmachung zu tun. Krisensituationen entstehen zumeist im Rahmen einer kognitiven Auseinandersetzung rund um diese Themen. Dabei sind dies Assoziationen und haben zumeist einen katastrophisierenden Charakter. Die einhergehenden Ängste richten sich oft auf antizipierte Bestrafungen in der Zukunft. Drohungen und Strafen, die Menschen in der Zukunft erreichen könnten, hemmen wiederum die angemessene Auseinandersetzung mit maladaptivem Scham- und Schulderleben. Eine inhaltliche Auseinandersetzung über Strafe kann anfangs oft nicht stattfinden, da diese meist theoretischer Natur ist.

Praxistipp

Analog zu Angsttagebüchern oder Stimmungsprotokollen können Scham- und Schuldmomente zwischen den Therapiesitzungen über den Wochenverlauf protokolliert werden.

Typischerweise treten maladaptives Scham- und Schulderleben morgens und abends vorm Schlafengehen auf. Meist gehen damit Schlafstörungen und eine Veränderung der Schlafqualität einher. Im Zuge der Protokollierung ist es wichtig, zu erheben, wer und ob andere Menschen in diesen Momenten bei den Patienten waren/sind (► Arbeitsblatt 26).

Arbeitsblatt 26 – Scham- und Schuldprotokoll

Bitte schreiben Sie die persönlichen Krisensituationen sowie Scham- und Schuldmomente in diese Übersicht. So können Sie einen Überblick über die typischen Augenblicke, in denen Sie über sich und Ihr Leben nachdenken, finden.

Datum/ Wochentag und Uhrzeit	Aktuelle Aktivität/ Situation?	Anwesende Personen?	Gedanken	Emotion(en)	Intensität der Emotion(en) (0–100)	Konsequenzen/ Verhalten

Besprechen Sie Ihr Protokoll und Ihre Beobachtungen in der nächsten Therapiesitzung.

Im Weiteren gilt es, dysfunktionale Selbstreflexion möglichst früh zu entdecken und diese zu unterbrechen. Typische Momente sollten thematisiert und ein anderer Ablauf sollte festgelegt werden. Unterstützen Sie Patienten in einer angemessenen Schlafhygiene und anderen Basisvariablen für ein stabiles psychisches Wohlbefinden, das als Grundlage für Veränderungsprozesse unabdingbar ist. Zeitweise kann es notwendig sein, entsprechende stabilisierende Maßnahmen einzuleiten – ähnlich dem Vorgehen bei traumatisierten Patienten.

Genauso sind Notfallstrategien unabdingbar, um aus diesen Momenten ganz bewusst auszusteigen, z. B. Grübelstopp-Techniken, Ablenkungsstrategien, bewusste Hinwendung zu sich selbst etc. Dazu gehören die Beendigung von sogenannten Postanalysen von sozialen Situationen/Interaktionen, die auf Fehler- und Defizitsuche ausgerichtet sind. Entwickeln Sie mit den Patienten einen Notfallplan (▸ Kap. 9.3 und das ▸ Arbeitsblatt 9).

Merke
Es sind eine wohlwollende Haltung sich selbst gegenüber sowie Emotionsregulationsstrategien notwendig, um den Krisensituationen etwas entgegensetzen zu können. Dazu gehört sehr häufig eine aktive Entscheidung, nicht in dysfunktionale Selbstreflexionen einzusteigen, sondern sich von diesen zu distanzieren.

Viele Patienten brauchen neben der Selbstzuwendung vor allem Techniken aus der DBT (vgl. Bohus und Wolf-Arehult 2012), die auf Stresstoleranz sowie die Förderung von Emotionsmanagement ausgerichtet sind. Sind diese Methoden nicht ausreichend, ist eine stationäre Aufnahme notwendig (▸ Arbeitsblatt 27).

Arbeitsblatt 27 – Krisen- und Notfallplan

Intensives und häufiges Scham- und Schulderleben kann emotionale und belastende Krisen verursachen. Der folgende Plan kann in solchen Krisensituationen Orientierung bieten und helfen, aus diesen einen Weg zu finden und/oder hilfreiche Entscheidungen zu treffen.

Machen Sie deshalb zu jeder Überschrift Ihre Ergänzungen, die Ihnen in belastenden Momenten eine Anleitung geben.

- **Erste Anzeichen** einer emotionalen Krisensituation für mich sind:

  ___

- Meine **gut bewährten Selbsthilfemöglichkeiten** im Umgang mit Krisenmomenten sind:

  ___

- Reichen meine Selbsthilfestrategie aus?

  → **Ja** – Weiterführen und nachbesprechen

  → **Nein** – Hilfe holen

- **Konkrete Notfallnummern** sind:

  ___

- Wen informiere ich wie/**Wer soll im Notfall informiert werden**?

  ___

Literatur

Albani, C, Blaser, G, Körner, A, Volkart, R, Geyer, M, Brähler, E (2004). Interpersonelle Schuldgefühle im Vergleich zwischen einer Bevölkerungsstichprobe, Medizinstudenten und Psychotherapiepatienten. Zeitschrift für Medizinische Psychologie; 13: 13–19.

Allen, JG, Fonagy, P, Bateman, AW (2011). Mentalisieren in der psychotherapeutischen Praxis. Stuttgart: J. G. Cotta'sche Buchhandlung Nachfolger GmbH.

Bauer, J (2005). Warum ich fühle, was du fühlst. Intuitive Kommunikation und das Geheimnis der Spiegelneurone. München: Heyne.

Bauer, J (2007). Spiegelneurone als neurobiologische Basis therapeutischen Verstehens. Ein Bogen von der modernen Neurobiologie zurück zu Freud. Existenzanalyse; 24(2): 36–43.

Baumeister, RF, Stillwell, AM, Heatherton, TF (1994). An interpersonal approach. Psychological Bulletin; 115(2): 243–267.

Baumeister, RF, Stillwell, AM, Heatherton, TF (1995). Personal narratives about guilt: Role in action control and interpersonal relationships. Basic and Applied Social Psychology; 17(1–2): 173–198.

Barrett, KC (1993). The development of nonverbal communication of emotion: A functional perspective. Journal of Nonverbal Behavior; 17(3): 145–169.

Basile, B, Mancini, F, Macaluso, E, Caltagirone, C, Bozzali, M (2014). Abnormal processing of deontological guilt in obsessive-compulsive disorder. Brain structure and function; 219: 1321–1331.

Bastin, C, Harrison, BJ, Davey, CG, Moll, J, Whittle, S (2016). Feelings of shame, embarrassment and guilt and their neural correlates: A systematic review. Neuroscience & Biobehavioral Reviews; 71: 455–471.

Benedict, R (1955). Urformen der Kultur. Hamburg: Rowohlt.

Benedict, R (2006). Chrysantheme und Schwert. Formen der japanischen Kultur. Frankfurt a. M.: Suhrkamp.

Benetti-McQuoid, J, Bursik, K (2005). Individual differences in experiences of and responses to guilt and shame: Examining the lenses of gender and gender role. Sex roles; 53(1–2): 133–142.

Bennett, M, Sani, F (2008). Children's identification with social Groups. In: Levy, SR, Killen, M (eds). Intergroup Attitudes and Relations in Childhood Through Adulthood. New York: Oxford University Press; 19–31.

Berking, M (2014). Training emotionaler Kompetenzen. Berlin, Heidelberg: Springer.

Berking, M, Hondong, S (2018). Training emotionaler Kompetenzen.Psychotherapie im Dialog; 19(1): 77–81.

Bilevicius, E, Single, A, Bristow, LA, Foot, M, Ellery, M, Keough, MT, Johnson, EA (2018). Shame mediates the relationship between depression and addictive behaviours. Addictive behaviors; 82: 94–100.

Bohus, M, Brokuslauf, I (2006). Körpertherapie im Rahmen der Dialektisch-behavioralen Therapie für Borderline-Störungen. In: Remmel, A, Kernberg, OF, Vollmoeller, W, Strauß, B (Hrsg). Handbuch Körper und Persönlichkeit. Stuttgart, New York: Schattauer; 272–328.

Bohus, M, Wolf-Arehult, M (2012). Interaktives Skillstraining für Borderline-Patienten. Stuttgart, New York: Schattauer.

Boos, A (2005). Kognitive Verhaltenstherapie nach chronischer Traumatisierung: Ein Therapiemanual. Göttingen: Hogrefe.

Brisch, KH (2009). Bindungsstörungen: Von der Bindungstheorie zur Therapie. Stuttgart: Klett-Cotta.

Broucek, FJ (1991). Shame and the Self. New York: Guilford Press.

Campbell-Sills, L, Barlow, DH, Brown, TA, Hofmann, SG (2006). Acceptability and suppression of negative emotion in anxiety and mood disorder. Emotion; 6(4): 587–595.

Chopich, EJ, Paul, M (2005). Das Arbeitsbuch zur Aussöhnung mit dem Inneren Kind. Berlin: Ullstein.

Clark, DM, Wells, A (1995). A cognitive model of social phobia. In: Heimberg RG, Liebowitz MR, Hope DA, Schneier FR (eds). Social Phobia: diagnosis, assessment and treatment. New York: Guilford Press; 69–93.

Cleckley, H (2011). The Mask of Sanity: An Attempt to Clarify Some Issues about the So-Called Psychopathic Personality. Massachusetts: Literary Licensing.

Cremer, S, Schumacher, C (2017). Gefühls- und Bedürfnisfinder für Therapie und Coaching: Gefühle & Bedürfnisse finden und benennen – sich verstehen, verstanden werden, Empathie geben. Stockelsdorf: Future Pace Media.

Crossley, D, Rockett, K (2005). The experience of shame in older psychiatric patients: A preliminary enquiry. Aging & Mental Health; 9(4): 368–373.

Cyrulnik, B (2011). Scham. Im Bann des Schweigens. Wenn Scham die Seele vergiftet. Hünfelden: Präsenz Kunst & Buch.

Dantzer, R, Cohen, S, Russo, SJ, Dinan, TG (2018). Resilience and immunity. Brain, Behavior, and Immunity; 74: 28–42.

De Shazer, S, Dolan, Y (2018). Mehr als ein Wunder: Lösungsfokussierte Kurztherapie heute. Heidelberg: Carl-Auer.

De Waal, FBM (2008). Putting the altruism back into altruism: The evolution of empathy. Annual Review of Psychology; 59: 279–300.

Dilling, H, Freyberger, HJ (Hrsg) (2008). Taschenführer zur ICD-10-Klassifikation psychischer Störungen. Bern, Göttingen: Huber.

Dinzelbacher, P (2013). Entwicklungsgeschichte der Emotionalität als Fortschritt. Eine Skizze der damit verbundenen Fragen an die Psychologie. In: Jüttemann G (Hrsg). Die Entwicklung der Psyche in der Geschichte der Menschheit. Lengerich: Pabst Science Publisher; 214–229.

Ekman, P (1992). An argument for basic emotions. Cognition Emotion; 6(3–4): 169–200.

Ekman, P, Cordaro, D (2011). What is meant by calling emotions basic. Emotion review; 3(4): 364–370.

Ekman, P, Dalgleish, T, Power, MJ (1999). Handbook of cognition and emotion. New York: John Wiley & Sons Ltd.

Else-Quest, NM, Higgins, A, Allison, C, Morton, LC (2012). Gender Differences in Self-Conscious Emotional Experience: A Meta-Analysis. Psychological Bulletin; 138(5): 947–981.

Epstein, S (1990). Cognitive-experiential Self-theory. In: Pervin L (ed). Handbook of Personality Theory and Research: Theory and Research. New York: Guilford.

Epstein, S (1994). Integration of the cognitive and psychodynamic unconscious. American Psychologist; 49(8): 709–724.

Etxebarria, I, Ortiz, MJ, Conejero, S, Pascual, A (2009). Intensity of Habitual Guilt in Men and Women: Differences in Interpersonal Sensitivity and the Tendency towards Anxious-Aggressive Guilt. The Spanish Journal of Psychology; 12(2): 540–554.

Falkai, P, Wittchen, HU (Hrsg) (2015). Diagnostisches und Statistisches Manual Psychischer Störungen DSM-5. Göttingen: Hogrefe.

Ferguson, TJ, Stegge, H, Damhuis, I (1991). Children's understanding of guilt and shame. Child Development; 62(4): 827–839.

Fonagy, P, Gergely, G, Jurist Elliot, L, Target, M (2004). Affektregulierung, Mentalisierung und die Entwicklung des Selbst. Stuttgart: Klett-Cotta.

Fonagy, P, Gergely, G, Target, M (2007). The parent-infant dyad and the construction of the subjective self. Journal of Child Psychology and Psychiatry; 48(3–4): 288–328.

Freitag, S, Schmidt, S (2016). Prevention of frailty through narrative intervention. Social Science & Medicine; 160: 120–127.

Fuchs, T (2003). Selbst und Schizophrenie. Deutsche Zeitschrift für Philosophie; 60(6): 887–901.
Gabbard, G (2010). Psychodynamische Psychiatrie: Ein Lehrbuch. Gießen: Psychosozial-Verlag.
Gambin, M, Sharp, C (2018). The relations between empathy, guilt, shame and depression in inpatient adolescents. Journal of Affective Disorders: 241: 381–387.
Glasenapp, J (2013). Emotionen als Ressourcen: Manual für Psychotherapie, Coaching und Beratung. Weinheim, Basel: Beltz.
Glenn, AL, Raine, A (2008). The neurobiology of psychopathy. Psychiatric Clinics of North America; 31(3): 463–475.
Grawe, K (2004). Neuropsychotherapie. Göttingen: Hogrefe.
Green, S, Ralph, MAL, Moll, J, Deakin, JF, Zahn, R (2012). Guilt-selective functional disconnection of anterior temporal and subgenual cortices in major depressive disorder. Archives of General Psychiatry; 69(10): 1014–1021.
Greenberg, LS (2002). Emotion-Focused Therapy: Coaching clients work through their feelings. Washington, DC: American Psychological Association.
Greenberg, LS (2006). Emotionsfokussierte Therapie: Lernen mit den eigenen Gefühlen umzugehen. Tübingen: dgvt-Verlag.
Hare, RD (2003). PCL-R technical manual. North Tonawanda, NY: Multi Health Systems.
Hayes, SC, Smith, S (2007). In Abstand zur inneren Wortmaschine: Ein Selbsthilfe- und Therapiebegleitbuch auf der Grundlage der Akzeptanz- und Commitment-Therapie (ACT). Tübingen: dgvt-Verlag.
Hirsch, M (2014). Schuld und Schamgefühl: Zur Psychoanalyse von Trauma und Introjekt. Göttingen: Vandenhoeck & Ruprecht.
Hirschfeld, R, Klermann, G, Keller, M, Andreasen, N, Clayton, P (1986). Personality of recovered patients with bipolar affective disorder. Journal of Affective Disorders; 11(1): 81–89.
Hoffman, ML (2000). Empathy and moral development: Implications for caring and justice. Cambridge, UK: Cambridge University Press.
Hoffmann, SO (2015). Die Psychodynamik der sozialen Phobie. Psychodynamische Therapie; 14(2): 67–75.
Holl, J, Wolff, S, Schumacher, M, Höcker, A, Arens, EA, Spindler, G et al. (2017). Substance use to regulate intense posttraumatic shame in individuals with childhood abuse and neglect. Development and Psychopathology; 29(3): 737–749.
Izard, CE (1971). The Face of Emotion. New York, NY: Appleton-Century-Crofts.
Izard, CE (2011). Forms and functions of emotions: Matters of emotion-cognition interactions. Emotion Review; 3(4): 371–378.
Johnsson, M, Andersson, B, Wallinius, M, Hofvander, B, Ståhlberg, O, Anckarsäter, H et al. (2014). Blame attribution and guilt feelings in violent offenders. The Journal of Forensic Psychiatry & Psychology; 25(2): 212–223.
Joireman, J (2004). Empathy and the self-absorption paradox II: Self-rumination and self-reflection as mediators between shame, guilt, and empathy. Self and Identity; 3(3): 225–238.
Kämmerer, A (2010). Zur Intensität des Erlebens von Schamgefühlen bei psychischen Störungen. Psychotherapie Psychosomatik Medizinische Psychologie; 60: 262–270.
Keller, M (2005). Moralentwicklung und moralische Sozialisation. In: Horster, D, Oelkers, J (Hrsg). Pädagogik und Ethik. Wiesbaden: Verlag für Sozialwissenschaften; 149–172.
Kim, S, Thibodeau, R, Jorgensen, RS (2011). Shame, Guilt, and Depressive Symptoms: A Meta-Analytic Review. Psychological Bulletin; 137(1): 68–96.
Kochanska, G, Murray, K, Coy, KC (1997). Inhibitory control as a contributor to conscience in childhood: From toddler to early school age. Developmental Psychology; 68: 263–277.
Kocherscheidt, K, Fiedler, P, Kronmüller, KT, Backenstraß, M, Mundt, C (2002). Zur empirischen Unterscheidung von Scham und Schuld. Beschreibung und Evaluierung der dt. Version des TOSCA. Zeitschrift für Differentielle und Diagnostische Psychologie; 23(2): 217–224.

Konstam, V, Chernoff, M, Deveney, S (2001). Toward forgiveness: The role of shame, guilt, anger, and empathy. Counseling and Values; 46(1): 26–39.

Kubany, ES (1998). Cognitive therapy for trauma related guilt. In: Folette, V, Ruzek, J, Abueg, F (eds). Cognitive-behavioral therapies for posttraumatic stress disorder. New York, NY: Guilford Press; 124–161.

Kubany, ES, Watson, SB (2002). Cognitive trauma therapy for formerly battered women with PTSD: Conceptual bases and treatment outlines. Cognitive and Behavioral Practice; 9(2): 111–127.

Lammers, CH (2007). Emotionsbezogene Psychotherapie: Grundlagen, Strategien und Techniken. Stuttgart: Schattauer.

Lammers, CH, Berking, M (2018). Emotionsregulation – Trend in der Psychotherapie. Psychotherapie im Dialog: 19(1): 27–33.

Lammers, M (2016). Emotionsbezogene Psychotherapie von Scham und Schuld: Das Praxishandbuch. Stuttgart: Schattauer.

Lammers, M (2018). Therapie von Scham und Schuld – ein integrativer Ansatz mit emotionsbezogenem Vorgehen. Psychotherapie im Dialog; 19(01): 72–76.

Lammers, M, Ohls, I (2017). Mit Schuld, Scham und Methode: Ein Selbsthilfebuch. Köln: BALANCE Buch + Medien Verlag.

Lanciano, T, Curci, A (2019). Psychopathic traits and self-conscious emotions: What is the role of perspective taking ability? Current Psychology: 1–9.

Larsson, L (2012). Wut, Schuld und Scham: Drei Seiten der gleichen Medaille. Paderborn: Junfermann.

Leskela, J, Dieperink, M, Thuras, P (2002). Shame and posttraumatic stress disorder. Journal of Traumatic Stress; 15: 223–226.

Lewis, H (1971). Shame and guilt in neurosis. New York: International Universities Press.

Lewis, HB (1987). Shame and the narcissistic personality. In: Nathanson, DL (ed). The Many Faces of Shame. New York, NY: Guilford Press; 93–132.

Lewis, M (1992). Shame. New York: The Free Press.

Linehan, MM (1996). Dialektisch-behaviorale Therapie der Borderline-Persönlichkeitsstörung. München: CIP-Medien.

Linehan, MM, Koerner, K (1992). Integrative therapy for borderline personality disorder: Dialectical behavior therapy. In: Handbook of Psychotherapy Integration. New York: Basic Books; 433–459.

Lundh, U, Sandberg, J, Nolan, M (2000). »I don't have any other choice«: spouses' experiences of placing a partner in a care home for older people in Sweden. Journal of Advanced Nursing; 32(5), 1178–1186.

Luoma, J, Guinther, P, Potter, J, Cheslock, M (2017). Experienced-based versus scenario-based assessments of shame and guilt and their relationship to alcohol consumption and problems. Substance Use & Misuse; 52(13): 1692–1700.

Martin, Y, Gilbert, P, McEwan, K, Irons, C (2006). The relation of entrapment, shame and guilt to depression, in carers of people with dementia. Aging and Mental Health; 10(2): 101–106.

Masten, AS (2016). Resilienz: Modelle Fakten & Neurobiologie: Das ganz normale Wunder entschlüsselt. Paderborn: Junfermann.

McCullough, L, Kuhn, N, Andrews, S, Kaplan, A (2003). Treating affect phobia. A manual for short term dynamic psychotherapy. New York: The Guilford Press.

McGaffin, BJ, Lyons, GC, Deane, FP (2013). Self-forgiveness, shame, and guilt in recovery from drug and alcohol problems. Substance Abuse; 34(4): 396–404.

Meichenbaum, D (1977). Cognitive behavior modification: An integrative approach. New York: Springer US.

Miceli, M, Castelfranchi, C (1998). How to silence one's conscience: cognitive defenses against the feeling of guilt. Journal for the Theory of Social Behaviour; 28(3): 287–318.

Michal, M, Heidenreich, T, Engelbach, U, Lenz, C, Overbeck, G, Beutel, M, Grabhorn, R (2006). Depersonalisation, soziale Ängste und Scham. Psychotherapie Psychosomatik Medizinische Psychologie; 56: 383–389.

Michl, P, Meindl, T, Meister, F, Born, C, Engel, RR, Reiser, M et al. (2014). Neurobiological underpinnings of shame and guilt: a pilot fMRI study, Social Cognitive and Affective Neuroscience; 9(2): 150–157.

Nyström, MBT, Mikkelsen, F (2013). Psychopathy-related personality traits and shame management strategies in adolescents. Journal of Interpersonal Violence; 28(3): 519–537.

Ochsner, KN, Gross, JJ (2005). The cognitive control of emotion. Trends in Cognitive Sciences; 9(5): 242–249.

O'Connor, LE, Berry, JW, Inaba, D, Weiss, J, Morrison, A (1994). Shame, guilt, and depression in men and women in recovery from addiction. Journal of Substance Abuse Treatment; 11(6): 503–510.

Olthof, T, Ferguson, TJ, Bloemers, E, Deij, M (2004). Morality and identity related antecedents of children's guilt and shame attributions in events involving physical illness. Cognition and Emotion; 18(3): 383–404.

Orth, U, Robins, RW, Soto, CJ (2010). Tracking the trajectory of shame, guilt, and pride across the life span. Journal of Personality and Social Psychology; 99(6): 1061–1071.

Parnas, J (2003). Self and schizophrenia: a phenomenological perspective. In: Kircher, T, David, A (eds). The Self in Neuroscience and Psychiatry. Cambridge, UK: Cambridge University Press: 217–241.

Peichl, J (2007). Innere Kinder, Täter, Helfer & Co: Ego-State-Therapie des traumatisierten Selbst. Stuttgart: Klett-Cotta.

Pinheiro, P, Mendes, I, Silva, S, Gonçalves, MM, Salgado, J (2018). Emotional processing and therapeutic change in depression: A case study. Psychotherapy; 55(3): 263–274.

Pos, AE, Greenberg, LS, Warwar, SH (2009). Testing a model of change in the experiential treatment of depression. Journal of Consulting and Clinical Psychology; 77(6): 1055–1066.

Prado, CE, Treeby, MS, Crowe, SF (2016). Examining the relationships between sub-clinical psychopathic traits with shame, guilt and externalisation response tendencies to everyday transgressions. The Journal of Forensic Psychiatry & Psychology; 27(4): 569–585.

Pulcu, E, Lythe, K, Elliott, R, Green, S, Moll, J, Deakin, JFW et al. (2014). Increased amygdala response to shame in remitted major depressive disorder. PLOS ONE; 9(1): e86900.

Reddemann, L (2014). Imagination als heilsame Kraft: Zur Behandlung von Traumafolgen mit ressourcenorientierten Verfahren. Stuttgart: Klett-Cotta.

Roediger, E, Zarbock, B (2015). Schematherapie bei Persönlichkeitsstörungen. Nervenarzt; 86: 60–71.

Roese, NJ (2007). Ach, hätt' ich doch! Wie man Zweifel in Chancen verwandelt. Frankfurt a. M.: Eichborn.

Rosenberg, MB (2012). Gewaltfreie Kommunikation: Eine Sprache des Lebens. Paderborn: Junfermann.

Saarni, C (1999). The development of emotional competence. New York, NY: Guilford.

Sachse, R (2010). Persönlichkeitsstörungen verstehen: Zum Umgang mit schwierigen Klienten. Bonn: Psychiatrie-Verlag.

Saß, H, Wittchen, HU, Zaudig, M, Houben, I (2003). Diagnostisches und Statistisches Manual Psychischer Störungen -Textrevisionen-DSM-IV-TR. Diagnostische Kriterien. Göttingen: Hogrefe.

Schauer, M, Ruf-Leuschner, M (2014). Lifeline in der Narrativen Expositionstherapie. Psychotherapeut; 59(3): 226–238.

Scheel, CN, Schneid, EM, Tuescher, O, Lieb, K, Tuschen-Caffier, B, Jacob, GA (2013). Effects of shame induction in Borderline Personality Disorder. Cognitive Therapy and Research; 37(6): 1160–1168.

Schirrmacher, T (2001). Scham- und Schuldkultur. Querschnitte; 14 (7): 1–3.
Schore, AN (2012). The science of the art of psychotherapy. New York, NY: WW Norton & Co.
Segal, ZV, Williams, JMG, Teasdale, JD (2002). Mindfulness-based cognitive therapy for depression: A new approach to preventing relapse. New York, NY: Guilford Press.
Shen, L (2018). The evolution of shame and guilt. PLOS ONE: 13(7): e0199448.
Silfver, M (2007). Gender differences in value priorities, guilt, and shame among Finnish and Peruvian adolescents. Sex Roles; 56(9–10): 601–609.
Smith, A (2006). Cognitive empathy and emotional empathy in human behavior and evolution. The Psychological Record; 56: 3–21.
Spice, A, Viljoen, JL, Douglas, KS, Hart, SD (2015). Remorse, psychopathology, and psychopathy among adolescent offenders. Law and Human Behavior, 39(5), 451–462.
Stahl, S (2015). Das Kind in dir muss Heimat finden: Der Schlüssel zur Lösung (fast) aller Probleme. München: Kailash Verlag.
Stuewig, J, Tangney, JP, Kendall, S, Folk, JB, Meyer, CR, Dearing, RL (2015). Children's proneness to shame and guilt predict risky and illegal behaviors in young adulthood. Child Psychiatry & Human Development; 46(2): 217–227.
Takahashi, H, Yahata, N, Koeda, M, Matsuda, T, Asai, K, Okubo, Y (2004). Brain activation associated with evaluative processes of guilt and embarrassment: An fMRI study. Neuroimage; 23(3): 967–974.
Tignor, SM, Colvin, CR (2017). The interpersonal adaptiveness of dispositional guilt and shame: A meta-analytic investigation. Journal of Personality; 85(3): 341–363.
Tomkins, SS (1964). Affect theory. In: Scherer, KR, Ekman, P (eds). Approaches to Emotion. Hillsdale, NJ: Erlbaum; 163–195.
Tracy, JL, Robins, RW (2006). Appraisal antecedents of shame, guilt and pride: Support for a theoretical model. Personality and Social Psychology Bulletin; 32(10): 1339–1351.
Treeby, MS, Bruno, R (2012). Shame and guilt-proneness: Divergent implications for problematic alcohol use and drinking to cope with anxiety and depression symptomatology. Personality and Individual Differences; 53(5): 613–617.
Treeby, MS, Prado, C, Rice, SM, Crowe, SF (2016). Shame, guilt, and facial emotion processing: initial evidence for a positive relationship between guilt-proneness and facial emotion recognition ability. Cognition and Emotion; 30(8): 1504–1511.
Tschitsaz, A, Stucki, C (2013). Wirkfaktorengestützte Fallkonzeption und Therapieplanung in der praktischen Anwendung – Eine Kurzform. Verhaltenstherapie & psychosoziale Praxis; 45(2): 399–417.
Vetter, B (2007). Psychiatrie: Ein systematisches Lehrbuch. Stuttgart: Schattauer.
Warneken, F, Lohse, K, Melis, AP, Tomasello, M (2011). Young children share the spoils after collaboration. Psychological Science; 22(2): 267–273.
Weiner, B (1986). An attributional theory of motivation and emotion. New York, NY: Springer US.
Weiner, B (2005). Social motivation, justice and the moral emotions: An attributional approach. Mahwah, NJ: Erlbaum.
Weiss, J (1993). How psychotherapy works: Process and technique. New York, NY: Guilford Press.
Weiss, J (2002). Control Master Theory. In: Sledge, W, Hersen, M (eds). Encyclopedia of Psychotherapy. New York, NY: Academic Press; 545–549.
Weiss, J, Sampson, H (1986). The Psychoanalytic Process. New York, NY: Guilford Press.
Wendisch, M (2018). Belastungskaskade emotionaler Stressverarbeitung – Ein transnosologisches Ätiologiemodell. Psychotherapie im Dialog; 19(1): 40–45.
Wengenroth, M (2012). Akzeptanz- und Commitmenttherapie. Weinheim: Beltz.
Word Health Organization (WHO). ICD-11 for Mortality and Morbidity Statistics (ICD-11 MMS) 2018 version. https://icd.who.int/browse11/l-m/en (Zuletzt gesehen: 17. Mai 2019).
Wurmser, L (1981). The Mask of Shame. A psychoanalytic study of shame affects and shame conflicts. Baltimore, MD: Johns Hopkins University Press.

Wurmser, L (1986). Die schwere Last von tausend unbarmherzigen Augen. Forum der Psychoanalyse; 2: 111–133.
Wustmann, C (2004). Resilienz: Widerstandsfähigkeit von Kindern in Tageseinrichtungen fördern. Weinheim: Beltz.

Sachverzeichnis

O

P

R

S

T